Eva Faßbinder • Ulrich Schweiger • Gitta Jacob

Therapie-Tools Schematherapie

Mit E-Book inside und Arbeitsmaterial

3., neu ausgestattete Auflage

BELTZ

PD Dr. med. Eva Faßbinder
Privatpraxis für Psychische Gesundheit
Beckergrube 2
23552 Lübeck

Prof. Dr. med. Ulrich Schweiger

PD Dr. Gitta Jacob
GAIA AG
Gertigstr. 12–14
22303 Hamburg

Dieses Buch ist erhältlich als:
ISBN 978-3-621-28824-8
ISBN 978-3-621-28983-2 E-Book (PDF)

3., neu ausgestattete Auflage 2024
1. Auflage 2011

Lektorat: Andrea Glomb
Umschlaggestaltung: Lina Marie Oberdorfer

Herstellung: Victoria Larson
Satz: Markus Schmitz, Altenberge
Druck und Bindung: Beltz Grafische Betriebe, Bad Langensalza
Beltz Grafische Betriebe ist ein Unternehmen mit finanziellem Klimabeitrag (ID 15985-2104-1001).
Printed in Germany

Weitere Informationen zu unseren Autor_innen und Titeln finden Sie unter: www.beltz.de

Faßbinder • Schweiger • Jacob

Therapie-Tools
Schematherapie

E-Book inside auf psychotherapie.tools

Mit dem untenstehenden Download-Code erhalten Sie dieses Buch als E-Book im PDF-Format. Hierfür ist eine Registrierung auf www.psychotherapie.tools notwendig:

1. www.psychotherapie.tools/e-book-inside öffnen.
2. Code eingeben.
3. Auf »Freischalt-Code einlösen« klicken. Der Code ist einmal gültig.
4. Im Warenkorb auf »Zur Kasse« klicken und Vorgang nach Login abschließen.

Das E-Book steht Ihnen in Ihrem Kundenkonto unter »Mein Material« zur Verfügung. Es ist ausschließlich für den persönlichen Gebrauch einer einzelnen Person bestimmt.

Für Institutionen und Teams bieten wir gestaffelte Mehrplatz-Lizenzen an, die sich an der Zahl Ihrer Nutzer:innen orientieren. Kontaktieren Sie uns unter vertrieb-psychotherapie.tools@beltz.de und sichern Sie sich Ihre Mehrplatz-Lizenz!

9Y2GEH672T

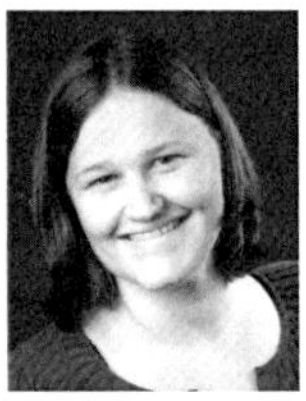

PD Dr. Eva Faßbinder, Fachärztin für Psychiatrie und Psychotherapie, tätig in eigener Praxis in Lübeck. Supervisorin für Verhaltenstherapie, Schematherapie und Gruppenschematherapie. Klinische und Forschungsschwerpunkte: Schematherapie und andere moderne Psychotherapiemethoden, erlebnisbasierte Techniken, Emotionsregulation, Gruppenpsychotherapie, Persönlichkeitsstörungen, Depression, Traumafolgestörungen sowie transdiagnostische Prozesse/Behandlungsansätze.

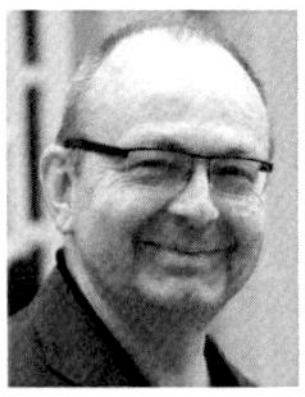

Prof. Dr. Ulrich Schweiger (1955–2022) war Facharzt für Psychiatrie, Psychotherapie und Psychosomatische Medizin. Er war viele Jahre als leitender Oberarzt an der Klinik für Psychiatrie und Psychotherapie der Medizinischen Universität Lübeck tätig und zuletzt Chefarzt am Helios Hanseklinikum Stralsund.

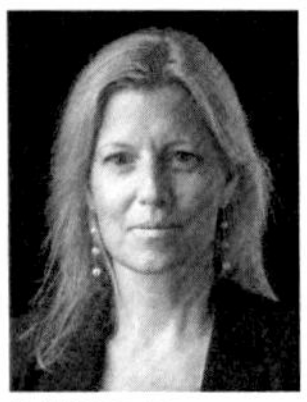

PD Dr. Gitta Jacob, Psychologische Psychotherapeutin, leitende Psychotherapeutin bei der GAIA AG Hamburg. Supervisorin für Verhaltenstherapie, zertifizierte Schematherapeutin, langjährige Dozententätigkeit zu den Themen Schematherapie, emotionsfokussierte Techniken, schwierige Situationen in der Psychotherapie, Borderline-Persönlichkeitsstörung.

Inhalt

Verzeichnis der Arbeits- und Informationsblätter 7
Vorwort zur 1. Auflage 11

1 Einführung in die Schematherapie 13
- 1.1 Maladaptive Schemata 13
- 1.2 Schema-Coping 13
- 1.3 Das Schema-Modus-Konzept 14
- 1.4 Fallkonzeptualisierung nach dem Modus-Konzept 14
- 1.5 Therapeutische Interventionen 15

2 Psychoedukation 19

3 Modi bewusst wahrnehmen 91

4 Sicherheit herstellen 102

5 Die problematischen Kindmodi 117

6 Die problematischen Elternmodi 166

7 Die problematischen Bewältigungsmodi 199

8 Der Modus des fröhlichen Kindes 236

9 Der Modus des gesunden Erwachsenen 246

Literatur 269

Verzeichnis der Arbeits- und Informationsblätter

2	**Psychoedukation**	19
INFO 1	Was ist Schematherapie?	22
INFO 2	Ziele der Schematherapie	25
INFO 3	Die Schemata im Überblick	26
INFO 4	Die Modi im Überblick	29
INFO 5	Allgemeines Entstehungsmodell zu Schemata und Modi	34
AB 1	Mein Modus-Modell	36
INFO 6	Die wichtigsten Symptome der Borderline-Persönlichkeitsstörung	37
INFO 7	Die wichtigsten Modi der Borderline-Persönlichkeitsstörung	38
INFO 8	Das Entstehungsmodell der Borderline-Persönlichkeitsstörung	40
AB 2	Borderline-Persönlichkeitsstörung: Achtsamkeit für Modi trainieren	41
INFO 9	Die wichtigsten Symptome der narzisstischen Persönlichkeitsstörung	43
INFO 10	Die wichtigsten Modi der narzisstischen Persönlichkeitsstörung	44
INFO 11	Das Entstehungsmodell der narzisstischen Persönlichkeitsstörung	46
AB 3	Narzisstische Persönlichkeitsstörung: Achtsamkeit für Modi trainieren	48
INFO 12	Die wichtigsten Symptome der histrionischen Persönlichkeitsstörung	50
INFO 13	Die wichtigsten Modi der histrionischen Persönlichkeitsstörung	51
INFO 14	Das Entstehungsmodell der histrionischen Persönlichkeitsstörung	53
AB 4	Histrionische Persönlichkeitsstörung: Achtsamkeit für Modi trainieren	55
INFO 15	Die wichtigsten Symptome der selbstunsicher-vermeidenden Persönlichkeitsstörung	57
INFO 16	Die wichtigsten Modi der selbstunsicher-vermeidenden Persönlichkeitsstörung	58
INFO 17	Das Entstehungsmodell der selbstunsicher-vermeidenden Persönlichkeitsstörung	61
INFO 18	Die wichtigsten Symptome der dependenten Persönlichkeitsstörung	63
INFO 19	Die wichtigsten Modi der dependenten Persönlichkeitsstörung	64
INFO 20	Das Entstehungsmodell der dependenten Persönlichkeitsstörung	66
AB 5	Dependente und selbstunsichere Persönlichkeitsstörung: Achtsamkeit für Modi trainieren	68
INFO 21	Die wichtigsten Symptome der zwanghaften Persönlichkeitsstörung	70
INFO 22	Die wichtigsten Modi der zwanghaften Persönlichkeitsstörung	71
INFO 23	Das Entstehungsmodell der zwanghaften Persönlichkeitsstörung	73
AB 6	Zwanghafte Persönlichkeitsstörung: Achtsamkeit für Modi trainieren	75
INFO 24	Die wichtigsten Symptome der paranoiden Persönlichkeitsstörung	77
INFO 25	Die wichtigsten Modi der paranoiden Persönlichkeitsstörung	78
INFO 26	Das Entstehungsmodell der paranoiden Persönlichkeitsstörung	80
AB 7	Paranoide Persönlichkeitsstörung: Achtsamkeit für Modi trainieren	82
INFO 27	Die wichtigsten Symptome der antisozialen Persönlichkeitsstörung	84
INFO 28	Die wichtigsten Modi der antisozialen Persönlichkeitsstörung	85
INFO 29	Das Entstehungsmodell der antisozialen Persönlichkeitsstörung	88
AB 8	Antisoziale Persönlichkeitsstörung: Achtsamkeit für Modi trainieren	89
3	**Modi bewusst wahrnehmen**	91
AB 9	Modus-Wochenprotokoll	92
INFO 30	Erklärungen zum Modus-Wochenprotokoll	93
AB 10	Meine Modus-Analyse	95
AB 11	Bewusste Wahrnehmung von Modi trainieren	98

4 Sicherheit herstellen 102

INFO 31	Notfallplan	104
AB 12	Mein Notfallplan	105
INFO 32	Krisenstrategien: Was hilft mir in welchem Modus?	106
AB 13	Was hilft mir in welchem Modus?	107
AB 14	Fallbeispiele Krisensituationen	110
AB 15	Mein sicherer Ort	113
AB 16	Was gibt mir ein Gefühl von Sicherheit?	115

5 Die problematischen Kindmodi 117

INFO 33	Die problematischen Kindmodi	120
AB 17	Die problematischen Kindmodi – Teil 1: Den Modus erkennen	122
AB 18	Die problematischen Kindmodi – Teil 2: Umgang mit dem Modus	124
INFO 34	Die verletzlichen, traurigen Kindmodi	125
AB 19	Fantasiereise zum »kleinen Ich«	127
AB 20	Kontaktaufnahme zum verletzlichen, traurigen Kindmodus	129
AB 21	Bedürfnisse erkennen	131
INFO 35	Die Grundbedürfnisse von Kindern	132
AB 22	Wurden meine Grundbedürfnisse in meiner Kindheit erfüllt?	133
AB 23	Umgang von Elternmodi und gesundem Erwachsenen mit den Kindmodi	136
AB 24	Meine Trostbox	140
INFO 36	Was hilft in den verletzlichen, traurigen Kindmodi?	141
AB 25	Meine individuelle Liste: Was hilft in den verletzlichen, traurigen Kindmodi?	143
INFO 37	Die ärgerlichen, wütenden Kindmodi	145
AB 26	Die Geschichte vom kleinen Tobias, der nicht mitspielen durfte	147
AB 27	Kontaktaufnahme zum ärgerlichen, wütenden Kindmodus	149
AB 28	Gefühle und Bedürfnisse hinter der Wut erkennen	151
AB 29	Eigene Situationen: Gefühle und Bedürfnisse hinter der Wut erkennen	154
AB 30	Frühwarnsymptome des wütenden Kindmodus	156
INFO 38	Was hilft in den ärgerlichen, wütenden Kindmodi?	157
INFO 39	Die impulsiven, undisziplinierten Kindmodi	159
AB 31	Impulsive, undisziplinierte Kindmodi: Vor- und Nachteile abwägen	161
AB 32	Impulsive, undisziplinierte Kindmodi reduzieren	162
INFO 40	Was hilft in den impulsiven, undisziplinierten Kindmodi?	164

6 Die problematischen Elternmodi 166

INFO 41	Die problematischen Elternmodi	169
AB 33	Die problematischen Elternmodi – Teil 1: Den Modus erkennen	170
AB 34	Die problematischen Elternmodi – Teil 2: Umgang mit dem Modus	172
AB 35	Problematische Elternmodi identifizieren	173
AB 36	Botschaften der problematischen Elternmodi identifizieren	175
AB 37	Botschaften der Elternmodi überprüfen	177
AB 38	Botschaften der Elternmodi verändern	178
AB 39	Fakten sammeln, die den problematischen Elternmodi widersprechen	179
AB 40	Den problematischen Elternmodus auf den Stuhl setzen	180
AB 41	Das Gegenteil von dem tun, was die problematischen Elternmodi sagen	181
INFO 42	Der strafende Modus	183

AB 42 Den strafenden Modus bekämpfen 185
INFO 43 Was hilft, um den strafenden Modus zu bekämpfen? 186
INFO 44 Der leistungsfordernde Modus 188
INFO 45 Der Teufelskreis im leistungsfordernden Modus 189
AB 43 Der leistungsfordernde Modus – Kosten-Nutzen-Rechnung 190
INFO 46 Was unterscheidet den leistungsfordernden Modus vom gesunden Erwachsenenmodus? 191
INFO 47 Was hilft im leistungsfordernden Modus? 193
INFO 48 Der emotional fordernde Modus 195
AB 44 Der Verantwortungskuchen 196
INFO 49 Was hilft, um den emotional fordernden Modus zu bekämpfen? 197

7 Die problematischen Bewältigungsmodi 199

INFO 50 Die problematischen Bewältigungsmodi 202
AB 45 Die problematischen Bewältigungsmodi – Teil 1: Den Modus erkennen 204
AB 46 Die problematischen Bewältigungsmodi – Teil 2: Umgang mit dem Modus 206
AB 47 Bewältigungsmodi erkennen 207
INFO 51 Der biografische Ursprung von Bewältigungsmodi 209
AB 48 Wie sind die Bewältigungsmodi bei mir entstanden? 210
AB 49 Bewältigungsstrategien früher und heute 211
AB 50 Alte Bewältigungsstrategien hinterfragen 212
AB 51 Bewältigungsmodi reduzieren 213
AB 52 Den Bewältigungsmodus in konkreten Situationen überprüfen 214
INFO 52 Teufelskreis Bewältigungsmodi in Beziehungen 215
AB 53 Wie kann ich erkennen, ob meine Beziehung hilfreich oder schädlich ist? 216
AB 54 Eigene aggressive Verhaltensmuster in Beziehungen erkennen 218
INFO 53 Was unterscheidet die Bewältigungsmodi vom Modus des gesunden Erwachsenen? 219
INFO 54 Der Bewältigungsmodus der Unterwerfung 220
AB 55 Typische Verhaltensweisen aus dem Bewältigungsmodus der Unterwerfung 221
INFO 55 Was hilft, den Bewältigungsmodus der Unterwerfung zu reduzieren? 222
INFO 56 Der Bewältigungsmodus der Vermeidung 224
AB 56 Typische Verhaltensweisen aus dem Bewältigungsmodus der Vermeidung 226
AB 57 Typische Situationen, in denen der Bewältigungsmodus der Vermeidung auftritt 227
INFO 57 Dissoziation 228
INFO 58 Was hilft, den Bewältigungsmodus der Vermeidung zu reduzieren? 230
INFO 59 Der Bewältigungsmodus der Überkompensation 232
AB 58 Typische Verhaltensweisen aus dem Bewältigungsmodus der Überkompensation 234
INFO 60 Was hilft, den Bewältigungsmodus der Überkompensation zu reduzieren? 235

8 Der Modus des fröhlichen Kindes 236

INFO 61 Der Modus des fröhlichen Kindes 237
AB 59 Der Modus des fröhlichen Kindes – Teil 1: Den Modus erkennen 239
AB 60 Der Modus des fröhlichen Kindes – Teil 2: Umgang mit dem Modus 241
AB 61 Kontaktaufnahme zum fröhlichen Kindmodus 242
INFO 62 Wie kann ich den Modus des fröhlichen Kindes fördern? 243
AB 62 Meine individuelle Liste – Wie kann ich den Modus des fröhlichen Kindes fördern? 245

9 Der Modus des gesunden Erwachsenen 246

INFO 63	Der Modus des gesunden Erwachsenen	248
INFO 64	Das Zusammenspiel des gesunden Erwachsenenmodus mit den anderen Modi	249
AB 63	Der Modus des gesunden Erwachsenen – Teil 1: Den Modus erkennen	250
AB 64	Der Modus des gesunden Erwachsenen – Teil 2: Umgang mit dem Modus	252
AB 65	Imaginationen zur Stärkung des gesunden Erwachsenenmodus: Neues Verhalten in der Imagination trainieren	253
AB 66	Verhaltensexperimente	254
AB 67	Imagination zum Inneren Helfer	255
AB 68	Prioritäten setzen – Veränderungen planen	256
AB 69	Problemlösen	257
AB 70	Werte und Ziele	259
AB 71	Mehr Zeit im Modus des gesunden Erwachsenen verbringen	261
AB 72	Meine Vorhaben, um mehr Zeit im gesunden Erwachsenenmodus zu verbringen	263
INFO 65	Aufbau von Aktivitäten zur Stärkung des gesunden Erwachsenenmodus	264
INFO 66	Belohnungen	266
INFO 67	Selbstinstruktionskarten	267
INFO 68	Für sich sorgen	268

Vorwort zur 1. Auflage

Die Verbreitung der Schematherapie hat in den letzten Jahren international große Fortschritte gemacht. Auch im deutschsprachigen Raum sind zahlreiche Artikel und Bücher zur Theorie und praktischen Durchführung der Schematherapie erschienen. Nach den grundlegenden Büchern von Young und Kollegen (Young et al., 2005; Young & Klosko, 2008), die den ursprünglichen Schema-Ansatz vorstellen, wird in neueren Büchern insbesondere die Arbeit mit dem Schema-Modus-Modell dargestellt (Arntz & van Genderen, 2010; Jacob & Arntz, 2015; Jacob et al., 2011). Das Modusmodell stellt die häufig sehr komplexen Probleme von Patienten mit Persönlichkeitsstörungen oder anderen chronischen Problemen klar dar und wird nach unserer Erfahrung sowohl von Therapeuten als auch von Patienten schnell gut verstanden. Dieses Buch lehnt sich inhaltlich an das Therapeutenbuch von Jacob und Arntz (2015) und das Patientenbuch von Jacob et al. (2011) an und bietet eine große Auswahl an Arbeitsmaterialien, die direkt an Patienten ausgeteilt werden können. Der theoretische Hintergrund der Schematherapie wird für Therapeuten und Patienten verständlich erklärt. Anhand der Arbeitsblätter finden Therapeuten viele konkrete Vorschläge zur praktischen Umsetzung der Schematherapie.

Das Buch beginnt mit einem Kapitel zur Einführung in die Schematherapie. Unser Ziel war es, den Großteil dieses Bandes sowohl für Therapeuten als auch Patienten verständlich zu schreiben. Wir haben uns deshalb entschieden, den Theorieteil für Therapeuten knapp zu halten und verweisen hier auf die oben genannten Bücher. Die weiteren Kapitel sind jeweils so aufgebaut, dass zu Beginn eine kurze Einführung und Erklärung zu den Arbeitsmaterialien für Therapeuten erfolgt und sich im Anschluss daran die Arbeitsmaterialien finden. Kapitel 2 (Psychoedukation) bietet zunächst in einem allgemeinen Teil Informationen zu Schemata, Modi und deren Entstehungsbedingungen. Im speziellen Teil werden für jede Persönlichkeitsstörung störungsspezifische Informationen bereitgestellt. Kapitel 3 bietet Arbeitsmaterialien, mit denen Patienten trainieren können, Modi bewusst wahrzunehmen. Kapitel 4 beschäftigt sich mit dem in der Schematherapie so wichtigen Aspekt der zwischenmenschlichen Sicherheit. Im Anschluss finden sich Kapitel für jede Modusgruppe (problematische Kindmodi, problematische Elternmodi, problematische Bewältigungsmodi, Modus des fröhlichen Kindes und Modus des gesunden Erwachsenen).

Die Schematherapie versteht sich als transdiagnostische Methode – so haben wir auch in diesem Buch eine große Bandbreite an Materialien für verschiedene Störungen und Modi zusammengestellt. Es ist Aufgabe des Therapeuten, die für den Patienten relevanten Arbeitsmaterialien auszuwählen.

Aus Gründen der Einfachheit und Lesbarkeit haben wir bei den Begriffen Therapeut/-in und Patient/-in jeweils die männliche Form gewählt.

Um sich auf den Arbeits- und Informationsblättern direkt zurechtzufinden, sind alle mit verschiedenen Icons ausgestattet. An diesen können Sie sofort erfassen, für wen das Arbeits- oder Informationsblatt gedacht ist und wie die Handhabung erfolgen sollte. Folgende Icons werden Ihnen im Buch begegnen:

T **Therapeut:in:** Dieses Icon kennzeichnet Arbeits- und Informationsblätter, die nur für den Therapeuten selbst gedacht sind.

P **Patient:in**: Mit diesem Icon auszeichnete Arbeits- oder Informationsblätter werden dem Patienten zur Bearbeitung ausgehändigt.

Dieses Buch entstand aus einer Kooperation der Arbeitsgruppen Schematherapie der Universitäten Freiburg und Lübeck. Wir freuen uns sehr über die gute Zusammenarbeit und möchten uns an dieser Stelle auch bei unseren Kollegen für die engagierte Arbeit bedanken. Ganz besonderer Dank gebührt auch Arnoud Arntz, David Bernstein, Hannie van Genderen, Joan Farrell und Ida Shaw, die uns in Schematherapie ausgebildet und für diese Methode begeistert haben. Valerija Sipos, Niclas Wedemeyer, Karen Eickhoff, Christine Zens und Gerhard Zarbock begleiten uns seit Jahren mit supervisorischem Input und hilfreichen kollegialen Diskussionen, dafür herzlichen Dank. Wir danken außerdem dem Beltz Verlag, insbesondere Frau Andrea Glomb und Frau Dr. Svenja Wahl, die uns in allen Belangen sehr effektiv unterstützt haben. Einen sehr herzlichen Dank möchten wir unseren Patienten und Patientinnen aussprechen, die uns immer wieder zu neuen Ideen inspirieren und unsere Arbeit so besonders machen. Zum Abschluss ist es uns ganz besonders wichtig, unseren Familien, Partnern und Freunden ein großes »Dankeschön« für ihre immerwährende Unterstützung, Geduld und Toleranz auszusprechen.

Wir wünschen allen Lesern viel Freude bei der Arbeit mit diesem Buch und hoffen, dass Sie viele Anregungen für die Praxis finden.

Lübeck und Freiburg, im Sommer 2011

Eva Faßbinder
Ulrich Schweiger
Gitta Jacob

1 Einführung in die Schematherapie

Die Schematherapie nach Jeffrey Young (Young & Klosko, 2008) bzw. Arnoud Arntz (Arntz & van Genderen, 2010) ist eine Weiterentwicklung der Kognitiven Verhaltenstherapie (KVT). Sie wurde gezielt für Nonresponder auf KVT entwickelt und integriert auch Techniken humanistischer Therapien wie der Gestalttherapie. Schematherapie wurde ursprünglich als störungsübergreifender Ansatz entwickelt. Darüber hinaus wurden mittlerweile für viele Persönlichkeitsstörungen (PS) störungsspezifische Modelle erarbeitet. Im Vergleich zur KVT sind folgende vier Merkmale bedeutsam:

(1) Der Veränderung des **emotionalen Erlebens** kommt ein zentraler Stellenwert zu, dazu werden emotionsfokussierende Interventionen wie Imaginationsübungen und Stuhldialoge eingesetzt.

(2) Die **Therapiebeziehung** wird konzeptualisiert als begrenzte elterliche Fürsorge (Limited Reparenting) in dem Sinne, dass der Therapeut einen aktiven, fürsorglichen und teilweise elternartigen Beziehungsstil gegenüber dem Patienten einnimmt.

(3) Den **Erfahrungen aus Kindheit und Jugend** wird ein zentraler Stellenwert für die Entstehung von chronischen psychischen Problemen eingeräumt.

(4) Handlungsleitend ist das Konzept der **Bedürfnisorientierung**; als Schemata werden solche Muster definiert, die aus früher Bedürfnisfrustration herrühren und heute eine angemessene Erfüllung der eigenen Bedürfnisse verhindern.

1.1 Maladaptive Schemata

Ein Schema ist eine mentale Struktur, die der automatischen Informationsverarbeitung dient und die sowohl Kognitionen, Emotionen, Erinnerungen, Wahrnehmungen als auch interpersonelle Muster beinhaltet. Es wird davon ausgegangen, dass Schemata während der Kindheit angelegt wurden und durch Coping-Mechanismen und das interpersonelle Verhalten des Patienten während seines Lebens aufrechterhalten werden. Wenn ein bestehendes Schema aktualisiert wird, treten typischerweise intensive Gefühle auf, beispielsweise Angst, Traurigkeit oder Verlassenheit. Young et al. (2008) definierten auf der Grundlage klinischer Beobachtung 18 maladaptive Schemata, die untergliedert sind in insgesamt fünf sogenannte *Schemadomänen*. Jede Schemadomäne wird mit der Nichterfüllung bestimmter Grundbedürfnisse in der Kindheit in Verbindung gebracht. Grundsätzlich bestehen vermutlich bei den meisten oder allen Menschen in irgendeiner Form maladaptive Schemata. Zur psychischen Störung wird dies dann, wenn die Schemata so stark ausgeprägt sind, dass sie mit gestörtem emotionalen Erleben und entsprechenden Symptomen oder Funktionsproblemen einhergehen.

Genauere Erläuterungen zu den einzelnen Domänen und Schemata finden Sie auf **INFO 3** »Die Schemata im Überblick«, in dem die 18 Schemata für Patienten kurz vorgestellt werden. Für detaillierte Information über die Entstehung und Bedeutung der Schemata sowie die Konsequenzen für den therapeutischen Umgang verweisen wir auf Young et al. (2008) sowie auf Jacob und Arntz (2011).

1.2 Schema-Coping

Ein gegebenes Schema geht nicht unbedingt mit einem ganz bestimmten Problemverhalten einher. Wie sich ein Schema in Beziehungen zeigt, hängt wesentlich vom jeweiligen Bewältigungsstil ab. In der Schematherapie werden drei verschiedene Copingstile unterschieden.

(1) Von **Unterwerfung** wird gesprochen, wenn sich der Betroffene dem Schema »ergibt« und sich so verhält, als sei das Schema wahr. Er lässt damit zu, dass andere ihn schlecht behandeln (bis hin zu Missbrauch), selbst wenn es prinzipiell in seiner Macht läge, Grenzen zu ziehen.
(2) **Vermeidung** liegt dann vor, wenn soziale Situationen und/oder Emotionen durch Rückzug oder andere Mechanismen wie etwa Substanzgebrauch umgangen werden. Auch Stimulation oder stark beruhigende oder besänftigende Tätigkeiten können der Vermeidung dienen.
(3) **Überkompensation** liegt vor, wenn sich der Betroffene extrem dominant und selbstbewusst verhält, als sei das Gegenteil des Schemas wahr. Das bedeutet, sich beispielsweise bei Vorliegen eines Versagensschemas »aufzublasen« und eigene Erfolge stark zu betonen, oder bei einem Missbrauchsschema anderen gegenüber übermäßig selbstbewusst und aggressiv aufzutreten und eher andere zu missbrauchen, als weiteren Missbrauch zuzulassen.

1.3 Das Schema-Modus-Konzept

Mit einem einzigen Schema können sehr unterschiedliche Verhaltens- und Erlebensmuster verbunden sein. So kann sich eine Patientin mit starkem Versagensschema einerseits traurig, verzweifelt und hilflos fühlen, wenn ihr nur ein geringfügiger Fehler unterläuft. Andererseits kann sie möglicherweise in überkompensierender Weise extreme Leistungsfähigkeit zur Schau stellen und eigene Fehler negieren. Möglicherweise vermeidet sie Leistungssituationen aber auch, um nicht mit den damit verbundenen Gefühlen in Verbindung zu treten. Diese situativ wechselnden Zustände werden als unterschiedliche Schemamodi bezeichnet. Damit sind Schemata gewissermaßen Eigenschaften oder Traits, die den Modi zugrunde liegen. Schemamodi sind demgegenüber eher schemaassoziierte States oder Zustände, die teilweise sehr wechselhaft sein können. Gerade bei Patienten mit vielen verschiedenen Schemata, in denen entweder wechselnde oder sehr verharrende schemaassoziierte Zustände auftreten, ist es einfacher, auf diese Zustände (Modi) einzugehen, als immer wieder auf Schemata zu rekurrieren.

Das Schema-Modus-Konzept beinhaltet einen störungsübergreifenden Ansatz sowie störungsspezifische Moduskonzepte.

Im *störungsübergreifenden Ansatz* werden vier verschiedene Modus-Kategorien unterschieden:
(1) **Maladaptive Kindmodi,** die sich entwickeln, wenn in der Kindheit wichtige Bedürfnisse, insbesondere Bindungsbedürfnisse, nicht angemessen erfüllt wurden. Kindmodi sind assoziiert mit intensiven negativen Gefühlen, z. B. große Angst vor Bedrohung oder Verlassenwerden, Hilflosigkeit, Traurigkeit (verletzliche Kindmodi), Wut oder Ärger (wütende Kindmodi).
(2) **Dysfunktionale Elternmodi** zeigen sich durch Selbstabwertung, Selbsthass oder extremen Druck auf sich selbst. Es wird davon ausgegangen, dass sie internalisierte negative Annahmen über das Selbst reflektieren, die der Patient in Kindheit und Jugend aufgrund des Verhaltens und der Reaktionen anderer Personen (Eltern, Lehrer, Peers) erworben hat.
(3) **Dysfunktionale Bewältigungsmodi** beschreiben einen übermäßigen Einsatz der Copingstile Vermeidung, Überkompensation oder Unterwerfung.
(4) Mit dem sogenannten **Modus des gesunden Erwachsenen** werden adäquates emotionales Erleben und funktionales Erleben und Handeln zusammengefasst.

Die wichtigsten Schemamodi sind auf **INFO 4** »Die Modi im Überblick« beschrieben. Weitere Informationen finden Sie in den Kapiteln zu den jeweiligen Modi.

1.4 Fallkonzeptualisierung nach dem Modus-Konzept

Zu Beginn der Behandlung wird ein Fallkonzept erstellt, mit dem die Probleme und Symptome des Patienten, seine interpersonellen Schwierigkeiten, problematischen Emotionen und die dazugehörigen biografischen Informationen systematisch in einem Modus-Konzept zusammengefasst werden.

- **Wesentliche Probleme und Symptome des Patienten:** An erster Stelle stehen diejenigen Probleme, die den Patienten zur Aufnahme einer Psychotherapie bewegt haben. Dazu gehören Symptome, Beziehungsprobleme, Lebensprobleme etc. Auch die berichteten Zusammenhänge zwischen verschiedenen Symptomen sind relevant. Beispielsweise sind intensive depressive Gefühle oder Angstgefühle häufig dem vulnerablen Kindmodus zuzuordnen. Wenn ein Patient berichtet, Angst und Verzweiflung mit Alkohol oder Internetspielen betäuben zu müssen, so werden die Gefühle von Angst und Verzweiflung dem vulnerablen Kindmodus zugeordnet, während der Gebrauch von Alkohol und Internetspielen zur Selbststimulation einem distanzierend/stimulierenden vermeidenden Bewältigungsmodus zugeordnet werden. Dabei kann es vorkommen, dass dasselbe Symptom bei demselben Patienten je nach Situation verschiedenen Modi zugeordnet wird, oder dass ein Symptom bei verschiedenen Personen zu verschiedenen Modi gehört.
- **Biografische Informationen:** Als zweite wichtige Informationsquelle dient die Biografie des Patienten. Der Selbstbericht des Patienten muss dabei ergänzt werden um spezifische Exploration. Für die Erklärung von dysfunktionalen Elternmodi wird spezifisch erhoben, mit welchen Personen (Eltern, Geschwistern, Peers, Lehrern, Trainern etc.) negative Erfahrungen gemacht wurden. Neben der Exploration sind Fragebogendaten sowie der Verlauf diagnostischer Imaginationsübungen hilfreich.
- **Interpersonelle Verhaltensweisen:** Die dritte wichtige Informationsquelle ist das aktuelle Verhalten des Patienten in der therapeutischen Situation. Dabei wird davon ausgegangen, dass die in der Therapiebeziehung gezeigten Muster auch in anderen Beziehungen relevant sind.

1.5 Therapeutische Interventionen

Das übergreifende Ziel in der Schematherapie besteht darin, mit dem Patienten zu erarbeiten, welche Bedürfnisse in seiner Biografie nicht erfüllt wurden, wie dysfunktionale Schemata und Modi sich entwickelt haben, wie diese den Patienten gegenwärtig einschränken, und wie eigene Bedürfnisse aktuell angemessener erfüllt werden können. Dazu wird gemeinsam ein individuelles Modusmodell erarbeitet. In der folgenden Behandlung werden alle auftretenden Probleme oder Symptome in diesem Moduskonzept konzeptualisiert und behandelt. Das heißt, es wird jeweils erarbeitet, welche Modi bei einem bestimmten Problem beteiligt sind, und dann modusspezifisch interveniert. Für jeden Modus-Typ werden damit jeweils spezifische Behandlungsziele verfolgt (Übersicht in Abb. 1.1).

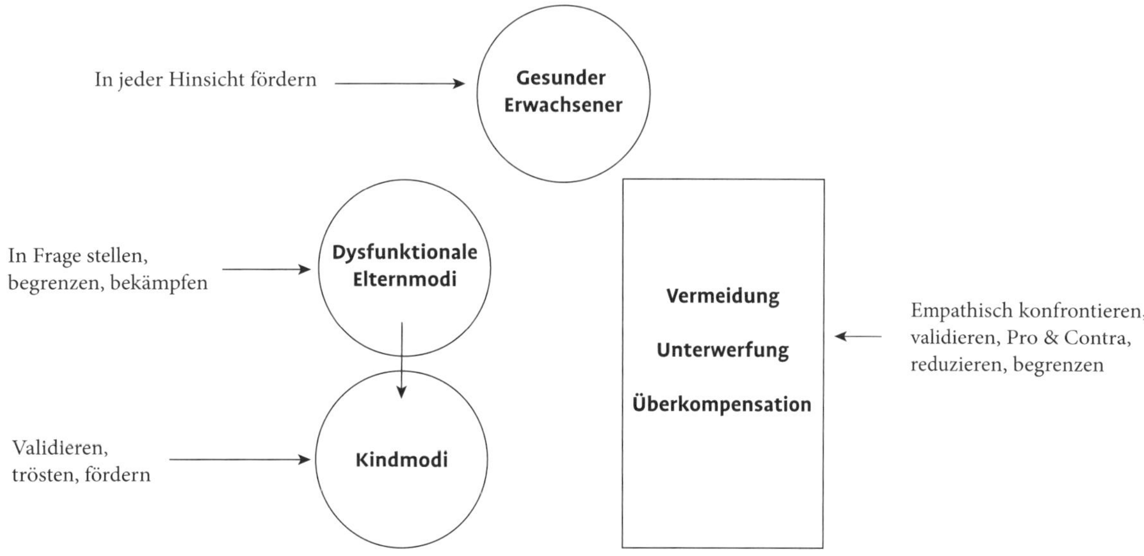

Abbildung 1.1 Interventionen – Übersicht

Um diese Ziele zu erreichen, werden kognitive, emotionsorientierte sowie verhaltensorientierte Interventionen eingesetzt. Darüber hinaus wird die Therapiebeziehung gezielt konzeptualisiert als »begrenzte elterliche Fürsorge« (Limited Reparenting) in Verbindung mit dem Setzen von angemessenen Grenzen. An dieser Stelle werden die therapeutischen Techniken kurz umrissen. Für ausführliche Informationen verweisen wir auf Jacob und Arntz (2011).

Kognitive Techniken. Kognitive Techniken werden zur Psychoedukation des Patienten über seine Schemata und Modi sowie ihre Entstehungsbedingungen eingesetzt. Auch die Informationsvermittlung zu Grundbedürfnissen von Kindern und Emotionen spielt eine wichtige Rolle. Dysfunktionale Überzeugungen des Patienten und ihr biografischer Ursprung werden herausgearbeitet und ins Modusmodell eingeordnet. Danach wird die Gültigkeit von Schemata oder Modi anhand von Pro- und Kontra-Überlegungen überprüft. Schemakongruente Denkfehler werden diskutiert und korrigiert und Vor- und Nachteile von Coping-Strategien erörtert (Übersicht in Abb. 1.2).

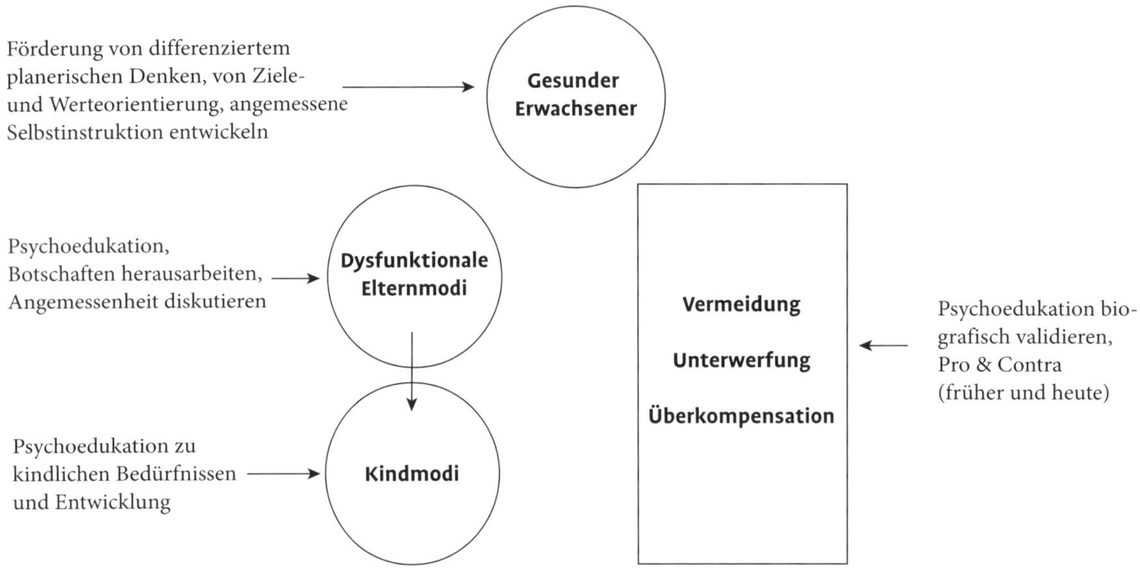

Abbildung 1.2 Kognitive Techniken

Emotionsorientierte Techniken. Im Rahmen emotionsfokussierender Techniken sollen Patienten lernen, Gefühle wie z. B. Traurigkeit und Wut zum Ausdruck zu bringen und so verstärkt Affekte zu erleben, die die Fokussierung auf ihre eigenen Bedürfnisse und Ziele stärken. Die wichtigsten Techniken sind dabei imaginative Verfahren sowie die Arbeit mit Stuhldialogen. Im Rahmen von Imaginationsübungen werden Schemata oder Modi aktiviert, indem aktuelle Emotionen vertieft und mit biografischen Gedächtnisbildern verbunden werden. Die wichtigste Intervention mit Kindheitsimaginationen ist das sogenannte »Imagery Rescripting«, in dem die imaginierte (in der Regel traumatische) Situation so verändert wird, dass die Bedürfnisse des vorher nicht ausreichend versorgten Kindes befriedigt werden. In der Stuhlarbeit werden Dialoge zwischen verschiedenen Modi durchgeführt, wobei diese verschiedenen Seiten auf verschiedenen Stühlen dargestellt werden. Dabei sollen auch die mit diesen Prozessen aktivierten Affekte zum Ausdruck gebracht und geklärt werden (Übersicht in Abb. 1.3).

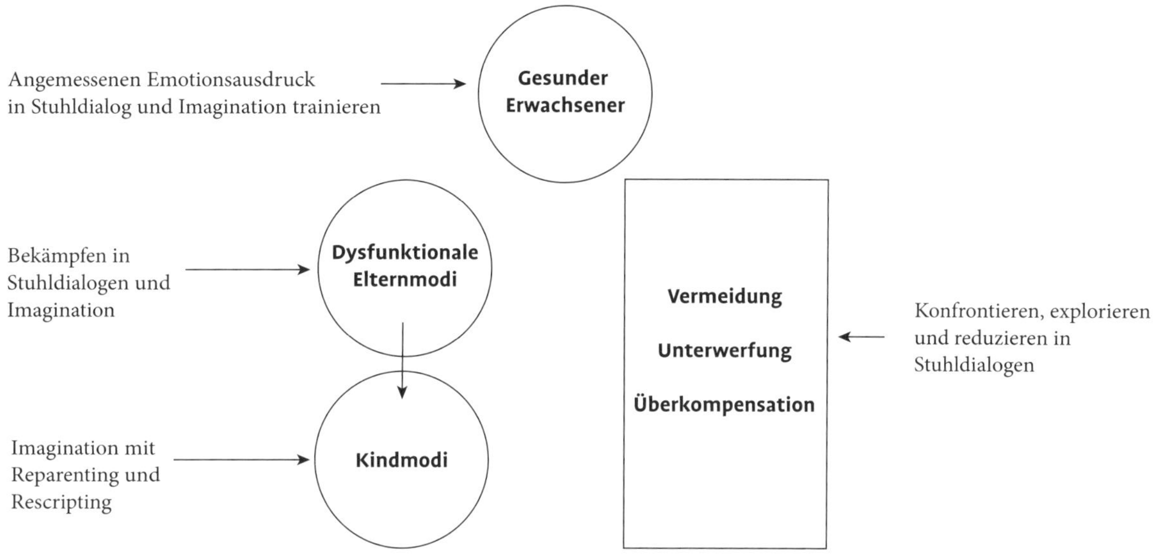

Abbildung 1.3 Emotionsorientierte Techniken

Behaviorale Techniken. Zum Unterbrechen von ungünstigen Verhaltensmustern und zur Arbeit an Symptomen im Sinne von Verhaltensexzessen oder -defiziten werden grundsätzlich alle Techniken der Verhaltenstherapie eingesetzt. Dazu gehören Rollenspiele und Hausaufgaben ebenso wie Expositionsübungen, Verhaltensexperimente, Skills-Training, Aufbau von Aktivitäten oder Entspannungstechniken (Übersicht in Abb. 1.4). Das Hauptziel dabei ist, dass der Patient mehr Zeit im gesunden Erwachsenenmodus verbringt.

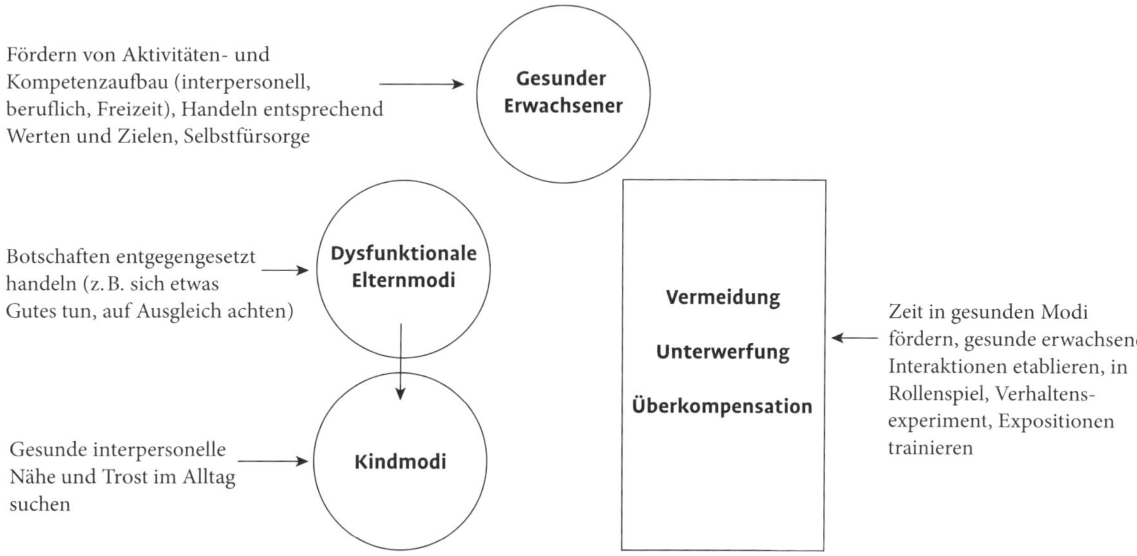

Abbildung 1.4 Behaviorale Techniken

Therapiebeziehung. In der Therapiebeziehung stellt der Therapeut seinen Beziehungsstil gezielt auf die Schemata und Modi des Patienten ein. Mit dem Konzept des Limited Reparenting (begrenzte elterliche Fürsorge) wird beschrieben, dass in der Therapiebeziehung diejenigen Bedürfnisse, die in der Kindheit des Patienten frustriert worden sind, in bestimmten Grenzen erfüllt werden. Dazu gehören einerseits Warmherzigkeit und Fürsorge. Es kann jedoch auch bedeuten, Patienten Grenzen zu setzen oder sie zu autonomerem Verhalten aufzufordern.

Die Therapiebeziehung schafft einen »sicheren Hafen« für den Patienten, stellt aber auch gleichzeitig eine Quelle der Veränderung dar. Eine wichtige Technik dabei ist die sogenannte »empathische Konfrontation«. Das heißt, dass der Therapeut, wenn eine stabile therapeutische Beziehung aufgebaut ist, den Patienten auf freundliche, persönliche, aber sehr klare Weise mit den Konsequenzen seines Verhaltens konfrontiert. Hierbei spricht er seine eigenen Emotionen, die das Verhalten bei ihm auslösen, an. Gleichzeitig betont er, dass die Verhaltensmuster des Patienten auf der Grundlage seiner Biografie nachvollziehbar sind (Übersicht in Abb. 1.5).

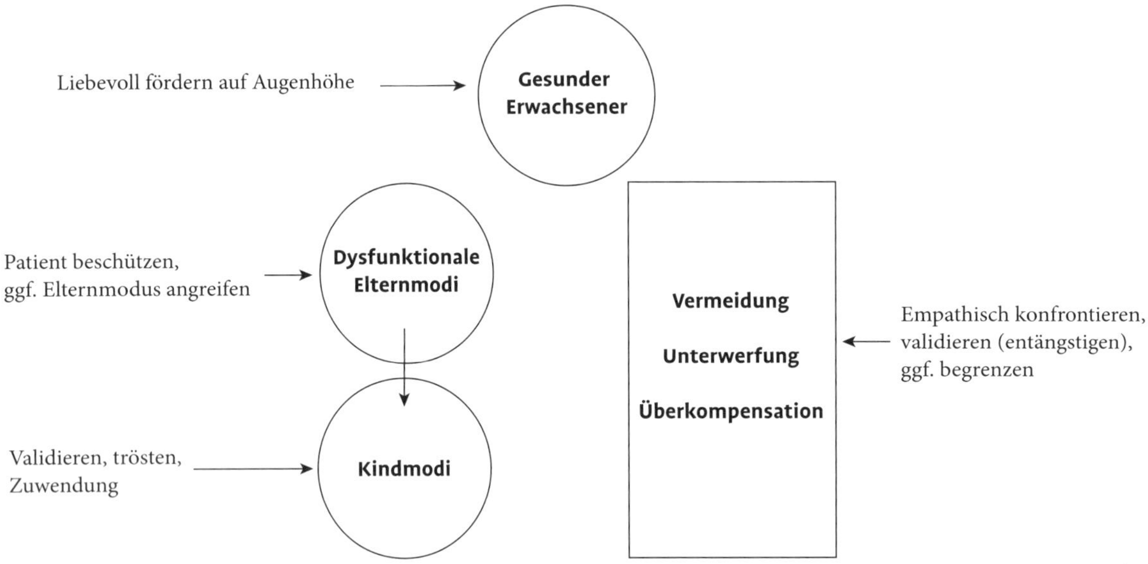

Abbildung 1.5 Therapiebeziehung Limited Reparenting

2 Psychoedukation

Arbeit mit Schemata oder Modi?

In der Schematherapie wird in den letzten Jahren insbesondere bei der Behandlung von Persönlichkeitsstörungen zunehmend das Modusmodell in den Vordergrund gestellt. Es stellt die häufig sehr komplexen Probleme der Patienten klar dar und wird nach unserer Erfahrung sowohl von Therapeuten als auch von Patienten schnell gut verstanden. Mit dem Modusmodell kann das aktuelle Handeln, Fühlen und Denken unmittelbar eingeordnet und validiert werden, modusspezifische Intervention können transparent abgeleitet werden.

In diesem Therapie-Tools-Band wird deshalb wie im Therapeuten- und Patientenbuch unseres Autorenteams (Jacob & Arntz, 2015; Jacob et al., 2011) mit dem Modusmodell gearbeitet. Die Kenntnis der zugrunde liegenden Schemata ist insbesondere für Therapeuten hilfreich, für Patienten mit komplexen Problemen und mehreren Schemata und Modi kann es jedoch verwirrend sein. Da das Arbeitsgedächtnis des Menschen auf ca. sieben Einheiten beschränkt ist, ist auch eine Beschränkung des Modusmodells auf vier bis sieben problematische Modi sinnvoll.

Schematherapie ist eine störungsübergreifende Methode

Das Modusmodell ist als eine transdiagnostische Methode zu verstehen, in die grundsätzlich jegliches psychopathologische Problem, aber auch gesundes Verhalten, Denken und Fühlen eingeordnet werden kann. Für die meisten Persönlichkeitsstörungen wurden mittlerweile störungsspezifische Modusmodelle entwickelt und empirisch getestet (Lobbestael et al., 2008, 2010; Bamelis et al., 2011). In den störungsspezifischen Modusmodellen werden die Modi zusammengefasst, die bei Patienten mit dieser Erkrankung typischerweise gefunden werden. Dabei sind die Modelle grundsätzlich als grobes Gerüst zu verstehen. Aufgrund der Komplexität und der hohen Komorbidität ist es häufig sinnvoll, das störungsspezifische Modusmodell im individuellen Fall zu erweitern oder zu ergänzen.

Zu Achse-I-Störungen bestehen bisher keine empirisch getesteten störungsspezifischen Modus-Modelle. Es ist Aufgabe des Therapeuten, das Modusmodell individuell anzupassen.

Erstellung eines individuellen Modusmodells

Es ist in jedem Fall immer notwendig, auch bei störungsspezifischen Therapien, das Modusmodell individuell mit dem Patienten zu erstellen, um seiner individuellen Problematik und Geschichte gerecht zu werden. Empfehlenswert ist zudem auch bei jeder schematherapeutischen Behandlung eine ausführliche strukturierte Diagnostik beispielsweise mit SKID-I und II (Fydrich et al., 1997; Wittchen et al., 1997), um alle wichtigen Symptome zu erfassen und gemeinsam mit dem Patienten im Modusmodell einzuordnen. Entscheidend für die Therapieplanung ist, dass zu Beginn der Behandlung das Modusmodell sowohl für den Patienten als auch für den Therapeuten in überzeugender Weise die wesentlichen Probleme des Patienten abbildet. Je besser der Patient seine individuelle Problematik und die jeweiligen Modi verstanden hat, umso sicherer wird er im weiteren Therapieverlauf seine Modi erkennen und umso mehr Akzeptanz und Bereitschaft wird von seiner Seite vorhanden sein, diese ggf. zu verändern.

Arbeits- und Informationsmaterial

In diesem Kapitel finden sich allgemeine Arbeitsmaterialien zur Psychoedukation sowie störungsspezifisches Informationsmaterial für die meisten Persönlichkeitsstörungen.

Allgemeine Materialien zur Psychoedukation

INFO 1 Was ist Schematherapie?
Dies ist eine allgemeine Einführung, in der die grundsätzlichen Prinzipien der Schematherapie für Patienten verständlich erklärt werden. Das Informationsblatt kann zu Beginn der Behandlung eingesetzt werden, damit Patienten wissen, was auf sie zukommt. Das schafft Transparenz und Sicherheit.

INFO 2 Ziele der Schematherapie
Dieses Informationsblatt fasst die wesentlichen Ziele der Schematherapie mit Bezug auf die verschiedenen Modi zusammen. Es kann während der gesamten Therapie als Wegweiser dienen und wiederholt eingesetzt werden.

INFO 3 Die Schemata im Überblick
INFO 4 Die Modi im Überblick
Diese Informationsblätter geben einen Überblick über alle Schemata und Modi. Sie sind vor allem für Therapeuten gedacht und fassen den theoretischen Hintergrund knapp zusammen. Nach Einschätzung des Therapeuten können Informationen für den Patienten herausgenommen werden.

INFO 5 Allgemeines Entstehungsmodell zu Schemata und Modi
Dieses Informationsblatt stellt ein allgemeines Entstehungsmodell zu dysfunktionalen Schemata und Modi vor. Es bietet sich vor allem für Patienten mit Achse-I-Störung an, für die keines der störungsspezifischen Entstehungsmodelle zu den Persönlichkeitsstörungen passend ist.

AB 1 Mein Modus-Modell
Dieses Arbeitsblatt bietet eine Vorlage zur Erarbeitung eines individuellen Modusmodells. Hiermit können gemeinsam mit dem Patienten die wichtigsten Symptome den Modi zugeordnet und der biografische Zusammenhang dargestellt werden. Das Modusmodell dient während der gesamten Therapie als Landkarte und wird immer wieder eingesetzt, um die aktuellen Modi einzuordnen. Dazu sollen die Symptome in die Formen für den jeweiligen Modus eingetragen und der dazugehörige biografische Hintergrund nach Möglichkeit mit Pfeilen vermerkt werden. Es empfiehlt sich deshalb, es während der Sitzungen immer vorliegen zu haben. Sowohl Patient als auch Therapeut sollten ein Exemplar besitzen. Bei neuen Symptomen oder Informationen kann das Modusmodell im Verlauf ergänzt werden. In den störungsspezifischen Materialien sind viele Fallkonzeptualisierungen beispielhaft dargestellt.

Störungsspezifische Materialien zur Psychoedukation

Für jede Persönlichkeitsstörung liegt ausführliches Informationsmaterial vor. Diese umfasst drei Informationsblätter (zur typischen Symptomatik, zu den wichtigsten Modi und zum Entstehungsmodell) und ein Fallbeispiel, an dem die Patienten die Identifikation der Modi üben können. Zur Überprüfung und Hilfestellung gibt es zu jedem Fallbeispiel eine passende Fallkonzeptualisierung.

INFO Die wichtigsten Symptome der jeweiligen Persönlichkeitsstörung
In den Informationsblättern zur Symptomatik werden für jede Persönlichkeitsstörung neben den DSM-IV-Symptomen weitere typische Symptome aufgeführt, um die Störung noch besser zu umschreiben. Dies ist insbesondere bei der narzisstischen Persönlichkeitsstörung wichtig, da sich die DSM-IV-Symptome hier ausschließlich auf den Modus der Selbstüberhöhung beziehen und nur die »unsympathischen Aspekte« der Persönlichkeitsstörung einschließen. Patienten verneinen diese Symptome meist und fühlen sich vor den Kopf gestoßen, was zu Commitment-Problemen führt. Das Aufgreifen und Validieren der verletzlichen Seiten soll einen besseren Zugang zu diesen schwer zu behandelnden Patienten ermöglichen. Gleichzeitig hilft diese Herangehensweise auch dem Therapeuten, ein besseres Verständnis für die äußerst belasteten Patienten zu entwickeln und Empathie auch in schwierigen Interaktionssituationen aufrechtzuerhalten.

INFO Die wichtigsten Modi der jeweiligen Persönlichkeitsstörung

Hier werden die Modi, die am häufigsten bei Patienten mit dieser Persönlichkeitsstörung gefunden werden, störungsspezifisch erklärt. Dazu werden die typischen Symptome denjenigen Modi zugeordnet, in denen sie am häufigsten auftreten. Es ist zu beachten, dass manchmal Symptome auch in verschiedenen Modi auftreten können, daher ist die Erörterung der individuellen Lerngeschichte und des Kontextes von Problemverhalten immer wichtig für die Einordnung in das Modusmodell. Wenn Patienten das Modusmodell gut verstanden haben, können sie meist selbst ihre Symptome zuordnen. Zusätzlich muss immer beachtet werden, dass neben den aufgeführten störungsspezifischen Modi noch weitere Modi auftreten können.

INFO Das Entstehungsmodell der jeweiligen Persönlichkeitsstörung

In diesem Informationsblatt werden die für die Ätiologie verantwortlichen Faktoren, soweit sie klar sind, für Patienten verständlich dargestellt, um die individuelle Problematik zu erklären und zu validieren. Erst wenn Patient und Therapeut das Störungsmodell gut verstanden haben, ist ein Übergang zur Veränderung möglich. An dieser Stelle eignet sich eine Psychoedukation zu den Grundbedürfnissen von Kindern, um zu überprüfen, inwieweit diese bei dem Patienten erfüllt wurden. Entsprechende Arbeitsmaterialien finden sich im Kapitel zu den problematischen Kindmodi (Kap. 5).

AB Jeweilige Persönlichkeitsstörung: Achtsamkeit für Modi trainieren

In diesem Arbeitsblatt werden typische Fallbeispiele zu jeder Persönlichkeitsstörung vorgestellt. Patienten können daran üben, Modi zu identifizieren. Das verbessert ihre Fertigkeiten, die Modi auch bei sich selbst zu erkennen. In die Fallbeispiele sind lebensgeschichtliche Informationen integriert, damit auch die Herkunft der Modi besprochen und in der Folge am Fall des Patienten reflektiert werden kann. Patienten erleben es meist als Entlastung, dass andere Menschen ähnliche Probleme haben und dass es dafür Erklärungen gibt. Dies ist einer der großen Vorteile von gruppentherapeutischen Behandlungskonzepten. Mit den Fallbeispielen lässt sich dieser Effekt ein wenig in die einzeltherapeutische Behandlung transportieren. Selbstverständlich lassen sich diese Materialien sowohl in der Gruppe als auch in der Einzeltherapie einsetzen.

Was ist Schematherapie?

Die Schematherapie nach Jeffrey Young ist eine Methode der Verhaltenstherapie, die v. a. für die Behandlung von Patienten mit komplexen psychischen Problemen entwickelt wurde.

Schematherapie bezieht sich dabei nicht nur auf aktuelle Probleme, sondern auch auf deren Entstehungsgeschichte, die überwiegend in der Kindheit und Jugend zu finden ist.

Was ist ein Schema?

Jeder Mensch entwickelt in seiner Kindheit Konzepte (Schemata) von sich selbst, von anderen und von der Welt. Diese Schemata sind die Grundlage dafür, wie er später mit den verschiedenen Situationen im Erwachsenenleben umgeht. Ein Schema ist demnach ein meist in der Kindheit entwickeltes festes Muster aus zusammengehörigen Erinnerungen, Gefühlen und Gedanken. Wenn die Grundbedürfnisse von Kindern (z. B. Sicherheit, Liebe, Akzeptanz oder Freiheit, sich auszudrücken) erfüllt werden, entstehen gesunde Schemata und Kinder können positive Bilder von sich, anderen und der Welt als Ganzes entwickeln. Manche Menschen erfahren jedoch während ihrer Kindheit keine Unterstützung und Sicherheit, sondern werden emotional vernachlässigt. Dadurch ist es ihnen nicht möglich, gesunde Konzepte über sich selbst und ihre Umwelt zu lernen. Dann entstehen in Wechselwirkung mit biologischen Faktoren (Temperament und Veranlagung des Kindes) dysfunktionale (problematische) Schemata. Wenn traumatische Erfahrungen wie der Verlust eines Elternteils oder emotionaler, körperlicher oder sexueller Missbrauch hinzukommen, ist die Wahrscheinlichkeit für die Entstehung dysfunktionaler Schemata noch größer.

Was sind dysfunktionale Bewältigungsstrategien?

Bewältigungsstrategien sind Mechanismen für den Umgang mit den durch die Schemata ausgelösten unangenehmen Emotionen. Es gibt drei Methoden, mit diesen Emotionen umzugehen: Erstarren, Fliehen oder Kämpfen. Das lässt sich zum Beispiel auch bei Angst und Bedrohung im Tierreich beobachten. Werden bei Menschen Schemata aktiviert, so reagieren sie mit einer dieser Methoden:

- Unterwerfung (Erstarren, schemabestätigendes Verhalten)
- Vermeidung (Flucht, schemavermeidendes Verhalten)
- Überkompensation (Kampf, dem Schema entgegengesetztes Verhalten)

Was ist ein Modus?

Bei Patienten mit chronischen psychischen Problemen sind häufig so viele Schemata und Bewältigungsstrategien gleichzeitig aktiviert, dass es weder für Patienten noch für Therapeuten möglich ist, den Überblick zu behalten. Um dieses Problem zu lösen, wurde das Modus-Modell entwickelt. Ein Modus ist ein bestimmtes Verhaltenssteuerungsprogramm, das maßgeblich das Fühlen, Denken und Handeln in der aktuellen Situation beeinflusst. Man kann sich den Modus ähnlich wie eine DVD vorstellen: Wenn eine DVD in den DVD-Player eingelegt wird, erscheint auf dem Bildschirm eine bestimmte vorgegebene Abfolge von Bildern und Musik. Übertragen gesehen wird das Einlegen der jeweiligen »Modus-DVD« durch bestimmte Umgebungsbedingungen oder Gedanken ausgelöst (die »emotionalen Knöpfe«). Ist die »Modus-DVD« dann eingelegt, werden alle Informationen im Sinne des Modus ausgewertet, ein für den Modus typisches Muster an Gefühlen, Gedanken, Körperreaktionen und Verhalten wird vorgegeben.

Jeder Mensch hat verschiedene gesunde und maladaptive Modi. Zu jedem Zeitpunkt sind einige dieser Modi inaktiv, während der vorherrschende, aktive Modus (»die eingelegte DVD«) unsere Sicht auf uns selbst und die Umwelt, unsere Stimmungslage und unser Handeln bestimmt, ohne dabei vollständig bewusst zu sein. Jeder Mensch kann lernen, zu erkennen, welche »Modus-DVD« er gerade eingelegt hat. Dies ist sehr hilfreich, um das eigene Handeln, Fühlen und Denken zu verstehen und gegebenenfalls schrittweise zu verändern, wenn es zu Schwierigkeiten führt (»die DVD wechseln«).

Schemata sind überdauernd und sehr rigide, wohingegen Modi sehr schnell wechseln können und den emotionalen Zustand im Hier und Jetzt betreffen.

Es gibt vier Gruppen von Modi: Kindmodi, Elternmodi, Bewältigungsmodi und gesunde Modi.

Kindmodi. In den kindlichen Modi werden Menschen von ihren Gefühlen überflutet und fühlen sich diesen ausgeliefert. Sie fühlen sich dabei z. B. sehr traurig, verlassen und hilflos oder sehr wütend und handeln impulsiv.

Elternmodi. In den Elternmodi gehen Menschen sehr hart mit sich ins Gericht. Sie sind selbstabwertend, fordern viel Leistung und bestrafen sich für kleinste Fehler.

Bewältigungsmodi. In den Bewältigungsmodi versuchen Menschen mit den emotionalen Schmerzen, die durch die kindlichen und Elternmodi ausgelöst werden, umzugehen. Hierzu werden die oben beschriebenen Bewältigungsstrategien angewendet.

Gesunde Modi. In den gesunden Modi können Menschen mit intensiven Emotionen umgehen, Probleme lösen und gesunde Beziehungen zu anderen Menschen gestalten. Sie sind sich ihrer Bedürfnisse, Möglichkeiten und Grenzen bewusst und handeln entsprechend ihrer Werte und Ziele.

Ihr Therapeut wird die für Sie relevanten Modi mit Ihnen besprechen und Ihnen entsprechende Arbeitsmaterialien aushändigen.

Ziele der Schematherapie

Der Therapeut hat in der Schematherapie das Ziel und die Aufgabe, die kindlichen Modi zu versorgen und zu trösten, sodass die frustrierten Bedürfnisse im Hier und Jetzt erfüllt werden und neue gesündere Schemata erlernt werden können. Gleichzeitig müssen dazu die Elternmodi bekämpft und reduziert werden. Die Bewältigungsstrategien sollen hinterfragt und ggf. durch gesündere Strategien ersetzt werden. Das allerwichtigste Ziel ist es, den Modus des gesunden Erwachsenen so zu stärken, dass der Patient selbst mehr und mehr diese Aufgaben übernehmen kann. Auf Informationsblatt 2 sind diese Ziele in Bezug auf das Modusmodell veranschaulicht.

Woraus besteht die Therapie?

Die Therapie nutzt verschiedene Methoden und Übungen, um diese Ziele zu erreichen. Dabei ist die therapeutische Beziehung von essentieller Bedeutung. Die therapeutischen Techniken setzen über drei Zugangswege an:

- über das Denken **(kognitive Techniken)**,
- über das Fühlen **(emotionsorientierte Techniken)** und
- über das Handeln **(verhaltensbezogene Techniken)**.

Beziehung zum Therapeuten

Die Schaffung einer sicheren therapeutischen Beziehung ist ein zentraler Punkt in der Schematherapie. Im Rahmen der begrenzten elterlichen Fürsorge erfüllt der Therapeut in einem begrenzten Ausmaß die in der Kindheit nicht erfüllten Bedürfnisse des Patienten. Der Therapeut hilft dem Patienten, Dinge zu erlernen, die er in seiner Kindheit nicht lernen konnte. Er unterstützt den Patienten, anstatt ihn zu kritisieren oder zu bestrafen, sodass der Patient neue emotionale Reaktionen erlernen kann.

Was ist Schematherapie?

Kognitive Techniken. Kognitive Techniken beschäftigen sich mit Gedanken und Vorstellungen über sich selbst, andere Menschen und die Welt. Sie werden eingesetzt, um die Gültigkeit von Schemata oder Modi zu überprüfen. Zu den kognitiven Techniken gehören: Wissensvermittlung zu den Schemata und Modi, zu den Grundbedürfnissen von Kindern und zu Emotionen, Pro- und Kontra-Überlegungen zu bestimmten wichtigen Gedankengängen oder Handlungsmustern, das Führen von Modus-Tagebüchern, die Analyse des Zusammenspiels verschiedener Modi in schwierigen Situationen, das Erstellen von Selbstinstruktionskarten (Karten mit hilfreichen Alternativüberlegungen, die die Aussagen dysfunktionaler Modi relativieren) oder das Führen eines Ereignis-Tagebuchs.

Emotionsorientierte Techniken. Emotionsorientierte Techniken sind Techniken, die sich direkt auf Emotionen beziehen. Bei den meisten Patienten wurde in der Kindheit der Ausdruck von Gefühlen oder Bedürfnissen unterdrückt, bestraft oder nicht beachtet. Daraus resultieren im Erwachsenenleben vielfältige Probleme im Umgang mit Gefühlen. Ein wichtiges Thema der Therapie ist deshalb die Entwicklung eines neuen Umgangs mit Emotionen und Bedürfnissen. Die wichtigsten emotionsorientierten Techniken sind imaginative Verfahren und sogenannte »Stuhldialoge«. Bei Imaginationsübungen bittet der Therapeut den Patienten, die Augen, wenn möglich, zu schließen und sich eine bestimmte Situation vorzustellen (z. B. einen sicheren Ort oder eine Situation in der Vergangenheit). Da ein möglichst intensiver Kontakt zu den Emotionen gewünscht ist, wird der Patient bei Imaginationsübungen gebeten, möglichst in Ich- und Gegenwarts-Form zu berichten. Beim »Imagery Resripting« unterstützt der Therapeut den Patienten, unangenehme Kindheitserinnerungen in der Weise zu verändern, dass der Patient als Kind sicher ist (z. B. durch Stoppen von problematischen Verhaltensweisen anderer) und seine Bedürfnisse ausreichend versorgt werden. Auf diese Weise kann der Patient die Erfahrung machen, dass seine Emotionen und Bedürfnisse normal waren, nicht aber das Verhalten seines Umfeldes. Bei den Stuhldialogen werden Dialoge zwischen verschiedenen Modi oder zwischen einem Schema und einer gesunden Sichtweise durchgeführt. Diese verschiedenen Seiten werden auf verschiedenen Stühlen dargestellt.

Verhaltensbezogene Techniken. Nicht nur Emotionen und Gedanken sind Gegenstand der Therapie, sondern auch das Verhalten. Verhaltensbezogene Techniken sind Übungen, mit denen neues Verhalten erprobt wird. Hierzu gehören beispielsweise das Üben von neuen Verhaltensweisen, Rollenspiele oder der Aufbau von Aktivitäten.

Was Sie von der Schematherapie erwarten können

Eine Kombination der beschriebenen Techniken führt zu einer Stärkung des gesunden Erwachsenenmodus mit dem Ziel, dass Sie Ihr Leben entsprechend der eigenen Ziele und Werte gestalten können und Kompetenz im Umgang mit anderen Menschen und sich selbst (eigene Bedürfnisse, Emotionen, Möglichkeiten und Grenzen) erlangen.

INFO 2 • P

Ziele der Schematherapie

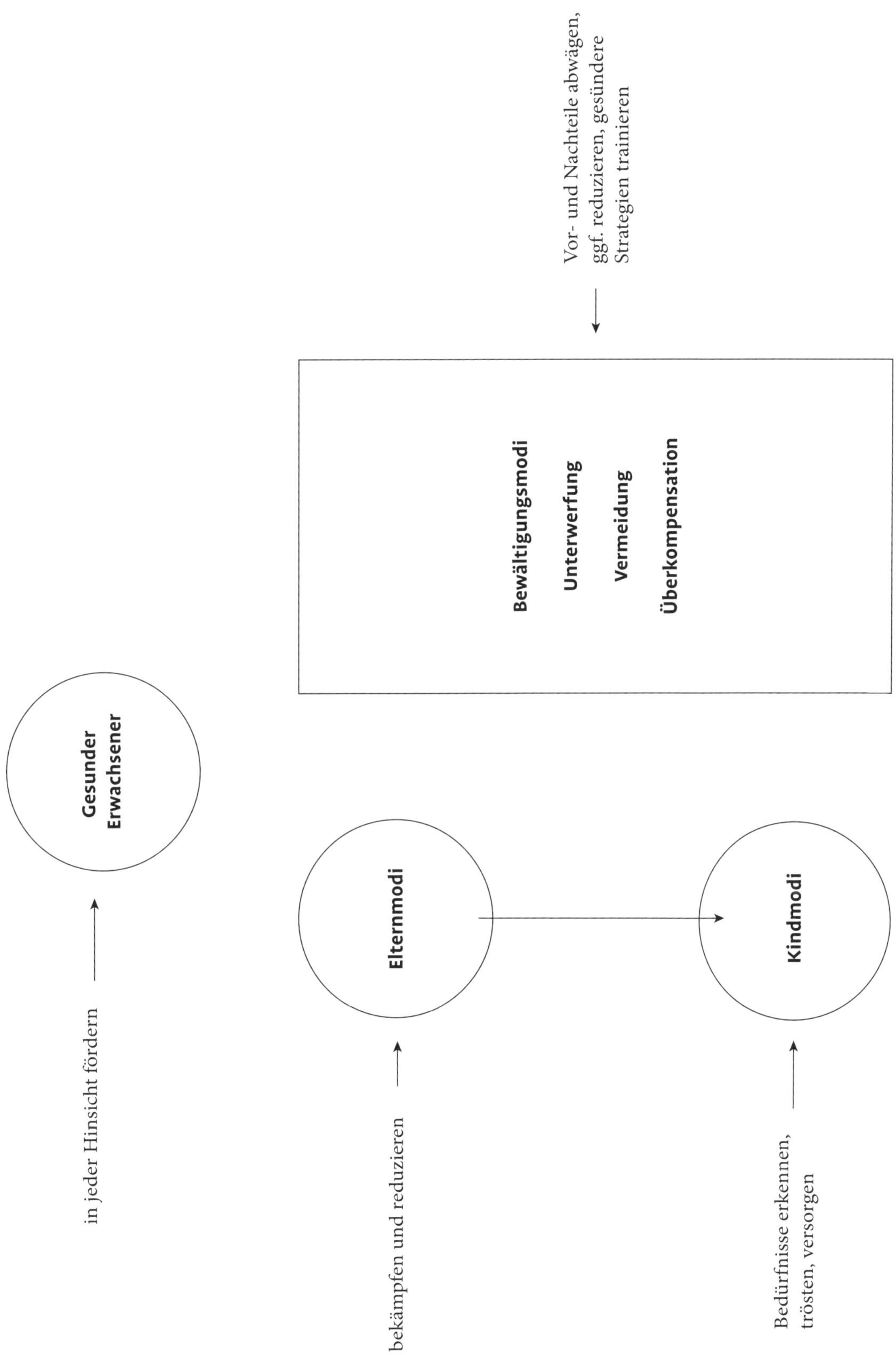

Die Schemata im Überblick

Auf diesem Arbeitsblatt werden die 18 Schemata, wie sie von Young et al. (2008) beschrieben und zusammengefasst wurden, kurz dargestellt. Die 18 Schemata werden in fünf Gruppen (Schemadomänen) unterteilt, die jeweils kurz vorgestellt werden, bevor die Schemata beschrieben werden. Jede Schemadomäne wird mit der Nichterfüllung bestimmter Grundbedürfnisse in der Kindheit in Verbindung gebracht.

Schemadomäne I: Fehlende Sicherheit und Zurückweisung
Schemata dieser Domäne entstehen, wenn die Bedürfnisse nach Sicherheit, Geborgenheit, Bindung und Schutz in der Kindheit nicht angemessen erfüllt wurden.

(1) **Verlassenheit/Instabilität:** Menschen mit diesem Schema sind davon überzeugt, dass wichtige Beziehungen niemals halten werden, und sind dementsprechend ständig mit der Angst konfrontiert, von anderen verlassen oder im Stich gelassen zu werden. Sie fühlen sich einsam und verlassen, ohne jemanden, der ihnen verlässlich Schutz, emotionale Unterstützung, Verbundenheit oder Wärme geben kann. Menschen mit diesem Schema berichten aus ihrer Kindheit Erfahrungen von Verlassenwerden, etwa Verlassen der Familie durch ein Elternteil, früher Tod wichtiger Bezugspersonen oder häufiges Alleinsein.

(2) **Misstrauen/Missbrauch:** Menschen mit diesem Schema haben die Erwartung, von anderen ausgenutzt, missbraucht, schlecht behandelt, belogen oder gedemütigt zu werden. Sie haben dementsprechend sehr große Schwierigkeiten, Vertrauen zu anderen Menschen aufzubauen. Betroffene sind anderen gegenüber dauernd auf der Hut, weil sie befürchten, von ihnen absichtlich verletzt oder missbraucht zu werden. Biografischer Hintergrund sind in der Regel Missbrauchserfahrungen verschiedener Art (z. B. wurden sie belogen, betrogen, verletzt, missbraucht oder manipuliert).

(3) **Emotionale Entbehrung:** Menschen mit diesem Schema haben die Erwartung, dass ihre emotionalen Bedürfnisse von anderen Menschen gar nicht oder nur unzureichend erfüllt werden können. Diese Bedürfnisse sind Unterstützung, Aufmerksamkeit, Zuneigung, Verständnis, Mitgefühl oder Wärme, Anleitung, Hilfestellung und Schutz. Sie haben in ihrem Leben nur selten das Gefühl erlebt, dass sich jemand gut und liebevoll um sie kümmert oder dass sie geborgen, aufgehoben und geliebt sind. Meist gab es in der Kindheit kaum körperliche Zuwendung, Liebe war an Bedingungen geknüpft. Dieses Schema führt zu intensiven Gefühlen von Einsamkeit und Unverstandensein.

(4) **Unzulänglichkeit/Scham:** Dieses Schema beschreibt das Gefühl, unzulänglich, schlecht, minderwertig oder unerwünscht zu sein. Die Betroffenen haben das Gefühl, dass sie es niemals wert sein werden, von anderen Liebe, Aufmerksamkeit oder Respekt zu erhalten, egal wie sehr sie sich bemühen. Sie haben ein Gefühl tiefer Scham für die eigene Person. In der Kindheit wurde das Bedürfnis nach Anerkennung, Lob und Akzeptanz nicht ausreichend erfüllt. Eltern waren häufig übermäßig kritisch, stellten die Betroffenen als Kinder bloß und werteten sie für das Äußern von Bedürfnissen oder Gefühlen ab.

(5) **Soziale Isolierung/Entfremdung**: Dieses Schema beschreibt das Gefühl, vom Rest der Welt abgeschnitten zu sein, nicht dazu zu gehören oder tiefgehend »anders« zu sein als alle anderen Menschen. Betroffene fühlen sich in Gruppen nicht zugehörig, selbst wenn sie möglicherweise von außen betrachtet unauffällig und integriert sind. Die Betroffenen berichten von Isolationserleben in ihrer Kindheit.

Die Schemata im Überblick

Schemadomäne II: Beeinträchtigung von Autonomie und Leistung

Schemata dieser Domäne entstehen, wenn das Bedürfnis nach Autonomie und Selbstständigkeit nicht erfüllt wurde. Die Betroffenen waren in ihrer Kindheit entweder überfordert oder bekamen zu wenig Autonomie und Selbstständigkeit zugestanden.

(6) **Abhängigkeit/Inkompetenz:** Menschen mit diesem Schema fühlen sich häufig hilflos und sehen sich nicht imstande, ohne Unterstützung durch andere Menschen Dinge anzupacken oder Aufgaben zu bewältigen. Sie haben Schwierigkeiten, eigenständig Entscheidungen zu treffen. Sie kommen häufig aus (klammernden) Familienverhältnissen, in denen sie übermäßig behütet wurden. Das Vertrauen in die eigenen Fertigkeiten konnte durch Verantwortungsabnahme, fehlendes Lob und mangelnde Anleitung zur Selbstständigkeit nicht ausreichend ausgebaut werden.

(7) **Anfälligkeit für Schädigung oder Krankheit:** Dieses Schema zeichnet sich aus durch ausgeprägte Furcht vor Katastrophen, Krankheiten oder anderen Problemen, die Menschen unerwartet treffen können. Betroffene berichten oft von ausgeprägt ängstlichen Bezugspersonen in der Kindheit; teilweise traten in der Biografie auch tatsächlich schwere Schicksalsschläge oder Krankheiten im näheren Umfeld auf.

(8) **Verstrickung/unentwickeltes Selbst:** Menschen mit diesem Schema haben ein schwaches Gefühl für ihre eigene Identität. Sie sind stark in die Beziehung zu anderen Menschen (häufig Eltern) eingebunden. Um sich vollständig zu fühlen oder Entscheidungen treffen zu können, müssen sie sich immer wieder rückversichern – typischerweise bei einer ganz bestimmten Person, häufig der Mutter.

(9) **Versagen:** Dieses Schema beinhaltet die Überzeugung, dass man niemals Erfolg haben wird, weniger talentiert oder klug ist als nahezu alle anderen Menschen. Die Betroffenen haben häufig sehr kritische Rückmeldungen beispielsweise in der Schule oder im Elternhaus erlebt, typischerweise mit pauschalen Abwertungen ihrer Person.

Schemadomäne III: Beeinträchtigungen im Umgang mit Begrenzungen

Schemata dieser Domäne entstehen, wenn in der Kindheit keine angemessenen Grenzen gesetzt wurden. Die Betroffenen können entweder primär verwöhnt worden sein (evtl. auch nur auf materieller Ebene), oder aber auch sehr inkonsistente Grenzen etwa mit Wechsel zwischen Missbrauch und völliger Freiheit erlebt haben. Sie hatten keine Gelegenheit, Durchhaltevermögen zu trainieren.

(10) **Anspruchshaltung/Grandiosität:** Dieses Schema beschreibt die Überzeugung, etwas Besonderes zu sein und sich anderen überlegen zu fühlen. Betroffene haben die Haltung, dass ihnen Sonderrechte zustehen und sie sich nicht um Bedürfnisse anderer, Regeln oder Konventionen kümmern müssen. Sie hassen es, eingeschränkt oder gebremst zu werden. Häufig haben Betroffene in der Kindheit vermittelt bekommen, dass sie oder ihre Familie etwas Besonderes sind und sind zumindest materiell verwöhnt worden. Oft entsteht dieses Schema auch durch Modelllernen, wenn die Eltern selbst diesem Schema entsprechen.

(11) **Unzureichende Selbstkontrolle/Selbstdisziplin:** Menschen mit diesem Schema haben Schwierigkeiten mit Selbstkontrolle und Frustrationstoleranz, wenn es um das Erreichen ihrer Ziele geht. Sie geben langweilige Tätigkeiten häufig auf und haben wenig Geduld für Aufgaben, die Disziplin und Durchhaltevermögen erfordern.

Die Schemata im Überblick

Schemadomäne IV: Fremdbezogenheit

Schemata dieser Domäne entstehen, wenn der Ausdruck eigener Bedürfnisse und Gefühle versagt blieb. Die Betroffenen nehmen die Interessen und Bedürfnisse anderer als Richtlinie für eigenes Verhalten, und halten eigene Bedürfnisse weitgehend für unberechtigt. Meist kommen sie aus Familien, die sie nur unter bestimmten Bedingungen akzeptiert haben.

(12) Unterwerfung: Menschen mit diesem Schema lassen aus Angst vor negativen Konsequenzen in Beziehungen anderen immer die Oberhand und richten sich nach den Wünschen und Vorstellungen anderer, selbst wenn sie diese nur vermuten können. Sie glauben, dass ihre Wünsche, Meinungen und Emotionen von anderen nicht gewürdigt werden.

(13) Selbstaufopferung: Menschen mit diesem Schema fokussieren ständig darauf, die Bedürfnisse anderer zu erfüllen und andere zu unterstützen. Die Beachtung der eigenen Bedürfnisse führt häufig zu Schuldgefühlen. Im Gegensatz zum Schema *Unterwerfung* geht es dabei weniger um Anpassung, als vielmehr darum, jede Bedürftigkeit rasch zu erkennen und zu erfüllen.

(14) Streben nach Anerkennung: Menschen mit diesem Schema suchen in übertriebener Weise Anerkennung, Wertschätzung und Zustimmung. Sie legen großen Wert auf ein gutes Aussehen, gutes Auftreten, hohen sozialen Status etc., um Lob und Anerkennung durch andere sicherzustellen. Häufig geschieht dies auf Kosten der eigenen Bedürfnisse und der Entwicklung eines soliden und echten Selbstwertgefühls. Die Selbstachtung ist hauptsächlich von den Reaktionen anderer abhängig.

Schemadomäne V: Übertriebene Wachsamkeit und Gehemmtheit

Schemata dieser Domäne können entstehen, wenn das Bedürfnis nach Spontaneität, Spaß und Spiel in der Kindheit nicht ausreichend erfüllt wird. Der familiäre Hintergrund ist meist durch eine verbissene, leistungsbezogene, rigide Atmosphäre geprägt. Leistung und Perfektionismus wurden belohnt, der Ausdruck von Emotionen und Bedürfnissen gehemmt oder bestraft.

(15) Negativität/Pessimismus: Dieses Schema verleitet Menschen dazu, überall vor allem das Schlechte, Negative und Problematische zu sehen. Positive Aspekte werden minimiert oder ignoriert. Betroffene haben dauernd Angst davor, folgenschwere Fehler zu machen. Sie haben deshalb Schwierigkeiten, Entscheidungen zu treffen, sind ständig besorgt, immer in Alarmbereitschaft. Sie sind stark beschäftigt mit bisherigen negativen Erlebnissen.

(16) Emotionale Gehemmtheit: Menschen mit diesem Schema haben Angst davor oder fühlen sich unwohl dabei, Gefühle zu zeigen oder spontan zu sein. Sie befürchten, anderen zu missfallen, die Kontrolle über ihre Impulse zu verlieren und Scham zu empfinden. Eigene Bedürfnisse und Gefühle wie Wut oder Freude werden unterdrückt, Gespräche über die eigene Verletzlichkeit oder Probleme werden vermieden, evtl. als lächerlich empfunden und abgewertet.

(17) Überhöhte Standards/überkritische Haltung: Menschen mit diesem Schema fühlen sich permanent unter Druck, Dinge zu erledigen, Ziele zu erreichen und überall der Beste zu sein. Sie haben dabei immer das Gefühl, niemals gut genug zu sein und sich immer noch mehr Mühe geben zu müssen. Betroffene stehen sich selbst und anderen sehr kritisch gegenüber. Es folgen Perfektionismus, rigide Regeln und ständiges Sorgen um Zeit und Effizienz. Dies geschieht auf Kosten von interpersonellen Kontakten, Spaß, Freizeit und Entspannung.

(18) Bestrafen: Dieses Schema beschreibt die Überzeugung, dass Menschen streng bestraft werden müssen, wenn sie Fehler machen. Die Betroffenen sind unerbittlich und ungeduldig gegenüber sich selbst und anderen.

Die Modi im Überblick

Es gibt vier verschiedene Modus-Kategorien (kindliche Modi, Elternmodi, Bewältigungsmodi und gesunde Modi), die im Folgenden kurz erklärt werden.

Die Abbildungen zeigen die jeweiligen Modus-Kategorien und die zugehörigen Modi im Überblick.

(1) Die problematischen kindlichen Modi

Die verletzten, traurigen Kindmodi

Der Modus des einsamen Kindes. Menschen fühlen sich in diesem Modus wie ein einsames Kind, das nur dann Aufmerksamkeit und Liebe bekommt, wenn es seinen Eltern oder anderen Bezugspersonen alles recht macht. Die wichtigsten emotionalen Bedürfnisse bleiben unerfüllt, Menschen fühlen sich daher in diesem Modus leer, einsam, ungeliebt, nicht wertgeschätzt und nicht liebenswürdig.

Der Modus des verletzten, verlassenen Kindes. In diesem Modus erleben Menschen intensive emotionale Schmerzen und Verlassenheitsängste. Sie fühlen sich allein, verlassen, hilflos, verletzlich, ängstlich, bedürftig, wertlos, verloren und bedroht. Sie denken, dass jeden Moment etwas Schreckliches passieren könnte. Es gibt niemanden, dem sie vertrauen oder den sie um Hilfe bitten könnten.

Der Modus des abhängigen Kindes. Menschen fühlen sich in diesem Modus wie ein hilfloses, kleines Kind, das von den Anforderungen des Erwachsenenlebens überfordert ist. Sie suchen dringend nach Hilfe und jemandem, dem sie die Verantwortung übertragen können.

Die ärgerlichen, wütenden Kindmodi

Der Modus des ärgerlichen Kindes. Menschen in diesem Modus sind ärgerlich, wütend, frustriert oder ungeduldig, weil emotionale (oder körperliche) Kernbedürfnisse nicht erfüllt werden. Der Ärger wird unangemessen ausgedrückt, z. B. durch unmäßige oder verwöhnte Forderungen, von denen sich andere vor den Kopf gestoßen fühlen.

Der Modus des wütenden Kindes. Menschen in diesem Modus erleben intensive, unkontrollierte Gefühle von Ärger und Wut, in denen sie andere Menschen verletzen oder Dinge beschädigen können. Der Affekt entspricht einem außer Rand und Band geratenen Kind, das schreit und sich impulsiv gegen einen (vermeintlichen) Gegner wehrt.

Die impulsiven, undisziplinierten Kindmodi

Der Modus des impulsiven Kindes. Menschen in diesem Modus handeln sehr impulsiv, ohne nachzudenken, wenn sie ihre Bedürfnisse erfüllen wollen – ohne Rücksicht auf andere Personen oder mögliche negative Konsequenzen. Sie haben Schwierigkeiten, auf kurzfristige Verstärkung zugunsten längerfristiger Ziele zu verzichten

Der Modus des undisziplinierten Kindes. Menschen in diesem Modus haben eine sehr geringe Frustrationstoleranz und Schwierigkeiten mit Disziplin und Durchhaltevermögen. Sie geben leicht auf, haben große Schwierigkeiten mit der Einhaltung von Regeln und der Erledigung von Routine- oder langweiligen Aufgaben.

Die Modi im Überblick

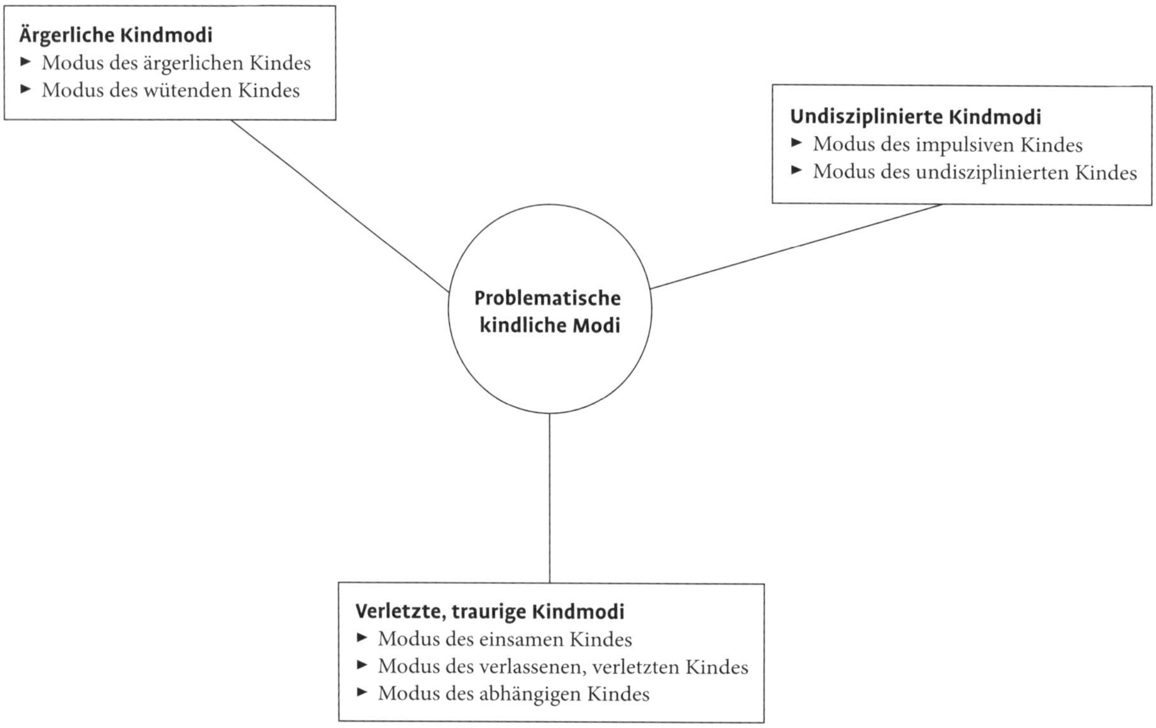

(2) Die problematischen Elternmodi

Der strafende Modus. In diesem Modus glauben Menschen, dass sie für das Ausdrücken von Bedürfnissen und Gefühlen sowie für alle Fehler, sogar Unfälle, bestraft werden müssen. Sie sind davon überzeugt, dass Selbststeuerung durch Selbstbestrafung erfolgt. Dieser Modus ist geprägt von Selbsthass, Selbstkritik und Selbstabwertungen. In diesem Modus denken Menschen, sie seien schlecht, wertlos, dumm, faul oder hässlich. Der Ton ist höhnisch, missbilligend und demütigend. Menschen bestrafen sich in diesem Modus oder erlauben sich nicht, sich um sich selbst zu kümmern und sich etwas Gutes zu tun. Dieser Modus gibt die internalisierten (»eingeprägten«) Botschaften von Eltern oder anderen wichtigen Bezugspersonen (Lehrer, ältere Geschwister, Mitschüler etc.) wieder, mit denen in der Kindheit negative Erfahrungen gemacht wurden. Der bestrafende Modus richtet sich gegen alle kindlichen Modi.

Der leistungsfordernde Modus. In diesem Modus erwarten Menschen sehr viel von sich, haben überhöhte Leistungsanforderungen. Wenn sie ein Ziel erreichen, so wird sofort das nächste angestrebt. Wenn etwas nicht klappt, so verurteilen sie sich hart und suchen den Grund für den Misserfolg bei sich selbst.

Der emotional fordernde Modus. In diesem Modus fühlen Menschen sich verpflichtet, sehr viel Verantwortung für andere zu übernehmen. Sie erwarten von sich, immer für andere da zu sein und verbieten sich, Freude empfinden zu dürfen, wenn es anderen »schlecht« geht. Das Ansprechen der eigenen Bedürfnisse wird in diesem Modus als »egoistisch« abgewertet. Wenn Menschen sich nicht entsprechend der hohen emotionalen Anforderungen des Modus verhalten, ruft dies ein sehr starkes Gefühl von Schuld und Unbehagen hervor (englisch »guilt inducing mode«, »schuldinduzierender Modus«).

Die Modi im Überblick

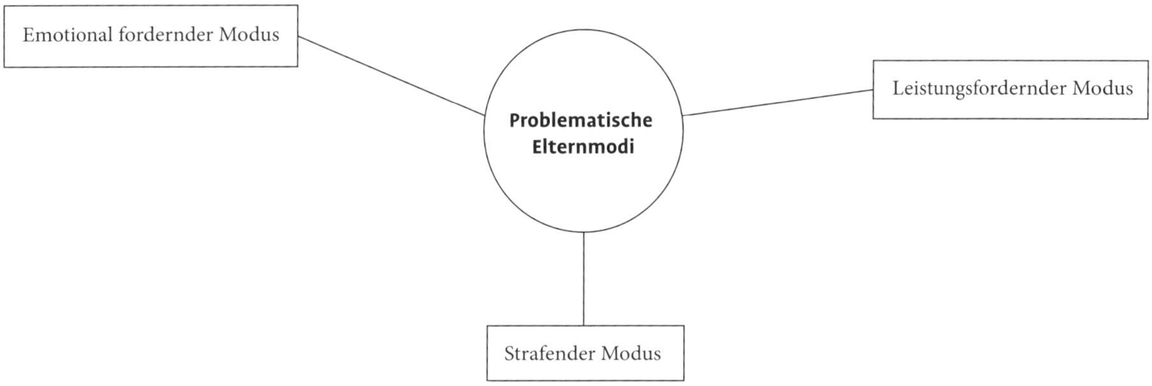

(3) Die problematischen Bewältigungsmodi

Unterwerfung (Sich Fügen o. Erstarren, Compliant Surrender). In diesem Bewältigungsmodus handeln Menschen passiv und unterwürfig, auch wenn dieses Verhalten entgegen ihren eigenen Interessen und Bedürfnissen steht. Sie versuchen, Konflikte und Zurückweisungen zu vermeiden und verhalten sich so, wie sie glauben, dass die andere Person es sich wünscht. In diesem Modus suchen Menschen häufig Rückversicherung. Sie erlauben anderen Menschen, sie zu kontrollieren und sie schlecht zu behandeln, verharren vielleicht sogar in missbräuchlichen Beziehungen. Aus Hoffnungslosigkeit unternehmen sie nichts, um die eigenen gesunden Bedürfnisse zu erfüllen.

Vermeidung (Flucht). In diesem Bewältigungsmodus vermeiden Menschen die Auseinandersetzung mit Gefühlen und Problemen. Es gibt unterschiedliche Methoden zur Emotionsvermeidung, die im Folgenden aufgeführt werden.

- **(a) Vermeidender Selbstschutzmodus:** In diesem Modus vermeiden Menschen Situationen, in denen intensive Emotionen auftreten könnten (z. B. soziale Kontakte, Leistungs- oder Konfliktsituationen).
- **(b) Distanzierter Selbstschutzmodus:** In diesem Modus distanzieren sich Menschen von emotionalem Leiden durch Folgendes: Vermeidung der Auseinandersetzung mit Gefühlen (nicht darüber reden oder nachdenken), sich in Beziehungen zurückziehen, andere auf Distanz halten, Gefühle durch Substanzgebrauch (z. B. Alkohol, dämpfende Medikamente oder Drogen wie Cannabis) oder Dissoziation abdämpfen.
- **(c) Wütender Selbstschutzmodus:** In diesem Modus werden andere durch zynische oder wütende Verhaltensweisen auf Distanz gehalten.
- **(d) Klagsamer Selbstschutzmodus:** In diesem Modus distanzieren sich Menschen von emotionalen Schmerzen durch gleichförmiges Schimpfen, Jammern, Klagen z. B. über Schmerzen oder schlechte Stimmung.
- **(e) Selbstberuhigung und -stimulation:** In diesem Modus lenken sich Menschen von unangenehmen Gefühlen und Gedanken ab, indem sie sich mit Dingen beschäftigen, die besänftigend oder stimulierend wirken, z. B. Workaholismus (immer etwas zu tun haben), Zwänge, Glücksspiel, Pornokonsum oder Risikosportarten. Beispiele für eher beruhigende und besänftigende Aktivitäten sind Computerspielen, Fernsehen, übermäßiges Essen oder Tagträumen.

Die Modi im Überblick

Überkompensation (Exzessives Kämpfen und Anstrengen). In diesem Bewältigungsmodus verhalten sich Menschen so, als sei genau das Gegenteil der Botschaften der Eltern- und Kindmodi wahr. Auch Überkompensation kann in verschiedenen Formen auftreten; gemeinsam ist ihnen allen, dass der Betroffene damit die Situation kontrolliert und beherrscht. Andere bekommen wenige Chancen, sich gegen ihn durchzusetzen. Meist fühlt sich das für den Betroffenen kurzfristig angenehm an, andere finden es hingegen eher unsympathisch. Im Folgenden werden die Formen der Überkompensation aufgeführt.

(a) **Selbstüberhöhung:** In diesem Modus treten Menschen betont selbstbewusst auf. Sie stellen eigene Stärken in den Vordergrund, sind angeberisch und überheblich und werten andere ab.
(b) **Übermäßige zwanghafte Kontrolle:** In diesem Modus versuchen Menschen, sich vor wahrgenommener oder realer Bedrohung durch erhöhte Aufmerksamkeit, Grübeln, sich sorgen, zwanghaftes Überprüfen und Perfektionismus zu schützen.
(c) **Übermäßige misstrauische Kontrolle:** Auch hier soll durch Kontrolle ein Schutz vor Bedrohung hergestellt werden. Bei der paranoiden Kontrolle steht Misstrauen und vermehrte Wachsamkeit im Vordergrund. Die Umwelt wird fortlaufend auf Indizien für Böswilligkeit und Angriffen auf die eigene Person überprüft.
(d) **Suche nach Aufmerksamkeit und Bestätigung**: In diesem Modus versuchen Menschen im Mittelpunkt zu stehen, sich in Szene zu setzen oder flirten sehr intensiv, um Aufmerksamkeit und Bestätigung zu erhalten.
(e) **Schikane und Angriff (Bully and Attack):** In diesem Modus verhalten sich Menschen aggressiv, schüchtern andere verbal ein oder bedrohen andere, um selbst die Kontrolle zu behalten und sich vor Verletzungen zu schützen.
(f) **Falschheit oder Verschlagenheit:** In diesem Modus lügen und manipulieren Menschen andere, um eigene Ziele zu erreichen.
(g) **Ausnutzer-Modus:** In diesem Modus nutzen Menschen andere aus und beschädigen andere in kaltblütiger Weise, weil sie den eigenen Bedürfnissen im Weg stehen.

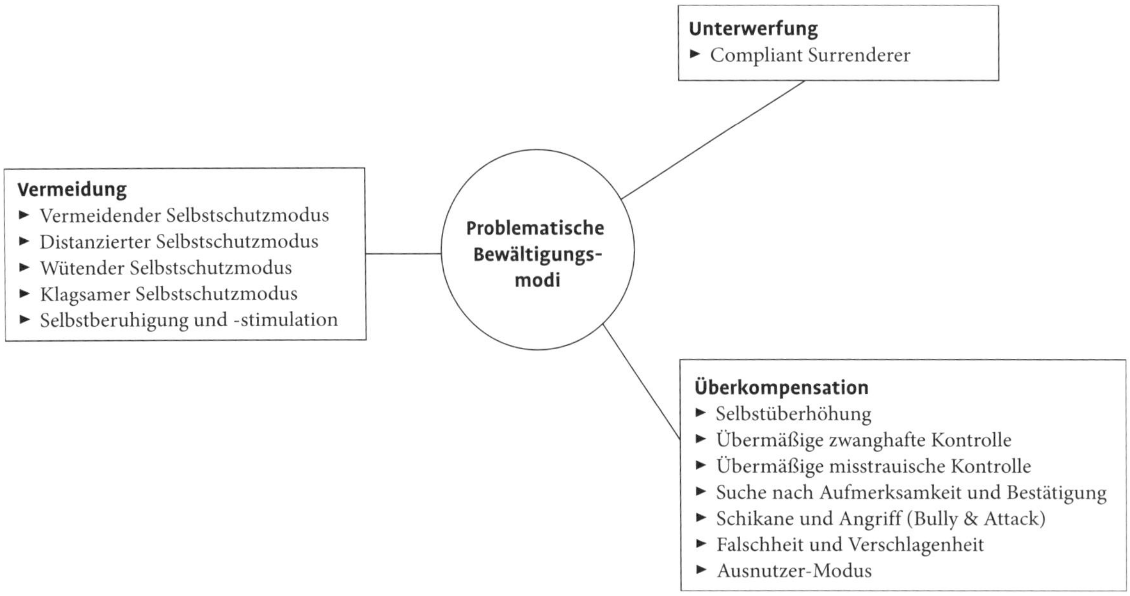

Die Modi im Überblick

(3) Die gesunden Modi

Modus des gesunden Erwachsenen. In diesem Modus können Menschen mit Emotionen umgehen und Probleme lösen. Sie akzeptieren ihre Gefühle, Gedanken und Bedürfnisse. Sie gehen wertschätzend mit sich selbst um, auch bei Misserfolg, und treffen Entscheidungen entsprechend ihrer Ziele und Werte. Ein Hauptziel der Therapie ist es, diesen Modus, der häufig zu Beginn der Therapie noch schwach ausgeprägt ist, zu fördern und zu stärken.

Der Modus des gesunden Erwachsenen und die kindlichen Modi stehen nicht im Widerspruch. Aus der Perspektive des gesunden Erwachsenenmodus zeigen Menschen Verständnis für und kümmern sich um die Bedürfnisse der kindlichen Modi, setzen dem Modus des wütenden und impulsiven Kindes aber angemessene Grenzen. Sie schützen sich und die kindlichen Modi vor dem strafenden Modus. So entsteht Sicherheit. Die Notwendigkeit, die Bewältigungsmodi zu aktivieren, entfällt.

Der Modus des fröhlichen Kindes. In diesem Modus nutzen Menschen Freiräume, um spielerisch, ausgelassen, fröhlich und spontan zu sein.

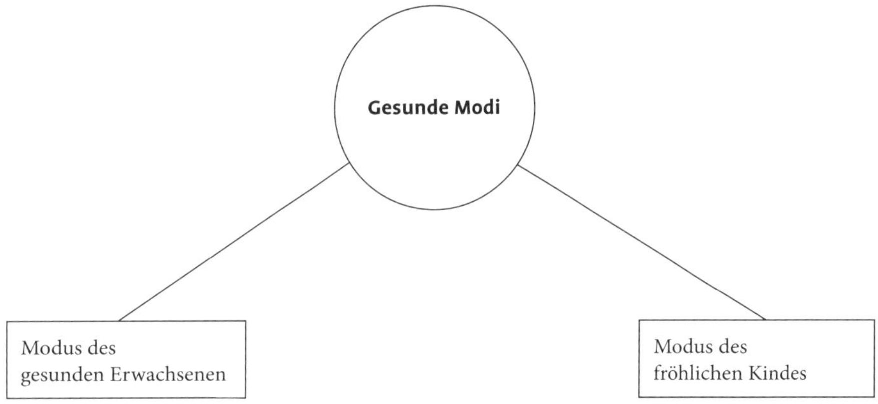

Allgemeines Entstehungsmodell zu Schemata und Modi

Für die Entstehung von problematischen Schemata und Modi spielen die im Folgenden aufgeführten Faktoren eine wichtige Rolle.

Die genetische Veranlagung, biologische Faktoren, Temperament
Forschungsergebnisse (v. a. Untersuchungen an eineiigen Zwillingen) weisen darauf hin, dass Temperament vererbt wird. Menschen werden also mit einem bestimmten Temperament geboren, das später durch Erziehung und andere psychosoziale Faktoren beeinflusst wird. Die Regulierung von verschiedenen Botenstoffen im Gehirn hat ebenfalls Einfluss auf das Temperament. Bildgebende Verfahren deuten außerdem darauf hin, dass auch strukturelle Veränderungen im Gehirn eine Rolle spielen.

Traumatische Erfahrungen, Erziehungsfaktoren, Nichterfüllung der Grundbedürfnisse
Studien belegen, dass Menschen mit psychischen Erkrankungen überdurchschnittlich häufig in der Kindheit traumatische Erfahrungen wie körperlichen, sexuellen oder emotionalen Missbrauch und Vernachlässigung erlebt haben. Häufig war der Erziehungsstil wenig liebevoll, sehr kritisch, abwertend oder chaotisch, oder es herrschte eine sehr leistungsbezogene, kalte Atmosphäre. Meist führte der Ausdruck von Gefühlen oder Bedürfnissen zu Nachteilen für das Kind. Dies alles sind Situationen, in denen die Grundbedürfnisse von Kindern wie Sicherheit, Verbundenheit, Geborgenheit, Liebe, Aufmerksamkeit, Anerkennung, Lob, Akzeptanz, Autonomie, realistische Grenzen, Spaß und Spiel frustriert wurden. In diesem Fall entwickeln sie ungünstige Überzeugungen (Schemata) über sich, andere und die Welt als Ganzes. Die abwertenden, fordernden oder strafenden Botschaften der Eltern oder anderer an der Erziehung beteiligter Personen werden in den Elternmodi internalisiert (verinnerlicht). Dabei sind es durchaus nicht immer die Eltern, deren Verhalten einem Kind Probleme verursachen. Auch andere Personen, insbesondere Klassenkameraden oder Lehrer, können einen sehr schädlichen Einfluss haben. Manchmal führen auch situative oder andere nicht änderbare Faktoren zu solchem Erleben, z. B. wenn ein Kind eine Behinderung hat oder wegen häufiger Umzüge immer wieder nicht dazugehört.

In den kindlichen Modi erleben Menschen die Gefühle von Ungeliebtsein, Einsamkeit, Angst, Scham, Traurigkeit, Hilflosigkeit oder Wut über das Nichterfüllen von Bedürfnissen aus ihrer Kindheit wieder. Die Eltern- und Kindmodi bringen eine Menge emotionaler Schmerzen mit sich, sodass Menschen früh Strategien erlernen, um diese Schmerzen abzumildern. So entwickeln sich die Bewältigungsmodi (Unterwerfung, Vermeidung, Überkompensation), die auch noch im späteren Leben angewendet werden. Sie schützen einerseits vor unangenehmen Gefühlen, andererseits blockieren sie aber auch den Zugang zu Gefühlen und Bedürfnissen, behindern den Aufbau von gesunden, hilfreichen Beziehungen und führen häufig selbst zu Beschwerden und Problemen. Die Bedürfnisse werden so auch im Erwachsenenleben nicht erfüllt, darunter leiden die Kindmodi und der Druck auf die Bewältigungsmodi verstärkt sich wiederum.

Modelllernen
Häufig lernen Kinder durch ihre Eltern, Geschwister, Freunde oder Bekannte Modelle für den Umgang mit Emotionen und Bedürfnissen und übernehmen diese unbewusst für sich.

Allgemeines Entstehungsmodell zu Schemata und Modi

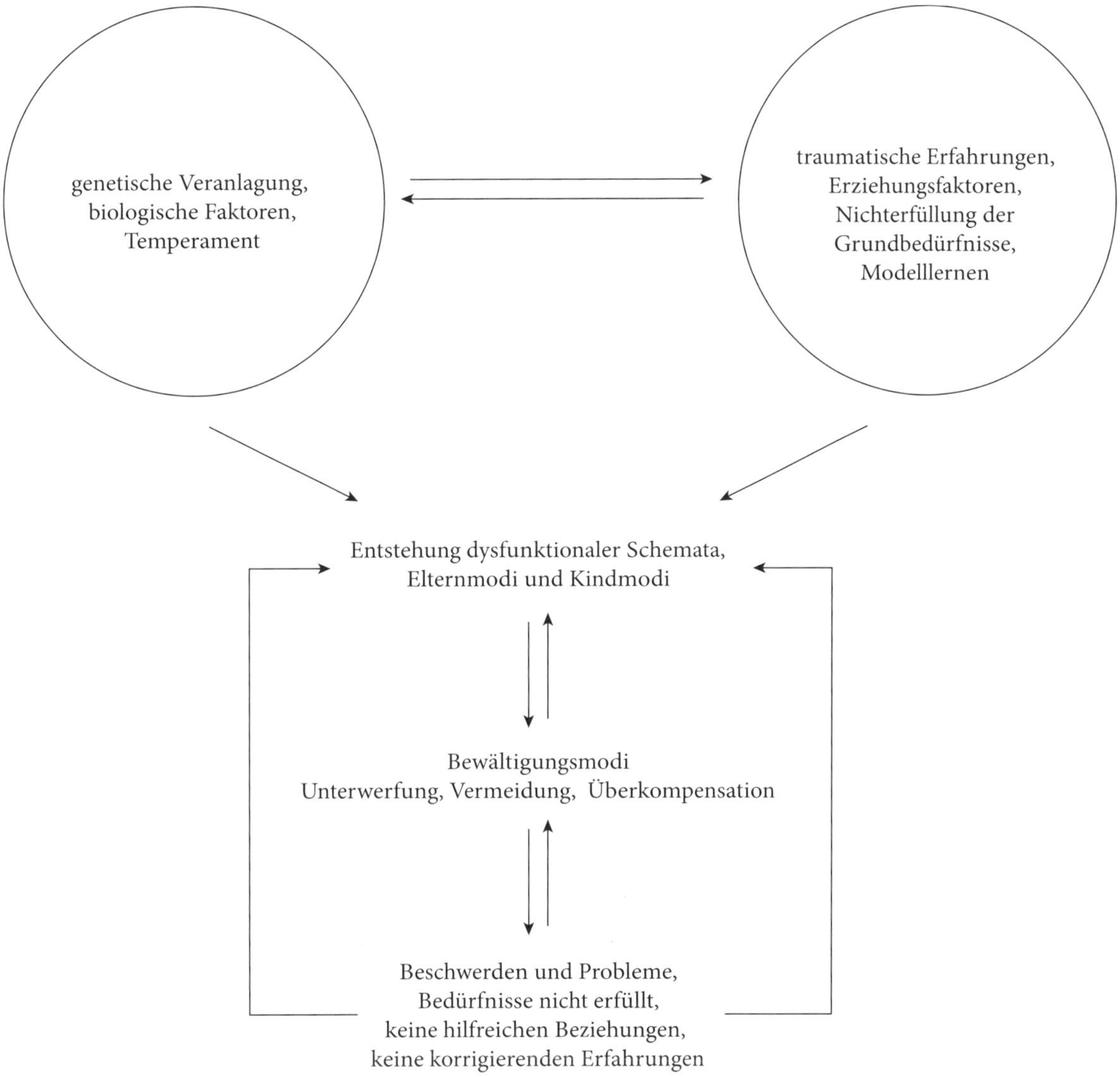

AB 1 • P

Mein Modus-Modell

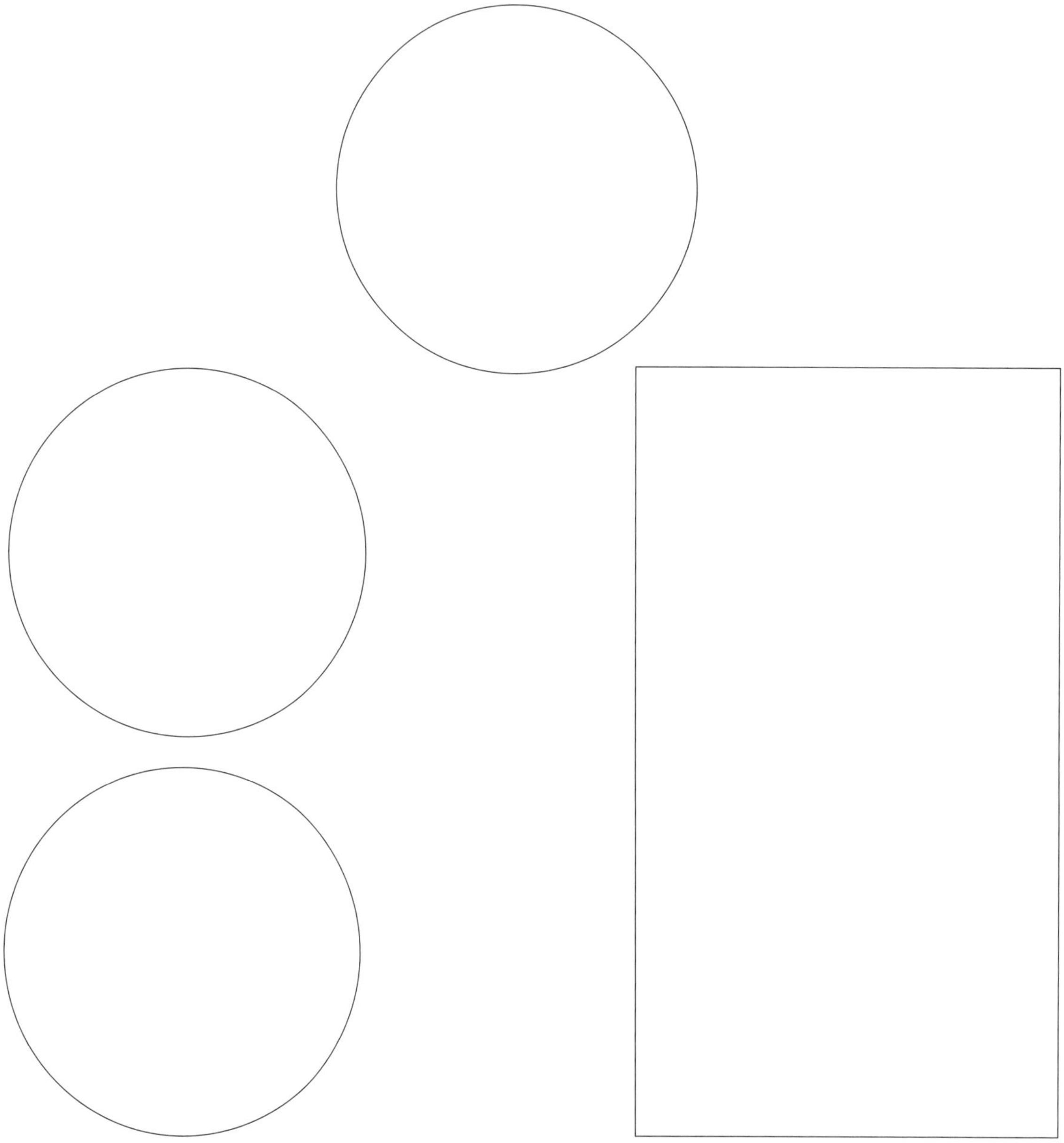

INFO 6 • P

Die wichtigsten Symptome der Borderline-Persönlichkeitsstörung

Menschen mit Borderline-Persönlichkeitsstörung (BPS) haben in fast allen Bereichen ihres Lebens Probleme. Sie nehmen sich häufig als »innerlich zerrissen« wahr, wissen oft nicht, wer sie sind oder was sie wollen. Besonders in Beziehungen zu anderen Menschen kämpfen sie mit rasch wechselnden Stimmungen, Schwierigkeiten, Nähe und Distanz zu regulieren und ausgeprägter Angst, verlassen zu werden. Sie neigen zu impulsiven Handlungen, erleben Wutausbrüche und Krisen und wissen nicht, aus welchem Grund sie sich und ihre Gefühle nicht unter Kontrolle haben. Sie werten sich häufig stark selbst ab, führen sogar Selbstbestrafungen durch. Alltagsprobleme erscheinen unüberwindlich, das macht sie ängstlich und wütend. Oft versuchen Menschen mit BPS, überwältigende Emotionen durch Substanzmissbrauch (z. B. Drogen und/oder Alkohol), Dissoziationen oder Essanfälle zu dämpfen. Viele Menschen mit BPS sind intelligent und kreativ, schaffen es aber, solange sie krank sind, nicht, ihre Talente erfolgreich zu nutzen. Sie können ihre Ausbildung nicht beenden und arbeiten auf einem Niveau unterhalb ihrer Fähigkeiten.

Im Folgenden sind die Schlüsselsymptome der Borderline-Persönlichkeitsstörung aufgeführt.

Bitte kreuzen Sie die Symptome an, die auf Sie zutreffen. Wenn Sie sich unsicher sind, besprechen Sie das Symptom mit Ihrem Therapeuten.

Emotionen

- ☐ schnelle und/oder häufige Stimmungswechsel oder intensive emotionale Reaktionen
- ☐ Schwierigkeiten im Umgang mit Wut und Ärger

Verhalten

- ☐ Selbstverletzungen, Suizidversuche
- ☐ impulsives, selbstschädigendes Verhalten (riskantes Autofahren, riskantes Sexualverhalten, Geldausgeben, Alkohol-/Drogenmissbrauch, Essanfälle)

Beziehungen

- ☐ instabile Beziehungen
- ☐ ein Wechsel zwischen Idealisierung und Abwertung wichtiger Bezugspersonen
- ☐ Angst vor Zurückweisung oder Verlust wichtiger Bezugspersonen
- ☐ Schwierigkeiten, allein zu sein
- ☐ Angst vor zwischenmenschlicher Nähe (körperlich und emotional)

Selbstbild/Identität

- ☐ Unsicherheit bezüglich Beruf, Ausbildung, sexueller Orientierung, politischer oder religiöser Überzeugung
- ☐ Fremdheit und Unsicherheit im Umgang mit sich selbst und dem eigenen Körper
- ☐ Selbstabwertungen und negative Grundannahmen zur eigenen Person
- ☐ Gefühl der Hilflosigkeit und innere Leere

Beziehung zur Realität

- ☐ Misstrauen
- ☐ Dissoziationen (Unwirklichkeitsgefühl, Verzerrungen von Zeit-, Raum- und Körperwahrnehmungen)

Die wichtigsten Modi der Borderline-Persönlichkeitsstörung

Im Folgenden werden die wichtigsten Modi der Borderline-Persönlichkeitsstörung beschrieben. Neben den hier beschriebenen Modi können auch noch andere Modi vorliegen. Prüfen Sie dies gemeinsam mit Ihrem Therapeuten.

Problematische Kindmodi

Der Modus des verletzten, verlassenen Kindes. In diesem Modus fühlen sich Menschen schwach, verlassen, ängstlich, traurig, ungeliebt und bedroht. Sie haben große Schwierigkeiten, allein zu sein und versuchen alles Mögliche, um dies zu verhindern. Gleichzeitig fällt es ihnen aufgrund von missbräuchlichen Erfahrungen schwer, anderen zu vertrauen und sie haben große Angst, verletzt oder verlassen zu werden. In diesem Modus haben Menschen kein Vertrauen in die eigenen Fertigkeiten. Sie fühlen sich hilf- und hoffnungslos und suchen jemanden, der sich um sie kümmert und die Verantwortung für sie übernimmt. Manchmal werden die betreffenden Personen dann idealisiert.

Der Modus des wütenden Kindes. In diesen Modus kommen Menschen, wenn sie sich ungerecht behandelt oder zurückgewiesen fühlen und ihre Bedürfnisse nicht erfüllt wurden. Sie reagieren dann mit starker Wut, die sie kaum kontrollieren können. Hierzu gehören Wutanfälle, Suizidandrohungen, verbale oder tätliche Aggressionen, das Werfen von Gegenständen oder das Knallen von Türen. Die meisten Menschen mit Borderline-Persönlichkeitsstörung haben u. a. deshalb sehr große Angst vor Ärger und Wut und versuchen, diese Gefühle zu unterdrücken. Sie zeigen diesen Modus nur selten gegenüber anderen.

Der Modus des impulsiven Kindes. Menschen in diesem Modus handeln sehr impulsiv, ohne nachzudenken, wenn sie ihre Bedürfnisse erfüllen wollen und sehen dies als eine Rebellion gegen eine ungerechte Welt. Typisch für diesen Modus sind impulsive Verhaltensweisen wie Alkohol- oder Drogenmissbrauch, Geldausgeben, Essanfälle, Selbstverletzungen und Hochrisikoverhalten (z. B. riskantes Autofahren, riskanter sexueller Kontakt).

Problematische Elternmodi

Der strafende Modus. In diesem Modus haben Menschen das Gefühl, sie seien schlecht, wertlos, dumm, faul und hässlich. Er ist geprägt von Selbsthass, Selbstkritik, Schuld und Selbstabwertungen. Menschen bestrafen sich in diesem Modus z. B. mit Selbstverletzungen, Hungern oder Dursten oder erlauben sich nicht, sich um sich selbst zu kümmern und sich etwas Gutes zu tun. Der bestrafende Modus richtet sich gegen alle kindlichen Modi. Er verbietet und bestraft den Ausdruck von Bedürfnissen und Gefühlen. Der Ton ist höhnisch, missbilligend und demütigend. Dieser Modus gibt die internalisierten (»eingeprägten«) Botschaften von Eltern oder anderen wichtigen Bezugspersonen (Lehrer, ältere Geschwister, Mitschüler etc.) wieder, mit denen in der Kindheit negative Erfahrungen gemacht wurden. Dieser Modus ist bei Menschen mit Borderline-Persönlichkeitsstörung besonders stark ausgeprägt.

Problematische Bewältigungsmodi

Der Selbstschutzmodus. Sowohl die kindlichen Modi als auch der bestrafende Modus bringen sehr starke unangenehme Emotionen mit sich. Menschen mit Borderline-Persönlichkeitsstörung reagieren deshalb sehr häufig mit der Strategie der Vermeidung, um sich vor emotionalen Schmerzen zu schützen. Im Selbstschutzmodus kapselt sich die betroffene Person ab, sodass keiner an sie herankommt und sie verletzen kann. Menschen lenken sich in diesem Modus mit unterschiedlichen Dingen von unangenehmen Gefühlen und Gedanken ab. Hierzu gehören z. B. vermehrtes Arbeiten, Zwänge, Glücksspiel, Selbstverletzungen, Hochrisikoverhalten, übermäßiges Computerspielen oder Fernsehen, Essanfälle,

Die wichtigsten Modi der Borderline-Persönlichkeitsstörung

Hungern, Erbrechen oder Tagträumen. Manchmal betreiben sie auch Substanzmissbrauch (Drogen/Alkohol), um ihre Emotionen zu dämpfen. Auch Dissoziationen gehören zum Selbstschutzmodus. Im Selbstschutzmodus fühlen Menschen häufig »nichts« oder fühlen sich »fremd« oder »leer«. Dies ist der Modus, in dem sich Menschen mit Borderline-Persönlichkeitsstörung größtenteils befinden.

Gesunde Modi

Der Modus des gesunden Erwachsenen. In diesem Modus können Menschen mit Emotionen umgehen und Probleme lösen. Sie akzeptieren ihre Gefühle, Gedanken und Bedürfnisse. Sie gehen wertschätzend mit sich selbst um, auch bei Misserfolg, und treffen Entscheidungen entsprechend ihrer Ziele und Werte. Ein Hauptziel der Therapie ist es, diesen Modus, der häufig zu Beginn der Therapie noch schwach ausgeprägt ist, zu fördern und zu stärken.

Der Modus des gesunden Erwachsenen und die kindlichen Modi stehen nicht im Widerspruch. Aus der Perspektive des gesunden Erwachsenenmodus zeigen Menschen Verständnis und kümmern sich um die Bedürfnisse der kindlichen Modi, setzen dem Modus des wütenden und impulsiven Kindes aber angemessene Grenzen. Sie schützen sich und die kindlichen Modi vor dem strafenden Modus. So entsteht Sicherheit, die Notwendigkeit für den Selbstschutzmodus entfällt.

Der Modus des fröhlichen Kindes. In diesem Modus nutzen Menschen Freiräume, um spielerisch, ausgelassen, fröhlich und spontan zu sein. Dieser Modus ist bei Menschen mit Borderline-Persönlichkeitsstörung kaum vertreten und wird vom strafenden Modus verboten.

Es ist wichtig zu beachten, dass ein Symptom bei derselben Person in unterschiedlichen Modi auftreten kann. So kann beispielsweise Selbstverletzung einerseits dem strafenden Modus (als Selbstbestrafung) zugeordnet sein, jedoch zu einen anderen Zeitpunkt auch im Selbstschutzmodus auftreten (über körperlichen Schmerz Abstand zu emotionalen Schmerzen schaffen) oder im Modus des verlassenen Kindes (z. B. um den Partner nach einen Streit zum Bleiben zu zwingen) oder des wütenden, impulsiven Kindes (zeigen, dass etwas nicht in Ordnung ist) stattfinden. Es ist deshalb immer wichtig, zu beachten, warum ein bestimmtes Verhalten auftritt und es erst danach dem Modus zuzuordnen.

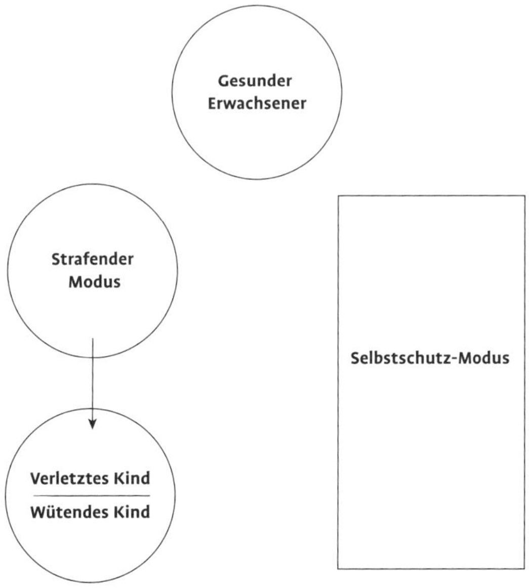

Modusmodell der Borderline-Persönlichkeitsstörung

Das Entstehungsmodell der Borderline-Persönlichkeitsstörung

Für die Entstehung einer Borderline-Persönlichkeitsstörung spielen zwei Faktoren eine zentrale Rolle:

(1) Das Temperament: Forschungsergebnisse lassen vermuten, dass Menschen mit einer Borderline-Persönlichkeitsstörung ein bestimmtes Temperament mitbringen, das zu einer erhöhten emotionalen Empfindlichkeit führt. Das bedeutet, dass sie im Vergleich zu anderen Gefühle viel intensiver wahrnehmen und häufig von schnell wechselnden Gefühlen überflutet werden. Eine emotionale Erregung wird durch kleinere Auslöser hervorgerufen, hat einen stärkeren Ausschlag und es dauert länger, bis sie sich wieder zurückgebildet hat.

(2) Invalidierende Umwelt, Nichterfüllung der Grundbedürfnisse: Menschen mit einer Borderline-Persönlichkeitsstörung kommen meist aus einer unsicheren, chaotischen, wenig liebevollen, hart strafenden, sehr kritischen und/oder abwertenden (familiären) Umgebung. Die Grundbedürfnisse von Kindern wie Sicherheit, Wärme, Geborgenheit und Aufmerksamkeit wurden nicht erfüllt. Der Ausdruck von Gefühlen und Bedürfnissen führte meist zu Schwierigkeiten oder wurde gar bestraft. Studien belegen den Zusammenhang zwischen der Entstehung einer Borderline-Persönlichkeitsstörung und traumatischen Erfahrungen wie sexuellem und emotionalem Missbrauch, Vernachlässigung oder Verlust eines Elternteils in der Kindheit.

Die Kombination dieser beiden Faktoren führt zusammen mit biologischen Faktoren dazu, dass Kinder keine gesunden Konzepte von sich selbst und über ihre Umwelt erlernen können. Dadurch, dass die Grundbedürfnisse nicht erfüllt werden, entsteht der Modus des verlassenen, verletzten Kindes. Die abwertenden Botschaften, die Bestrafung und die Kritik durch die Eltern oder andere an der Erziehung beteiligte Personen internalisiert (verinnerlicht) das Kind im strafenden Modus. Es werden intensive unangenehme Emotionen ausgelöst, die sich durch die erhöhte emotionale Empfindlichkeit noch weiter verstärken. Menschen mit Borderline-Persönlichkeitsstörung sind deshalb schon sehr früh gezwungen, Methoden zu erlernen, die den Schmerz abdämpfen. So entsteht der Selbstschutzmodus, der im späteren Leben sofort anspringt, wenn eine emotionale Erregung stattfindet, um das verletzte, verlassene Kind vor weiteren Enttäuschungen zu beschützen. Gleichzeitig kann so kein anderer Umgang mit Emotionen und Bedürfnissen erlernt werden. Es können keine gesunden, heilenden Beziehungen aufgebaut werden, das verletzte, verlassene Kind bleibt allein und kann keine Hilfe und keinen Schutz vor dem strafenden Anteil bekommen. Der Modus des gesunden Erwachsenen kann sich nicht ausbilden.

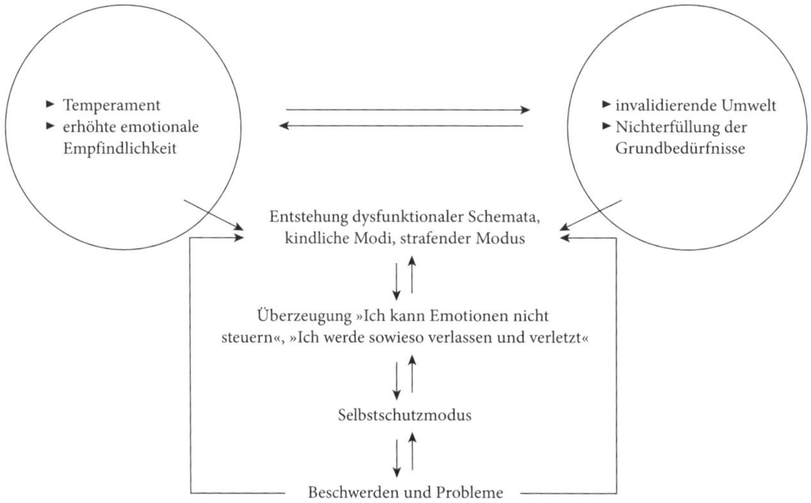

Entstehungsmodell der Borderline-Persönlichkeitsstörung

Borderline-Persönlichkeitsstörung: Achtsamkeit für Modi trainieren

Aufgabe. Lesen Sie das folgende Fallbeispiel von Sylvia S. und versuchen Sie, die jeweiligen Modi zu erkennen. Am besten ordnen Sie jedem Modus eine Farbe zu und unterstreichen dann die dazugehörigen Textpassagen in dieser Farbe (z. B. Blau für den Modus des verletzten, verlassenen Kindes, Rot für den Modus des wütenden, impulsiven Kindes, Schwarz für den strafenden Modus, Grün für den Selbstschutzmodus und Gelb für den Modus des gesunden Erwachsenen).

Beispiel

Sylvia S., 25 Jahre alt, berichtet von häufigen Stimmungsschwankungen und einem ständigen Auf und Ab in der Beziehung zu ihrem Freund. Sie hat Ängste vor anderen Menschen und hat deshalb ihre Ausbildung zur Bürokauffrau abgebrochen. Vor allem nachts hat sie große Schwierigkeiten, alleine zu sein und versucht deshalb immer, ihren Freund zu überreden, bei ihr zu bleiben. Dabei kommt es sehr häufig zu Streit, wenn ihr Freund verabredet ist oder einen Abend allein verbringen möchte. Sylvia denkt dann sofort, dass er sie betrügt und sie verlassen will. Wenn er geht, ist sie manchmal so verzweifelt und wütend, dass sie ihn anschreit, Vorwürfe macht und auch mal eine Tasse nach ihm wirft. Sie versucht alles, um ihn bei sich zu behalten. Zweimal schloss sie sich sogar im Bad ein und sagte, dass sie sich die Pulsadern aufschneiden würde, wenn er geht. Das hatte ihr danach sehr leid getan und sie hatte sich starke Vorwürfe gemacht. Sie dachte: »Er wird sowieso nie bei dir bleiben, du dumme Kuh. Du hast ihn gar nicht verdient. Keiner wird dich je lieben, weil du so schrecklich bist und nichts auf die Reihe kriegst. Du Versager!« Das erinnert Sylvia daran, wie ihr Vater früher häufig mit ihr gesprochen hatte, wenn es Streit gegeben hatte. Er hatte ihr dann immer vorgeworfen, sie sei zu dick und zu blöd und würde nie einen Mann finden, weil sie sich bei allem so dusselig anstellen würde. Keiner würde sie haben wollen. Dann hatte es oft Schläge gegeben oder er hatte tagelang kaum mit ihr gesprochen. In solchen Situationen spürt Sylvia einen großen Hass auf sich selbst und möchte sich schwer bestrafen. Manchmal verletzt sie sich dann selbst, indem sie Zigaretten auf ihrer Hand ausdrückt oder die Nacht auf dem Boden und nicht in ihrem Bett schläft. Manchmal kann sie die Angst, das Alleinsein und die Wut auf sich selbst kaum noch aushalten. Dann braucht sie irgendetwas, was ihr hilft, den Schmerz zu betäuben und sich abzulenken. Nicht selten geht sie dann zum Kühlschrank und isst alles, was sie finden kann, egal was. Wenn Alkohol da ist, trinkt sie manchmal so viel, dass sie nichts mehr spürt. Häufig kifft sie dann auch. Insgesamt versucht sie ihr Leben so zu gestalten, dass möglichst wenig Zeit zum Nachdenken bleibt. Sie versucht immer etwas zu tun zu haben: putzen, aufräumen, Computerspielen, Hörspiel hören und gleichzeitig im Internet surfen. Neben ihrem Freund hat sie kaum engere Bekannte. Sie zieht sich in anderen Beziehungen sehr zurück, erzählt wenig von sich selbst, sagt Verabredungen häufig ab, geht manchmal gar nicht ans Telefon. Wegen der Probleme, die Sylvia mit ihrem Freund hat, und weil sie sich schon lange so depressiv und traurig fühlt, hat Sylvia sich entschieden, eine Therapie zu machen.

Welche Modi haben Sie entdeckt?

....

Kennen Sie einige der Symptome von sich selbst?

....

Borderline-Persönlichkeitsstörung: Achtsamkeit für Modi trainieren

Am Anfang kann es noch sehr schwer sein, die Modi zuzuordnen. Besprechen Sie die Aufgabe deshalb mit Ihrem Therapeuten.

Im Folgenden finden Sie das Modusmodell von Sylvia S. Ihre Symptome sind dort den jeweiligen Modi zugeordnet.

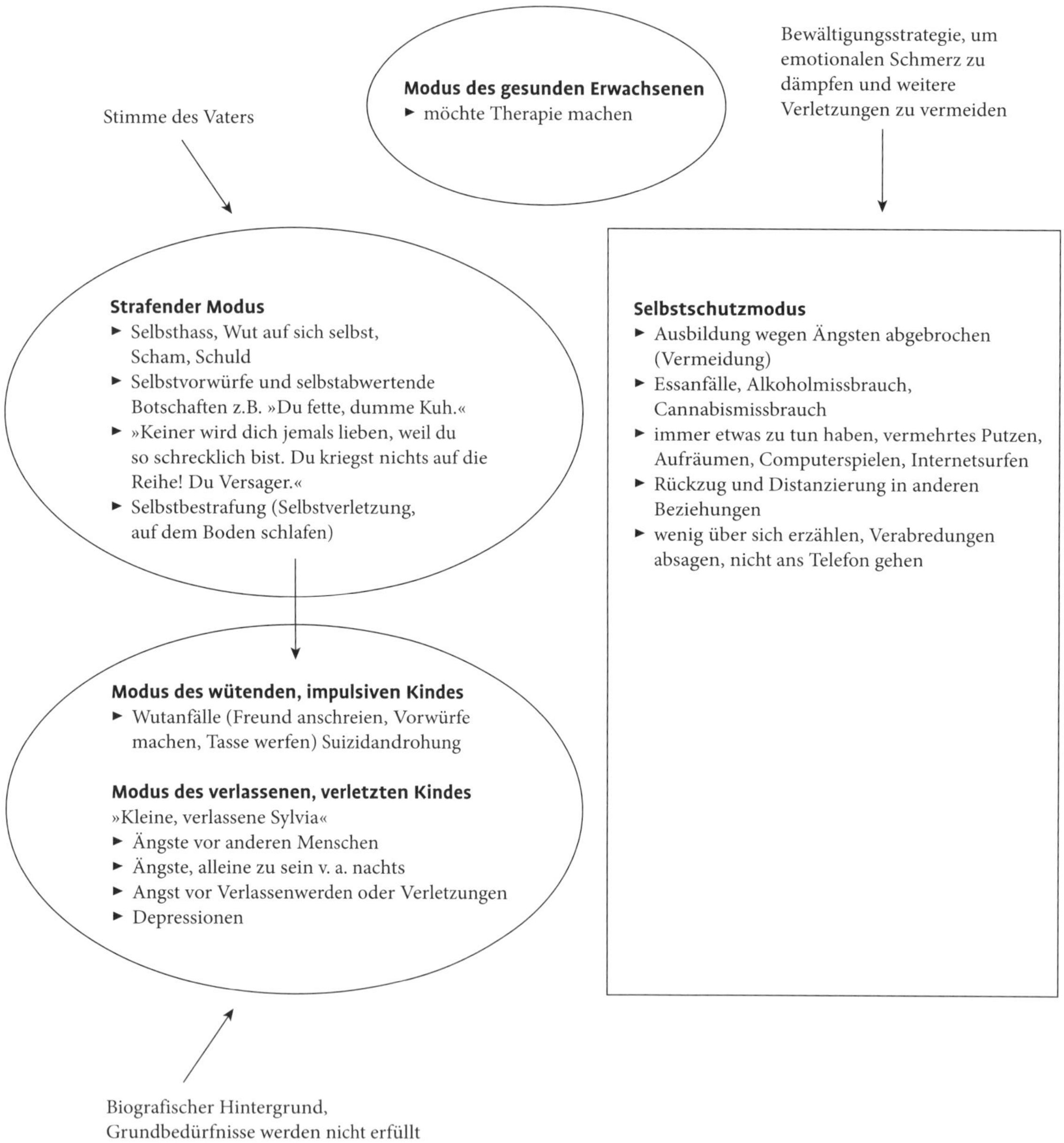

Erstellen Sie nun mit Ihrem Therapeuten Ihr eigenes Modusmodell für Ihre individuelle Problematik.

INFO 9 • P

Die wichtigsten Symptome der narzisstischen Persönlichkeitsstörung

Menschen mit einer narzisstischen Persönlichkeitsstörung haben ein ausgeprägtes Bedürfnis nach Anerkennung und Bewunderung und stellen deshalb ihre Fertigkeiten und eigenen Stärken besonders heraus, treten betont selbstbewusst auf. Sie wirken dabei oft angeberisch und überheblich und sind in hohen Maße von dem Gefühl der eigenen Großartigkeit und von Fantasien über Macht und grenzenlosen Erfolg eingenommen. Sie erleben sich als etwas Besonderes und Einzigartiges und erwarten deshalb auch eine besondere, manchmal bevorzugte Behandlung durch andere. Hinter dem Schutzwall der Großartigkeit sind Menschen mit narzisstischer Persönlichkeitsstörung oft sehr verletzlich, haben große Ängste vor Ablehnung und fühlen sich häufig sehr einsam. Sie sind sehr empfindlich für Kritik und Abwertung und haben Schwierigkeiten im Umgang mit Misserfolg und Fehlern. Sie haben gelernt, anderen keine Schwäche zu zeigen und gehen häufig, wenn sie sich angegriffen fühlen, zum Gegenangriff über. Dabei können sie unter Umständen sehr verletzend und abwertend anderen gegenüber sein.

Im Folgenden sind die Kernsymptome der narzisstischen Persönlichkeitsstörung aufgeführt. Bitte kreuzen Sie die Symptome an, die auf Sie zutreffen. Wenn Sie sich unsicher sind, besprechen Sie das Symptom mit Ihrem Therapeuten.

- ☐ ausgeprägtes Gefühl der eigenen Wichtigkeit
- ☐ Betonung der eigenen Fähigkeiten und Übertreiben der eigenen Leistungen
- ☐ intensive Beschäftigung mit Fantasien über grenzenlose Macht, Glanz, Schönheit oder ideale Liebe
- ☐ Überzeugung, »besonders und einzigartig« zu sein und nur von besonderen oder angesehenen Personen verstanden zu werden oder mit diesen verkehren zu können
- ☐ ausgeprägter Wunsch nach Bewunderung und Anerkennung
- ☐ Empfindlichkeit gegenüber Kritik oder Niederlagen
- ☐ Anspruchsdenken, d. h. Erwartungen, bevorzugt behandelt zu werden oder Wünsche automatisch erfüllt zu bekommen
- ☐ ausbeuterisch in zwischenmenschlichen Beziehungen
- ☐ Mangel an Einfühlungsvermögen (z. T. Schwierigkeiten, Gefühle und Bedürfnisse anderer anzuerkennen, zu akzeptieren oder sich mit ihnen zu identifizieren → emotionale Kälte)
- ☐ konkurrierendes Verhalten
- ☐ hohe Leistungsansprüche
- ☐ Neid, wenn andere Bewunderung erhalten und Gefühl, andere seien neidisch
- ☐ Abwertung der Leistung anderer aus Angst, dass eigene Leistung nicht gesehen wird
- ☐ arrogante, hochmütige, überhebliche oder feindselige Verhaltensweisen
- ☐ ausgeprägte Selbstwertschwankungen
- ☐ Gefühl von innerer Leere und Einsamkeit
- ☐ Angst, Schwäche zu zeigen
- ☐ Schwierigkeiten im Umgang mit Misserfolg und Fehlern, Schwierigkeiten, sich zu entschuldigen
- ☐ häufig zusätzlich Substanzmissbrauch, Angsterkrankungen oder Depressionen

Die wichtigsten Modi der narzisstischen Persönlichkeitsstörung

Im Folgenden werden die wichtigsten Modi der narzisstischen Persönlichkeitsstörung beschrieben.

Problematische Kindmodi

Der Modus des einsamen Kindes. Menschen mit narzisstischer Persönlichkeitsstörung fühlen sich in diesem Modus wie ein einsames, ungeliebtes Kind, das nicht um seiner selbst willen geliebt wird, sondern nur dann Aufmerksamkeit und Wärme bekommt, wenn es besondere Leistungen erzielt und sich so verhält, wie seine Eltern oder andere Bezugspersonen es von ihm erwarten. Sie haben eine ausgeprägte Angst davor, durchschnittlich oder fehlerhaft zu sein und den Ansprüchen anderer nicht zu genügen. Sie sehnen sich sehr nach Anerkennung, Aufmerksamkeit und einer nicht an Bedingungen geknüpften Akzeptanz und Liebe. Die wichtigsten emotionalen Bedürfnisse bleiben unerfüllt, Menschen fühlen sich daher in diesem Modus zutiefst unverstanden, leer, ungeliebt, alleingelassen, einsam und nicht wertgeschätzt. Dieser Modus wird häufig durch Misserfolg oder Kritik ausgelöst und bringt ein tiefes Gefühl von Scham mit sich. Menschen mit narzisstischer Persönlichkeitsstörung haben schmerzlich gelernt, keine Schwäche zu zeigen und sind deshalb Meister darin, diesen Modus zu verbergen. Er tritt fast nie auf, wenn sie in Kontakt mit anderen Menschen sind, und auch wenn sie allein sind, haben sie gerade zu Anfang der Therapie oft keinerlei Zugang oder versuchen, die schmerzlichen Gefühle loszuwerden.

Problematische Elternmodi

Der leistungsfordernde Modus. Dieser Elternmodus ist bei Menschen mit narzisstischer Persönlichkeitsstörung sehr stark ausgeprägt. In diesem Modus erwarten Menschen sehr viel von sich, haben überhöhte Leistungsanforderungen. Sie arbeiten häufig sehr hart, sind sehr ehrgeizig und haben unerbittliche Standards. Dieser Modus gibt die internalisierten (»eingeprägten«) Botschaften von Eltern oder anderen wichtigen Bezugspersonen (Lehrer, ältere Geschwister, Mitschüler etc.) wieder, mit denen in der Kindheit negative Erfahrungen gemacht wurden.

Problematische Bewältigungsmodi

Selbstüberhöhung. Der Hauptbewältigungsmodus, in dem sich Menschen mit narzisstischer Persönlichkeitsstörung befinden, wenn sie im Kontakt mit anderen sind, ist der Modus der Selbsterhöhung. Der Kontakt zu anderen ist von Konkurrenzdenken geprägt. Sie denken, es kann nur Gewinner oder Verlierer (»Topdog or Underdog«) geben, dass man entweder kontrolliert wird oder selbst kontrolliert. Sie wollen selbst zu den Gewinnern zählen und die Kontrolle behalten. In diesem Modus treten sie deshalb betont selbstbewusst auf, stellen eigene Stärken in den Vordergrund, sind angeberisch und überheblich. Oft treten sie auch aggressiv auf, werten andere ab, zeigen ihnen mit immensen Geschick ihre Schwächen auf, kontrollieren sie, schüchtern sie ein oder bedrohen sie (Übergang in den Modus *Schikane und Angriff*). So behalten sie selbst die Kontrolle und schützen sich vor Verletzungen. Eine weitere Form betrifft die fordernde Grundhaltung, die häufig bei Menschen mit narzisstischer Persönlichkeitsstörung in diesem Modus auftritt. Sie sind dann der Ansicht, dass ihnen besondere Rechte zustehen und sie besonders zuvorkommend behandelt werden sollten. Bedürfnisse anderer sind nicht wichtig, im Vergleich zu den eigenen. In diesem Modus werden die zugrunde liegenden Gefühle aus dem Kindmodus von Einsamkeit und Scham nicht wahrgenommen und sind so auch für die andere Person nicht ersichtlich. Andere nehmen das oben beschriebene Verhalten aber häufig als unsympathisch wahr, fühlen sich bedroht, kontrolliert oder in die Ecke getrieben und ziehen sich deshalb von den Betroffenen zurück, sodass diese sich im Endeffekt wieder alleine und ungeliebt fühlen.

Die wichtigsten Modi der narzisstischen Persönlichkeitsstörung

Selbstberuhigung und -stimulation. Dieser Bewältigungsmodus tritt bei Menschen mit narzisstischer Persönlichkeitsstörung häufig auf, wenn sie alleine sind. Sie lenken sich dann von den schmerzlichen Gefühlen und Gedanken aus dem Kindmodus ab, indem sie sich mit Dingen beschäftigen, die stimulierend wirken und häufig einen Suchtcharakter haben. Hierzu gehören übermäßiges Arbeiten, Computerspielen, Fernsehen, übermäßiges Essen, Alkohol- und Drogenkonsum, Glücksspiel, Pornokonsum, exzessives sexuelles Verhalten oder Hochrisikoverhalten wie schnelles Autofahren.

Auch in engen Beziehungen bleiben Menschen mit narzisstischer Persönlichkeitsstörung meist auf Distanz, zeigen keine Verletzlichkeit oder Schwäche, sodass sie sich mit anderen Menschen nicht eng verbunden fühlen, sondern einsam und isoliert.

Gesunde Modi

Der Modus des gesunden Erwachsenen. In diesem Modus achten Menschen auf ihre Gefühle und Bedürfnisse und auch auf die von anderen Personen. Sie haben ein gesundes Verhältnis zu sich selbst, können ihre Stärken und Schwächen realistisch einschätzen. Sie können ihre Schwächen und Ängste auch anderen zeigen, dadurch können sie Hilfe in schwierigen Situationen bekommen, können Nähe in zwischenmenschlichen Beziehungen aufbauen und fühlen sich nicht so allein. Sie sind wertschätzend und wohlwollend im Umgang mit sich selbst und anderen. Sie achten auf einen gesunden Ausgleich zwischen Arbeit und Vergnügen. Sie wissen, dass Fehler und Misserfolg zum Leben dazugehören und man ohne Fehler nicht lernen kann. Ein Hauptziel der Therapie ist es, diesen Modus zu fördern und zu stärken.

Der Modus des gesunden Erwachsenen und die kindlichen Modi stehen nicht im Widerspruch. Aus der Perspektive des gesunden Erwachsenenmodus zeigen Menschen Verständnis für und kümmern sich um die Bedürfnisse der kindlichen Modi. Sie schützen sich und die kindlichen Modi vor den Ansprüchen des fordernden Modus und reduzieren so die Notwendigkeit für Bewältigungsmodi.

Der Modus des fröhlichen Kindes. In diesem Modus nutzen Menschen Freiräume, um spielerisch, ausgelassen, fröhlich und spontan zu sein. Sie tanken Kraft und erholen sich für ihre weitere Arbeit. Dieser Modus ist bei Menschen mit narzisstischer Persönlichkeitsstörung kaum vertreten und wird von den Elternmodi als unsinnig und peinlich angesehen.

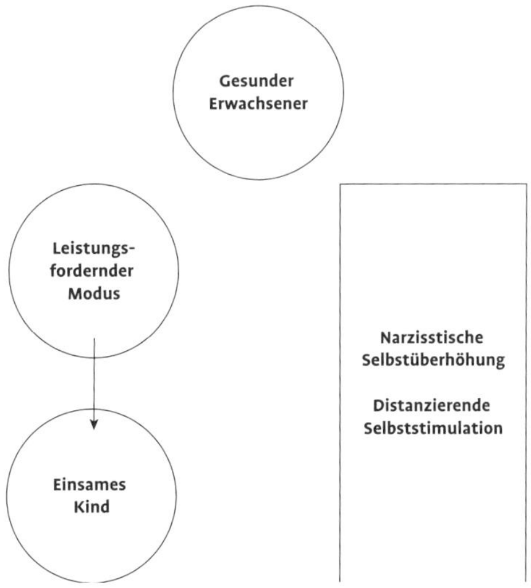

Modusmodell der narzisstischen Persönlichkeitsstörung

Das Entstehungsmodell der narzisstischen Persönlichkeitsstörung

Es bestehen noch keine systematischen Studien zur Entstehung der narzisstischen Persönlichkeitsstörung. Es werden aber einige Faktoren für die Entstehung dieser Erkrankung vermutet.

(1) **Das Temperament**: Studien weisen darauf hin, dass Menschen mit einer narzisstischen Persönlichkeitsstörung ein bestimmtes Temperament mitbringen, das zur Entwicklung der Persönlichkeitsstörung prädisponiert.

(2) **Umweltfaktoren, Nichterfüllung der Grundbedürfnisse:** Häufig wurde bei Menschen mit einer narzisstischen Persönlichkeitsstörung das Bedürfnis nach Zuwendung und Aufmerksamkeit für das, was sie sind, nicht erfüllt. Sie wurden nur dann »belohnt«, wenn sie besonders waren oder eine bestimmte Leistung erbracht haben. Man nennt das konditionale Akzeptanz: Zuwendung erfolgte nur unter bestimmten Bedingungen. Betroffene wurden demnach häufig nicht wertgeschätzt, so wie sie sind, mit Schwächen und Stärken, wie jeder Mensch sie hat, sondern mussten etwas anderes, etwas Besonderes sein, um Liebe zu bekommen. Beim Zeigen von Schwächen und Verletzlichkeit, bei Misserfolgen oder Fehlern wurden Betroffene häufig nicht beachtet, abgelehnt oder beschämt. Auch das Ansprechen von Bedürfnissen und Gefühlen zog Abwertung, Spott oder Ähnliches nach sich. Betroffene empfinden meist auch später große Scham, wenn sie eine Bedürftigkeit oder Verletzlichkeit an sich entdecken und versuchen diese zu verbergen. Meist war auch die unter Leistung und Bedingungen erkaufte Aufmerksamkeit nicht mit Wärme und liebevoller Zuwendung gleichzusetzen. Menschen mit narzisstischer Persönlichkeitsstörung kommen oft aus Familien, wo es kaum körperliche Zuwendung, emotionale Wärme und Nähe gab. Viele Betroffene fühlten sich schon als Kinder manipuliert und ausgenutzt (z. B. wenn Eltern die Fähigkeiten oder Erfolge der Kinder benutzten, um sich selbst hervorzuheben oder Mütter ihre Söhne als Ersatz für den Partner gebrauchten). Im Erwachsenenalter sind Betroffene daher häufig sehr misstrauisch in zwischenmenschlichen Beziehungen. Auf der anderen Seite wurden Menschen mit narzisstischer Persönlichkeitsstörung zumindest auf materieller Ebene häufig sehr verwöhnt, bekamen wenig Grenzen gesetzt und lernten, nicht auf die Bedürfnisse anderer zu achten. Ihre Familien sahen sich häufig als etwas Besonderes und »Besseres« an und vermittelten ihren Kindern ebendies.

(3) **Modelllernen von narzisstischen Bezugspersonen:** Häufig hatten Menschen mit narzisstischer Persönlichkeitsstörung durch Eltern oder andere an der Erziehung beteiligte Personen ein Modell, das den Modus der Selbstüberhöhung vorlebte und ihnen vermittelte, dass man entweder ein Gewinner oder Verlierer ist und wie man sich zu verhalten hat, damit man zu den Gewinnern zählt.

Die Kombination dieser Faktoren führt dazu, dass für Menschen mit narzisstischer Persönlichkeitsstörung Anerkennung und Bewunderung besonders wichtig ist und sie große Schwierigkeiten haben, sich verletzlich und schwach zu zeigen. Die Botschaften der Eltern oder anderer an der Erziehung beteiligten Personen werden im fordernden Modus internalisiert (verinnerlicht) und treiben Betroffene zu besonderen Leistungen an. Im kindlichen Modus fühlen sich Menschen mit narzisstischer Persönlichkeitsstörung sehr einsam und ungeliebt, sie haben große Ängste vor Versagen, Fehlern oder Abwertung durch andere Personen. Die meist schon früh erworbenen Bewältigungsstrategien der Selbstüberhöhung und distanzierten Selbststimulation helfen, Gefühle von Scham, Angst und Verletzlichkeit zu dämpfen. Gleichzeitig haben Betroffene in diesen Modi keinen Zugang zu ihren Bedürfnissen und Gefühlen und fühlen sich oft innerlich leer. Andere Menschen werden auf Distanz gehalten oder ziehen sich zurück, sodass keine gesunden, liebevollen Beziehungen aufgebaut werden können. Die Betroffenen bleiben allein und können nicht erfahren, dass sie, auch so wie sie sind, akzeptiert werden.

Das Entstehungsmodell der narzisstischen Persönlichkeitsstörung

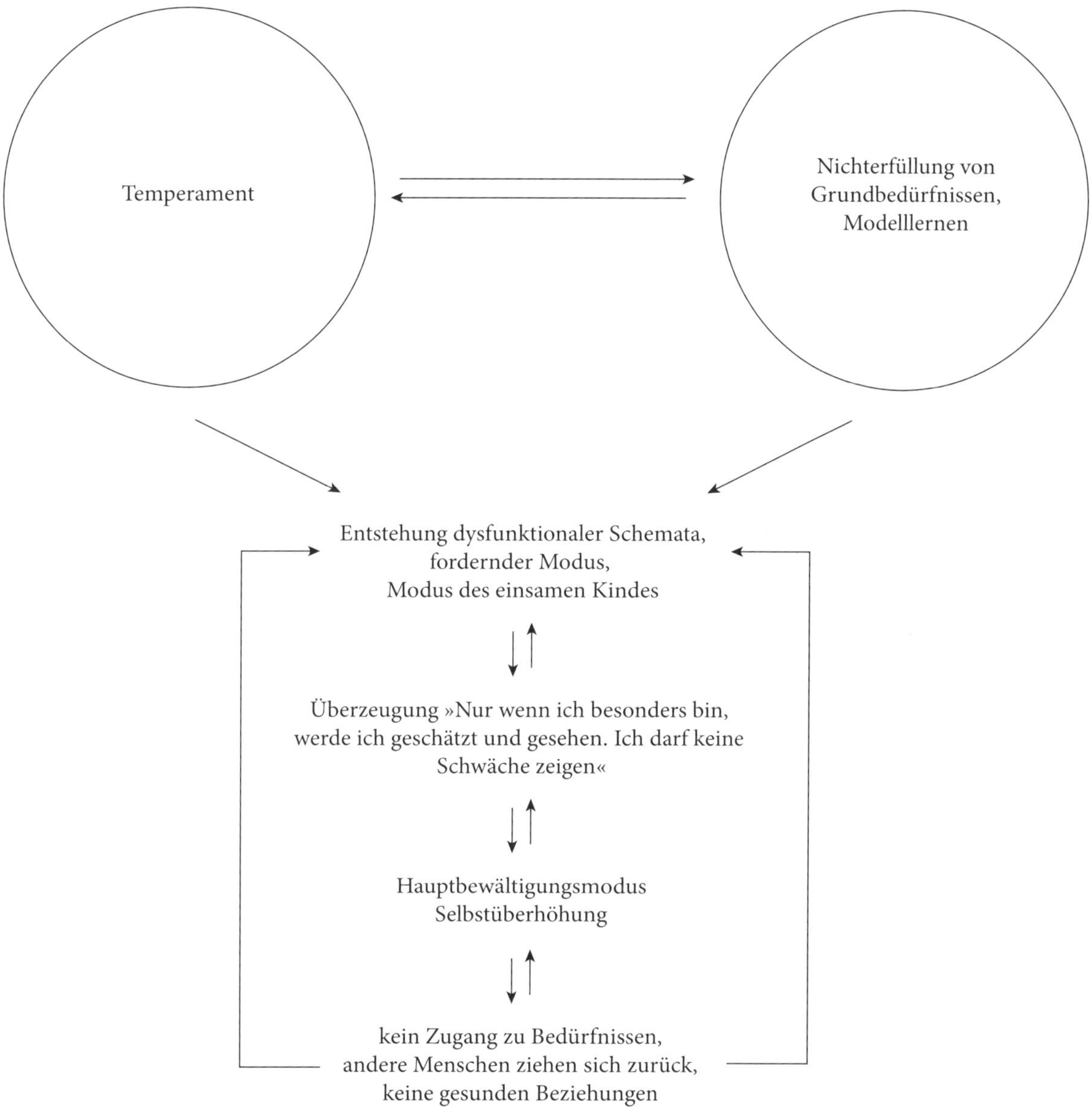

Narzisstische Persönlichkeitsstörung: Achtsamkeit für Modi trainieren

Aufgabe. Lesen Sie das folgende Fallbeispiel von Stefan A. und versuchen Sie, die jeweiligen Modi zu erkennen. Am besten ordnen Sie jedem Modus eine Farbe zu und unterstreichen dann die dazugehörigen Textpassagen in dieser Farbe (z. B. Blau für den Modus des einsamen Kindes, Schwarz für den strafenden/fordernden Modus, Lila für den Bewältigungsmodus der Selbstüberhöhung, Braun für den Bewältigungsmodus der distanzierten Selbstberuhigung und Gelb für den Modus des gesunden Erwachsenen).

Beispiel

Stefan A. stellt sich wegen einer Depression zur ambulanten Psychotherapie vor. Er fühle sich seit mehreren Monaten innerlich leer, habe nur noch wenig Antrieb. Er berichtet, dass er die meiste Zeit des Tages trotz beruflicher Schwierigkeiten und finanzieller Probleme mit PC-Spielen und dem Konsum von Internet-Pornos verbringe. Zudem besuche er häufig Bordelle, auch das habe Suchtcharakter. Herr A. träumt davon, ein erfolgreicher Musikproduzent zu werden; dabei spielt er aktuell jedoch nur sporadisch als Aushilfe in einer örtlichen Partyband. Er beklagt, dass seine Umwelt sein Potential nicht sehe und schätze und dass er eine ganz andere Behandlung verdient habe. Von seiner Familie berichtet er, dass seine Eltern ein erfolgreiches Unternehmen aufgebaut hätten. Beide hätten immer nur gearbeitet und schon früh sei an ihn als einzigen Sohn der Familie die Erwartung gestellt worden, das Unternehmen zu übernehmen. Durch missliche Umstände und Erbstreitigkeiten sei es dazu nicht gekommen, weshalb er sich als Versager fühle. Zudem habe sich durch die Entwicklung der Umstände auch die finanzielle Lage der Familie stark verändert; während er in sehr wohlhabenden Umständen aufgewachsen sei, sei er mittlerweile – auch durch seine Verhaltenssüchte – hoch verschuldet, dies könne und wolle die Familie jedoch nicht mehr auffangen. Über diesen Umstand ist Herr A. empört. Seine Frau habe ihn letztes Jahr verlassen, angeblich weil er immer so angeberisch aufgetreten sei und er sich nie um sie gekümmert habe. Er selbst vermutet, dass sie nur wegen des Geldes und des guten Ansehens seiner Familie mit ihm zusammen war.

Auf die Frage des Therapeuten nach negativen Gefühlen reagiert er sehr ablehnend, dieses Thema vermeidet er. In einer späteren Therapiestunde berichtet er davon, dass er sich häufig sehr allein fühle und große Angst vor Abwertung durch andere habe. Früher war er häufig wegen seiner kleinen Statur und seiner Pickel von den Mitschülern geärgert worden. Er hatte sich damals angewöhnt, nichts auf andere Menschen zu geben, sie als unter seinem Niveau zu betrachten. Er begann damit, besonders selbstbewusst aufzutreten und anderen keine Schwäche zu zeigen. Auf die Frage nach sozialen Kontakten sagt er, dass die Menschen häufig Probleme mit seinem Selbstbewusstsein haben und ihm deshalb aus dem Weg gehen würden. Die meisten würden ihn ohnehin nicht verstehen und nicht interessieren.

Welche Modi haben Sie entdeckt?

....

Kennen Sie einige der Symptome von sich selbst?

....

Narzisstische Persönlichkeitsstörung: Achtsamkeit für Modi trainieren

Am Anfang kann es noch sehr schwer sein, die Modi zuzuordnen. Besprechen Sie die Aufgabe deshalb mit Ihrem Therapeuten.

Im Folgenden finden Sie das Modusmodell von Stefan A. Seine Symptome sind dort den jeweiligen Modi zugeordnet.

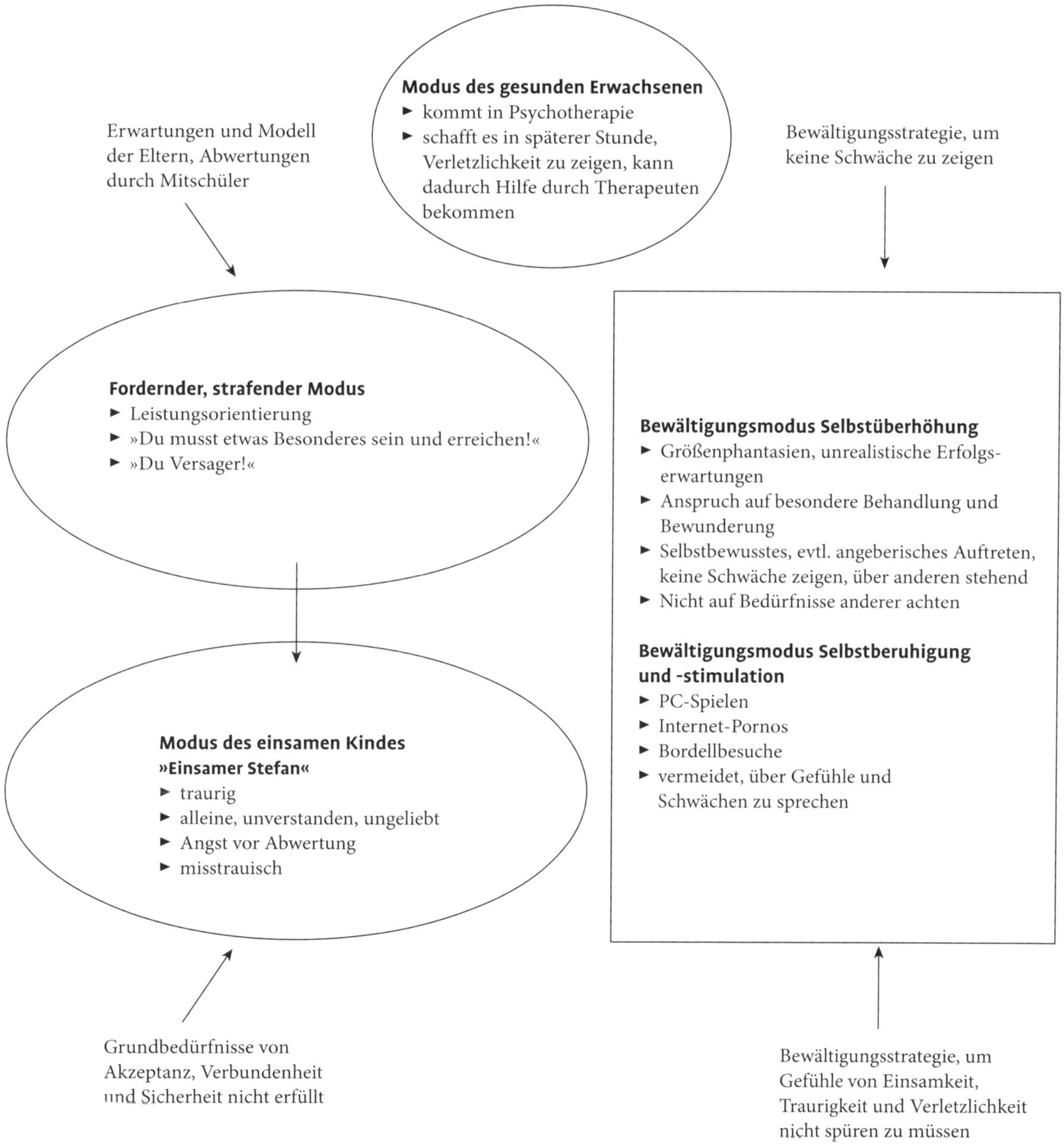

Erstellen Sie nun mit Ihrem Therapeuten Ihr eigenes Modusmodell für Ihre individuelle Problematik.

INFO 12 • P

Die wichtigsten Symptome der histrionischen Persönlichkeitsstörung

Menschen mit histrionischer Persönlichkeitsstörung zeigen aufgrund ihrer Erfahrungen ein Muster aus übermäßiger Emotionalität und dem Streben nach Aufmerksamkeit. Sie haben ein hohes Bedürfnis, im Mittelpunkt zu stehen, Anerkennung, Lob und Beachtung durch andere zu bekommen. Ihr Verhalten kann extrovertiert und theatralisch wirken. Um von anderen gesehen und akzeptiert zu werden, übernehmen sie oft deren Meinungen und Ansichten. Hinter diesem Verhalten liegen meist ein tief verwurzeltes Gefühl von Ungewolltsein und Unerwünschtsein sowie ein stark reduzierter Selbstwert.

Im Folgenden sind die Schlüsselsymptome der histrionischen Persönlichkeitsstörung aufgeführt. Bitte kreuzen Sie die Symptome an, die auf Sie zutreffen. Wenn Sie sich unsicher sind, besprechen Sie das Symptom mit Ihrem Therapeuten.

- ☐ Bedürfnis, im Mittelpunkt zu stehen (z. B. Rolle der Stimmungskanone übernehmen, Geschichten erfinden, eine Szene machen oder eine Herzattacke auf einer Party erfinden)
- ☐ sexuell-verführerisches oder provokantes Verhalten
- ☐ rasch wechselnder und/oder oberflächlicher Ausdruck von Gefühlen, dadurch starke Stimmungsschwankungen
- ☐ Verwendung von viel Zeit, Energie und Geld für Kleidung und Körperpflege, um die Aufmerksamkeit auf sich zu ziehen
- ☐ sprunghafter Sprach- und Denkstil
- ☐ dramatische Selbstdarstellung, theatralisches Auftreten und übertriebener Gefühlsausdruck
- ☐ Suggestibilität, leichte Beeinflussbarkeit durch andere oder durch Ereignisse (Umstände)
- ☐ Beziehungen werden häufig als enger wahrgenommen, als sie tatsächlich sind
- ☐ hohe und wechselnde Anzahl von Freunden und Bekannten
- ☐ geringe Gehemmtheit, hohe Kontaktfreudigkeit
- ☐ erhöhte Aggressivität
- ☐ erhöhte Ängstlichkeit
- ☐ Angst vor Ablehnung durch andere
- ☐ Schwierigkeiten, alleine zu sein
- ☐ Streben nach Komplimenten

Die wichtigsten Modi der histrionischen Persönlichkeitsstörung

Im Folgenden werden die wichtigsten Modi der histrionischen Persönlichkeitsstörung beschrieben.

Problematische Kindmodi

Der Modus des verletzten, verlassenen Kindes. In diesem Modus fühlen sich Menschen mit histrionischer Persönlichkeitsstörung ungeliebt, wertlos, verloren, allein, verlassen, hilflos, extrem verletzlich, ängstlich und bedürftig. Sie sehnen sich nach Aufmerksamkeit, Anerkennung und Lob und würden alles tun, um dies zu bekommen. Sie fühlen sich so, wie sie sind, ungewollt, uninteressant und nicht liebenswert. Sie haben große Angst vor Ablehnung und Verletzungen durch andere und haben Schwierigkeiten, alleine zu sein.

Der Modus des impulsiven Kindes. Menschen mit histrionischer Persönlichkeitsstörung handeln in diesem Modus sehr impulsiv, ohne nachzudenken, wenn sie das Gefühl haben, nicht gesehen zu werden. Sie haben oft starke Stimmungsschwankungen, sind sprunghaft in ihren Meinungen und handeln impulsiv.

Der Modus des undisziplinierten Kindes. In diesem Modus haben Menschen mit histrionischer Persönlichkeitsstörung eine sehr geringe Frustrationstoleranz und Schwierigkeiten mit Disziplin und Durchhaltevermögen. Sie geben leicht auf, haben große Schwierigkeiten mit der Einhaltung von Regeln und der Erledigung von Routine- oder langweiligen Aufgaben. Sie lieben rasche Abwechslung und ständig neue Reize.

Problematische Elternmodi

Der strafende Modus. Dieser Modus gibt die internalisierten (»eingeprägten«) Botschaften von Eltern oder anderen wichtigen Bezugspersonen (Lehren, ältere Geschwister, Mitschüler etc.) wieder, mit denen in der Kindheit negative Erfahrungen gemacht wurden. Menschen mit histrionischer Persönlichkeitsstörung werten sich in diesem Modus stark ab, halten sich für unzulänglich und unattraktiv, schlecht, wertlos, dumm und faul. Der strafende Modus richtet sich gegen alle kindlichen Modi.

Problematische Bewältigungsmodi

Bewältigungsmodus Suche nach Aufmerksamkeit und Bestätigung. Der Hauptbewältigungsmodus, in dem sich Menschen mit histrionischer Persönlichkeitsstörung befinden, ist der Modus der Suche nach Aufmerksamkeit und Bestätigung. Um Aufmerksamkeit und Bestätigung zu erhalten, versuchen Betroffene in diesem Modus alles, um im Mittelpunkt zu stehen: Sie setzen sich in Szene, kleiden sich betont sexy oder auffällig, treten theatralisch auf, flirten, sind sehr extrovertiert, laut und charmant, neigen zu übertriebenem Gefühlsausdruck, sind leicht beeinflussbar und wechseln schnell ihre Meinung und Ansichten.

Gesunde Modi

Der Modus des gesunden Erwachsenen. In diesem Modus achten Menschen auf ihre Gefühle und Bedürfnisse und auch auf die von anderen Personen. Sie nehmen sich selbst so an, wie sie sind, und akzeptieren ihre Stärken und Schwächen. Sie können deshalb auch anderen ihr »wahres Gesicht« zeigen und so einige intensive Beziehungen aufbauen, in denen sie sich als das, was sie sind, geschätzt und anerkannt fühlen. Von dieser sicheren Basis aus können sie sich weiterentwickeln und ihren Selbstwert stabilisieren. Sie sind näher im Kontakt mit sich selbst, lernen, was sie sich wirklich wünschen und was sie brauchen, können dementsprechend Entscheidungen treffen und ihre Lebensqualität verbessern. Ein Hauptziel der Therapie ist es, diesen Modus, der häufig zu Beginn der Therapie noch schwach ausgeprägt ist, zu fördern und zu stärken.

Die wichtigsten Modi der histrionischen Persönlichkeitsstörung

Der Modus des gesunden Erwachsenen und die kindlichen Modi stehen nicht im Widerspruch. Aus der Perspektive des gesunden Erwachsenenmodus zeigen Menschen Verständnis für und kümmern sich um die Bedürfnisse der kindlichen Modi, setzen dem Modus des impulsiven, undisziplinierten Kindes aber angemessene Grenzen. Sie schützen sich und die kindlichen Modi vor dem strafenden Modus. Die Notwendigkeit für den Bewältigungsmodus der Suche nach Aufmerksamkeit und Anerkennung entfällt.

Der Modus des fröhlichen Kindes. In diesem Modus nutzen Menschen Freiräume, um spielerisch, ausgelassen, fröhlich und spontan zu sein. Sie tanken Kraft und erholen sich für ihre weitere Arbeit.

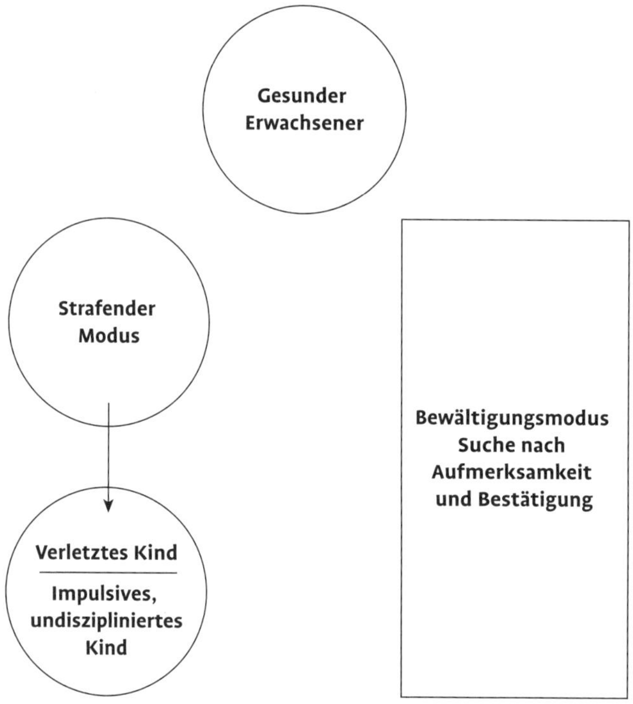

Modusmodell der histrionischen Persönlichkeitsstörung

Das Entstehungsmodell der histrionischen Persönlichkeitsstörung

Für die Entstehung einer histrionischen Persönlichkeitsstörung spielen die im Folgenden aufgeführten Faktoren eine wichtige Rolle:

(1) **Temperament**: Forschungsergebnisse weisen darauf hin, dass Menschen mit einer histrionischen Persönlichkeitsstörung ein bestimmtes Temperament mitbringen, das zur Entwicklung der Persönlichkeitsstörung prädisponiert.

(2) **Emotionale Vernachlässigung, Nichterfüllung der Grundbedürfnisse:** Studien belegen, dass Menschen mit einer histrionischen Persönlichkeitsstörung überdurchschnittlich häufig in der Kindheit emotional vernachlässigt wurden. Sie erhielten wenig Aufmerksamkeit, Liebe und Wärme. Häufig wurde ihnen nur für übertriebenes Verhalten Beachtung geschenkt. Oft entstammen Betroffene Familien, in denen Chaos herrschte. Sie bekamen nicht ausreichend Grenzen gesetzt und hatten so keine Gelegenheit, Durchhaltevermögen zu trainieren. Die Grundbedürfnisse von Kindern wie Sicherheit, Liebe, Aufmerksamkeit, Anerkennung, Lob, Akzeptanz und realistische Grenzen wurden nicht erfüllt.

(3) **Modelllernen von histrionischen Bezugspersonen:** Häufig hatten Menschen mit histrionischer Persönlichkeitsstörung durch Eltern oder andere an der Erziehung beteiligte Personen ein Modell, das den Modus der Suche nach Aufmerksamkeit und Bestätigung vorlebte. So berichten Betroffene, dass sich ihre Mutter durch dramatische Auftritte, z. B. dramatisches Leiden durch Krankheiten, in den Mittelpunkt stellte, oder dass sie seit der Pubertät das Gefühl hätten, dass ihre Mutter sie als Konkurrenz bzgl. Attraktivität erlebte.

Die Kombination dieser Faktoren führt dazu, dass Menschen mit histrionischer Persönlichkeitsstörung ein besonderes Bedürfnis nach Anerkennung und Bewunderung haben. Die Botschaften (bzw. die Nichtbeachtung) der Eltern oder anderer an der Erziehung beteiligten Personen wird im strafenden Modus internalisiert (verinnerlicht) als »So wie du bist, bist du nicht liebenswert und hast du keine Aufmerksamkeit verdient!«. In den kindlichen Modi fühlen sich Menschen mit histrionischer Persönlichkeitsstörung ungeliebt und ungewollt. Sie sehnen sich nach Beachtung, Anerkennung und Lob und haben große Angst, nicht gesehen zu werden. Über die Bewältigungsstrategie der Suche nach Aufmerksamkeit und Bestätigung erlernen sie meist schon sehr früh, wie sie doch Beachtung bekommen können und werden von den Gefühlen aus den Kindmodi abgelenkt. Gleichzeitig haben Betroffene in diesem Modus keinen Zugang zu ihren Bedürfnissen und Gefühlen und können keine gesunden, liebevollen Beziehungen aufbauen. Die Betroffenen fühlen sich weiterhin einsam und nicht gesehen und können nicht erfahren, dass sie auch so, wie sie sind, anerkannt und geliebt werden können.

Das Entstehungsmodell der histrionischen Persönlichkeitsstörung

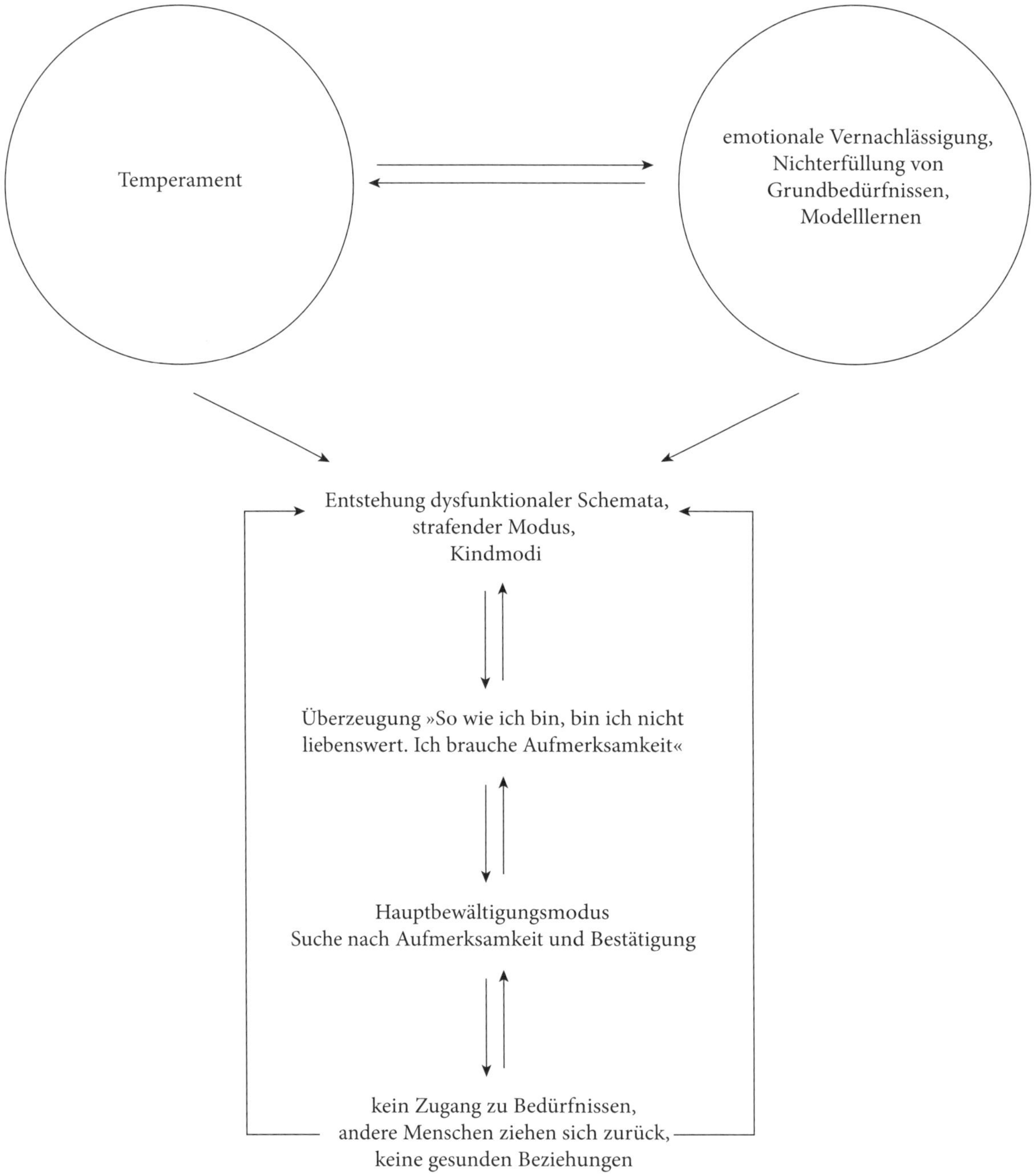

Histrionische Persönlichkeitsstörung: Achtsamkeit für Modi trainieren

Aufgabe. Lesen Sie das folgende Fallbeispiel von Steffi N. und versuchen Sie, die jeweiligen Modi zu erkennen. Am besten ordnen Sie jedem Modus eine Farbe zu und unterstreichen dann die dazugehörigen Textpassagen in dieser Farbe (z. B. Blau für den verletzten, verlassenen Kindmodus, Rot für den impulsiven, undisziplinierten Kindmodus, Schwarz für den strafenden Modus, Lila für den Bewältigungsmodus der Suche nach Aufmerksamkeit und Bestätigung und Gelb für den Modus des gesunden Erwachsenen).

Beispiel

Steffi N. ist 29 Jahre alt und arbeitet als Verkäuferin in einer Drogerie. Sie berichtet, dass es auf der Arbeit in letzter Zeit häufiger Probleme mit ihrer Chefin gegeben habe. Diese habe ihr vorgeworfen, dass ihre Arbeitsmoral nicht stimmen würde, da sie häufig zu spät komme, ständig mit Männern flirten würde und zu aufreizend angezogen sei. Aufgrund der Streitigkeiten sei sie auf der Arbeit schon häufiger zusammengebrochen und brauche jetzt dringend Hilfe. Des Weiteren habe sie ihr Freund vor drei Monaten verlassen. Er hatte gesagt, sie sei ihm zu künstlich und zu oberflächlich. Dies berichtet sie unter Tränen. Seitdem fühle sie sich sehr einsam und habe schon überlegt, sich das Leben zu nehmen. Um sich abzulenken und auch mal ein bisschen Spaß zu haben, gehe sie fast jeden Abend mit verschiedenen Bekannten auf Partys, in die Disco oder zu anderen Unternehmungen. Sie gibt mit einem Lächeln zu, dass sie bei diesen Gelegenheiten gerne und gut flirte, sich sexy kleide, ausgelassen bis früh in den Morgen tanze und sehr viele neue Leute (v. a. Männer) kennen lernen würde. Manchmal schaffe sie es dann morgens nicht rechtzeitig zur Arbeit.

Auf ihre Biografie angesprochen berichtet Steffi, dass ihr Vater Fernfahrer gewesen sei und deshalb wenig zuhause war. Dreimal war er auch für einige Monate im Gefängnis. Die Mutter war Friseurin und hatte kaum Zeit für sie und ihre Geschwister. Immer wieder habe sie auch Affären gehabt, das habe sie als Kind mitbekommen. Zuhause sei es oft chaotisch zugegangen und sie habe sich oft verloren gefühlt. Eigentlich gab es immer nur Aufmerksamkeit, wenn etwas schiefgegangen war.

Welche Modi haben Sie entdeckt?

....

....

Kennen Sie einige der Symptome von sich selbst?

....

....

....

Am Anfang kann es noch sehr schwer sein, die Modi zuzuordnen. Besprechen Sie die Aufgabe deshalb mit Ihrem Therapeuten.

Histrionische Persönlichkeitsstörung: Achtsamkeit für Modi trainieren

Im Folgenden finden Sie das Modusmodell von Steffi N. Ihre Symptome sind dort den jeweiligen Modi zugeordnet.

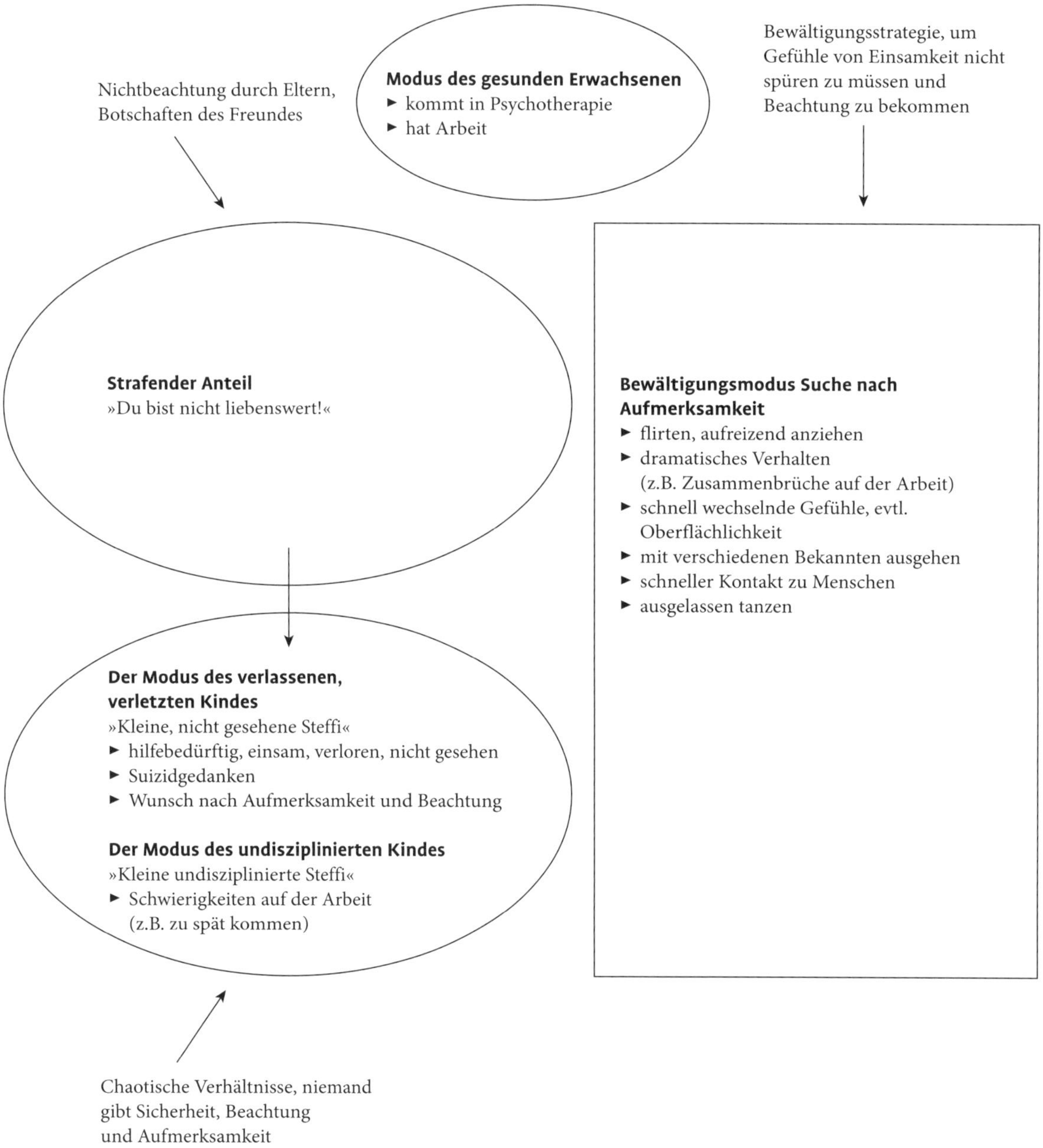

Erstellen Sie nun mit Ihrem Therapeuten Ihr eigenes Modusmodell für Ihre individuelle Problematik.

Die wichtigsten Symptome der selbstunsicher-vermeidenden Persönlichkeitsstörung

Menschen mit einer selbstunsicher-vermeidenden Persönlichkeitsstörung leiden unter einem sehr niedrigen Selbstwertgefühl und Selbstabwertungstendenzen. Sie haben große Ängste, von anderen als sozial minderwertig gesehen zu werden und dem Leben im Allgemeinen nicht gewachsen zu sein. Aus diesem Gefühl heraus sind sie in Situationen mit anderen Menschen sehr gehemmt und überempfindlich gegenüber negativen Beurteilungen. Sie haben nicht nur Ängste in zwischenmenschlichen Situationen, sondern allgemein Ängste vor Emotionen und allem Neuen. Die wichtigste Bewältigungsstrategie ist Vermeidung. Menschen mit selbstunsicherer Persönlichkeitsstörung vermeiden neben Situationen mit anderen Menschen häufig auch Entscheidungen, Verantwortung, Emotionen sowie starke körperliche Reize (z. B. stark gewürztes Essen, intensive Gerüche) und neue Situationen.

Im Folgenden sind die Kernsymptome der selbstunsicher-vermeidenden Persönlichkeitsstörung aufgeführt. Bitte kreuzen Sie die Symptome an, die auf Sie zutreffen. Wenn Sie sich unsicher sind, besprechen Sie das Symptom mit Ihrem Therapeuten.

- ☐ Vermeidung von Aktivitäten, bei denen Kontakt mit anderen eine wichtige Rolle spielen könnte, aus Angst vor Kritik, Ablehnung oder Zurückweisung (z. B. auch Vermeiden von beruflicher Beförderung oder Vermeiden neuer Freundschaften)
- ☐ Schwierigkeiten, sich auf Menschen einzulassen, sofern man nicht sicher ist, dass man gemocht wird
- ☐ Zurückhaltung in intimeren Beziehungen, aus Angst, beschämt oder lächerlich gemacht zu werden (Schwierigkeiten, über sich selbst zu sprechen, Zurückhalten intimer Gefühle)
- ☐ wenige Kontakte mit anderen Menschen, dennoch starker Wunsch nach Liebe und Anerkennung
- ☐ große Angst davor und häufiges Grübeln darüber, in zwischenmenschlichen Situationen kritisiert oder abgelehnt zu werden
- ☐ verminderte Wahrnehmungsschwelle für Ablehnung und Kritik, andere Menschen werden aufmerksam beobachtet, ob Signale für Abwertung vorliegen
- ☐ starke Hemmungen und Unsicherheiten in neuen zwischenmenschlichen Situationen aufgrund von Gefühlen der eigenen Unzulänglichkeit (ängstliches und angespanntes Verhalten, evtl. Schwierigkeiten, überhaupt etwas zu sagen)
- ☐ Selbstbewertung als gesellschaftlich unbeholfen, persönlich unattraktiv oder anderen gegenüber unterlegen (nicht so klug, nicht so geschickt wie andere etc.)
- ☐ schüchtern, zurückhaltend, ängstlich oder einsam
- ☐ Vermeidung, neue Dinge auszuprobieren oder persönliche Risiken einzugehen, weil dies sich als beschämend erweisen könnte (eingeschränkte Lebensweise)

Die wichtigsten Modi der selbstunsicher-vermeidenden Persönlichkeitsstörung

Im Folgenden werden die wichtigsten Modi der selbstunsicher-vermeidenden Persönlichkeitsstörung beschrieben.

Problematische Kindmodi

Der Modus des einsamen, unterlegenen Kindes. Dieser Modus ist bei Menschen mit selbstunsicherer Persönlichkeitsstörung sehr stark ausgeprägt. In diesem Modus fühlen Menschen sich einsam, leer und nicht liebenswürdig. Sie haben das Gefühl, unterlegen zu sein, nicht so schön, lustig, schlau oder geschickt wie andere, und empfinden ein tiefes Gefühl von Scham für die eigene Person und Angst, von anderen abgelehnt zu werden. Sie vertrauen nicht in ihre eigenen Fertigkeiten und haben Schwierigkeiten, neue Dinge allein auszuprobieren oder Herausforderungen anzunehmen, weil sie befürchten, andere könnten sie auslachen oder für unzulänglich halten.

Der Modus des verlassenen, verletzten Kindes. Neben dem Modus des einsamen, unterlegenen Kindes haben Menschen mit selbstunsicherer Persönlichkeitsstörung häufig auch den Modus des verlassenen, verletzten Kindes. In diesem Modus erleben sie große Ängste vor Verlassenwerden, Einsamkeit, Beschämungen und Verletzungen und verspüren einen großen Wunsch nach Sicherheit, Akzeptanz, Anerkennung und Liebe.

Problematische Elternmodi

Der strafende Modus. In diesem Modus haben Menschen das Gefühl, sie seien schlecht, wertlos, dumm, faul und nutzlos. Er ist geprägt von Selbsthass, Selbstkritik und Selbstabwertungen. Bei Menschen mit selbstunsicherer Persönlichkeitsstörung ist dieser Modus besonders stark ausgeprägt, kritisiert unerbittlich fortwährend jeden vermeintlichen Fehler und negiert jeden Fortschritt. Dieser Modus gibt die internalisierten (»eingeprägten«) Botschaften von Eltern oder anderen wichtigen Bezugspersonen (Lehrer, ältere Geschwister, Mitschüler etc.) wieder, mit denen in der Kindheit negative Erfahrungen gemacht wurden. Der bestrafende Modus richtet sich gegen alle kindlichen Modi und nimmt Menschen mit selbstunsicherer Persönlichkeitsstörung durch die ständige Abwertung die Möglichkeit, ungehemmt aufzutreten, und ihre Fertigkeiten fair zu beurteilen und zu trainieren. Er fördert die Vermeidung und verhindert so, dass Betroffene ein stärkeres Selbstwertgefühl entwickeln können.

Der emotional fordernde Modus. Dieser Modus verbietet Menschen mit selbstunsicherer Persönlichkeitsstörung, eigene Bedürfnisse und Wünsche zu äußern oder Ärger oder Missfallen zu zeigen. Die Bedürfnisse anderer Personen müssen immer im Vordergrund stehen. Wenn sie sich nicht entsprechend der hohen emotionalen Anforderungen des Modus verhalten, ruft dies ein sehr starkes Gefühl von Schuld und Unbehagen hervor (englisch »guilt inducing mode« – »schuldinduzierender Modus«).

Problematische Bewältigungsmodi

Vermeidung (vermeidender, distanzierter Selbstschutzmodus). Der wichtigste Bewältigungsmodus, in dem sich Menschen mit selbstunsicher-vermeidender Persönlichkeitsstörung befinden, ist der Modus der Vermeidung. Dies ist die Bewältigungsstrategie, mit der die Betroffenen versuchen, mit ihrer immerwährenden Angst und dem Gefühl der eigenen Unzulänglichkeit zurechtzukommen. Man kann dabei den vermeidenden Selbstschutzmodus und den distanzierten Selbstschutzmodus unterscheiden. Der vermeidende Selbstschutzmodus zeigt sich durch offensichtliches Vermeidungsverhalten. Vermieden werden soziale Situationen, neue Aktivitäten, Herausforderungen, Verantwortungsübernahme, das Treffen von Entscheidungen, Situationen, die als möglicherweise gefährlich eingestuft werden, neue Freundschaften, Emotionen oder starke körperliche Reize. Im distanzierten Selbstschutzmodus geht

Die wichtigsten Modi der selbstunsicher-vermeidenden Persönlichkeitsstörung

es mehr um ein inneres Vermeiden von Bedürfnissen, Gefühlen, Gedanken oder emotionalen Beziehungen zu anderen Menschen. Menschen mit selbstunsicherer Persönlichkeitsstörung distanzieren sich von emotionalem Leiden durch Vermeidung der Auseinandersetzung mit Gefühlen und Bedürfnissen (nicht darüber reden oder nachdenken) und durch inneren Rückzug in zwischenmenschlichen Beziehungen (nicht über sich selbst, eigene Meinungen, Gefühle oder Bedürfnisse reden). Distanzierung kann auch durch Substanzgebrauch (z. B. Alkohol, dämpfende Medikamente oder Drogen wie Cannabis) erfolgen.

Unterwerfung (Compliant Surrender). Aufgrund der Unsicherheit bezüglich eigener Wünsche, Bedürfnisse und Gefühle und dem niedrigen Selbstwertgefühl zeigt sich bei Menschen mit selbstunsicherer Persönlichkeitsstörung im Kontakt mit anderen häufig der Bewältigungsmodus der Unterwerfung. In diesem Modus passen sie sich an die Wünsche und Vorstellungen anderer an und stellen eigene Bedürfnisse zurück.

Gesunde Modi

Der Modus des gesunden Erwachsenen. In diesem Modus haben Menschen Vertrauen in ihre eigene Urteilskraft und ihre Fertigkeiten. Sie können mit Emotionen umgehen und Probleme lösen. Sie nehmen Herausforderungen an und können mit Fehlern umgehen. So können sie sich weiterentwickeln. Wenn es Schwierigkeiten gibt, können sie sich Unterstützung holen, nehmen danach die Verantwortung für ihr Leben aber wieder selbst in die Hand. Sie haben einige hilfreiche Beziehungen und sprechen über ihre Gefühle, Gedanken und Bedürfnisse. Sie achten auf einen wertschätzenden Umgang mit sich selbst. Auch im gesunden Erwachsenenmodus haben Menschen Ängste, sie entscheiden sich aber, nicht zu vermeiden, sondern stellen sich diesen Ängsten, um ihre Ziele und Werte zu erreichen. Ein Hauptziel der Therapie ist es, diesen Modus, der häufig zu Beginn der Therapie noch schwach ausgeprägt ist, zu fördern und zu stärken.
Der Modus des gesunden Erwachsenen und die kindlichen Modi stehen nicht im Widerspruch. Aus der Perspektive des gesunden Erwachsenenmodus zeigen Menschen Verständnis und kümmern sich um die Bedürfnisse der kindlichen Modi. Sie schützen sich und die kindlichen Modi vor dem strafenden Modus, sprechen sich in schwierigen Situationen Mut zu und reduzieren so die Notwendigkeit für Bewältigungsmodi.

Der Modus des fröhlichen Kindes. In diesem Modus nutzen Menschen Freiräume, um spielerisch, ausgelassen, fröhlich und spontan zu sein. Dieser Modus ist bei Menschen mit selbstunsicherer Persönlichkeitsstörung kaum vertreten und wird vom strafenden Modus lächerlich gemacht und beschämt.

Die wichtigsten Modi der selbstunsicher-vermeidenden Persönlichkeitsstörung

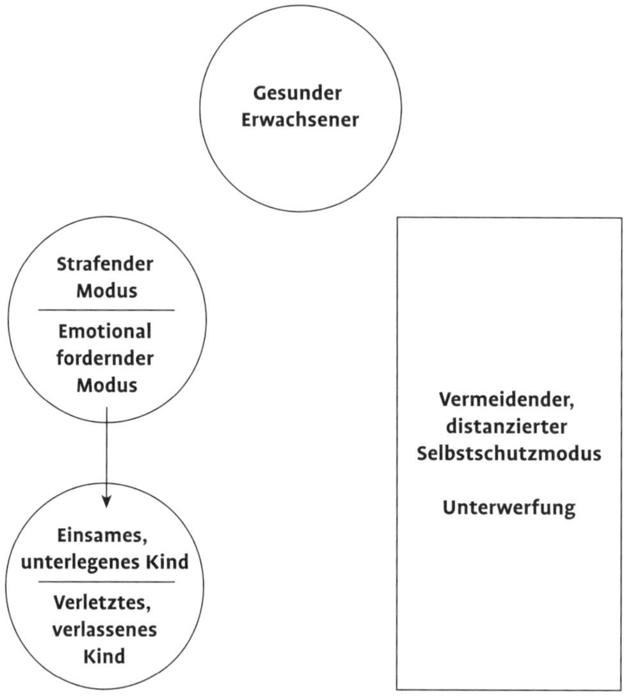

Modusmodell der selbstunsicher-vermeidenden Persönlichkeitsstörung

Das Entstehungsmodell der selbstunsicher-vermeidenden Persönlichkeitsstörung

Für die Entstehung einer selbstunsicheren Persönlichkeitsstörung spielen vermutlich mehrere Faktoren eine Rolle:

(1) **Ängstliches Temperament**: Forschungsergebnisse weisen darauf hin, dass Menschen mit selbstunsicherer Persönlichkeitsstörung ein vermehrt ängstliches Temperament haben.

(2) **Überkritische Umwelt, Nichterfüllung der Grundbedürfnisse:** Studien belegen den Zusammenhang zwischen der Entstehung einer selbstunsicheren Persönlichkeitsstörung und traumatischen Erfahrungen wie sexuellem oder emotionalem Missbrauch in der Kindheit. Menschen mit einer selbstunsicheren Persönlichkeitsstörung kommen meist aus Familien, in denen ein überkritischer, abwertender Erziehungsstil herrschte und in denen sie nicht zum eigenständigen Handeln ermutigt wurden. Sie wurden als Kind häufig für den Ausdruck von Bedürfnissen und Gefühlen abgewertet oder beschämt, vermeintliche Fehler wurden hart kritisiert. Bei Kindern entwickelt sich dann häufig das Gefühl, wenig liebenswert, unfähig und minderwertig zu sein. Kinder haben so keinen Mut, neue Dinge auszuprobieren und können ihre Fertigkeiten nicht trainieren. Die Grundbedürfnisse nach Sicherheit, Anerkennung, Lob und Akzeptanz, Freiheit sich mitzuteilen, Autonomie und Selbstständigkeit wurden nicht erfüllt. Die Überzeugung, so wie man ist, nicht in Ordnung oder gar peinlich zu sein und sich verstecken zu müssen, trägt sich ins Erwachsenenalter fort und führt zu einem niedrigen Selbstwertgefühl.

(3) **Modelllernen von selbstunsicheren Bezugspersonen:** Häufig finden sich in den Biografien von Menschen mit selbstunsicherer Persönlichkeitsstörung Elternteile, die ebenfalls unter einer starken Selbstunsicherheit und Vermeidungsverhalten litten. Neben genetischen Einflüssen spielt hier sicherlich auch Modelllernen eine wichtige Rolle. Menschen mit selbstunsicherer Persönlichkeitsstörung haben häufig schon sehr früh den Bewältigungsstil der Vermeidung vorgelebt bekommen und gelernt, dass Vermeidung eine wirkungsvolle Strategie ist, um schnell Angst und Scham zu reduzieren.

Die Kombination dieser Faktoren führt dazu, dass Kinder nicht genug Vertrauen in ihre eigenen Fertigkeiten und in ihre Umwelt entwickeln können. Die abwertenden Botschaften und die Kritik durch die Eltern oder andere an der Erziehung beteiligte Personen internalisiert (verinnerlicht) das Kind im strafenden Modus. Im kindlichen Modus fühlen Menschen sich minderwertig, unfähig, unterlegen und nicht liebenswert. Sie haben große Angst, dass andere ihre vermeintliche Schwäche sehen und sie ablehnen oder beschämen könnten oder diese Gefühle selbst zu spüren. Schon früh lernen Menschen mit selbstunsicherer Persönlichkeitsstörung, vielleicht auch durch Modelllernen, die Bewältigungsstrategie Vermeidung, um diese unangenehmen Gefühle nicht fühlen zu müssen. Die ständige Abwertung durch den strafenden Modus hält das Selbstwertgefühl von Menschen mit selbstunsicherer Persönlichkeitsstörung niedrig, sodass sie auf den vermeidenden, distanzierten Selbstschutzmodus zurückgreifen, um sich selbst vor weiteren Enttäuschungen zu schützen. Sie können dadurch keine neuen korrigierenden Erfahrungen machen, ihre Fertigkeiten nicht trainieren, keine hilfreichen Beziehungen aufbauen und bleiben so mit ihren Selbstzweifeln allein. Der Selbstwert kann sich nicht stabilisieren und der Modus des gesunden Erwachsenen kann sich nicht ausbilden.

Das Entstehungsmodell der selbstunsicher-vermeidenden Persönlichkeitsstörung

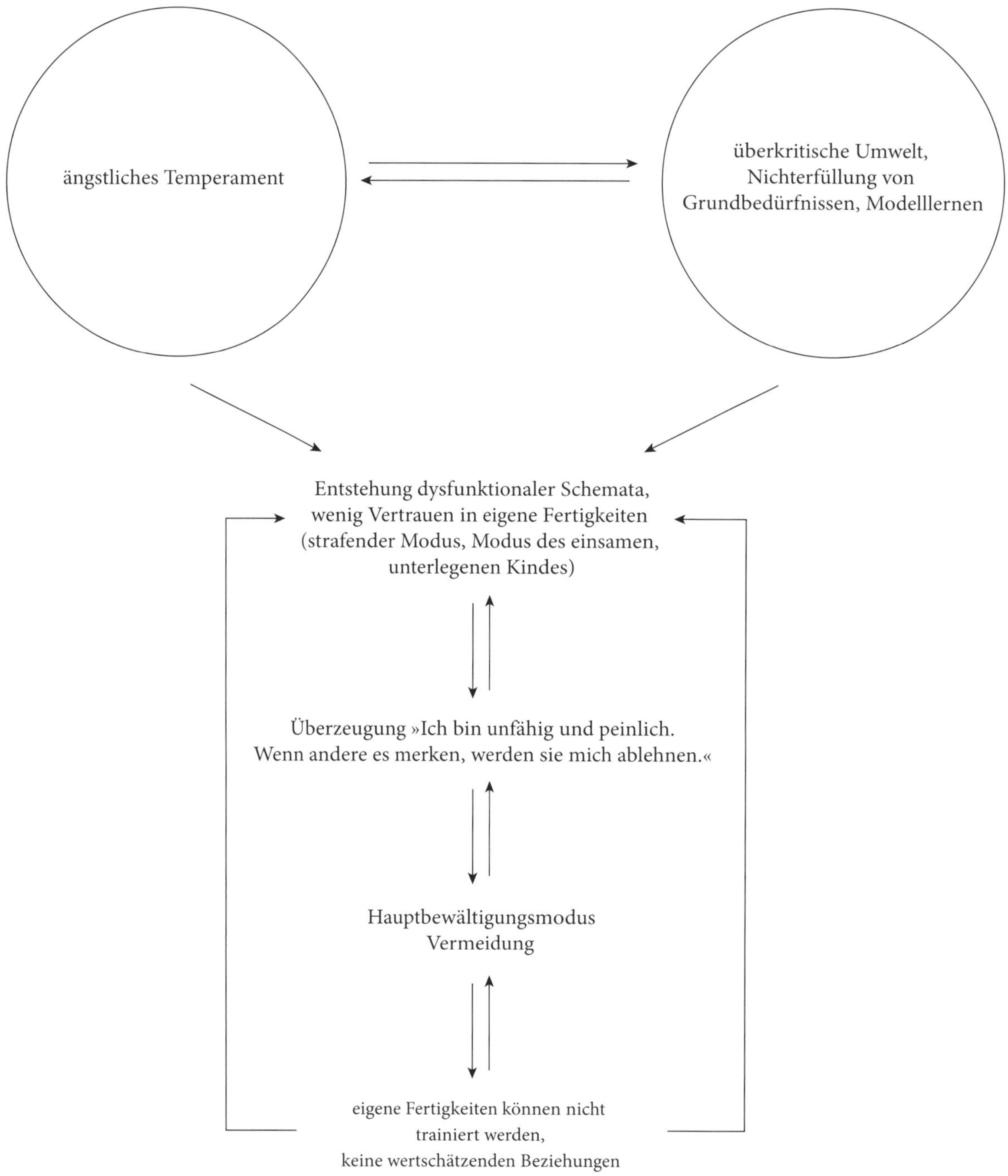

INFO 18 • P

Die wichtigsten Symptome der dependenten Persönlichkeitsstörung

Dependenz oder dependentes Verhalten ist der Fachbegriff für Abhängigkeit von anderen Personen. Aufgrund ihrer Erfahrungen vertrauen Menschen mit einer dependenten Persönlichkeitsstörung nicht auf ihre eigenen Fertigkeiten und sind davon überzeugt, allein nicht überleben zu können. Sie suchen daher häufig enge Beziehungen und übertragen die Verantwortung für ihr Leben auf andere. Sie fühlen sich stark abhängig vom jeweiligen Partner und haben große Angst, verlassen zu werden. Aus dieser Angst heraus stellen sie ihre Bedürfnisse stark hinter denen von anderen zurück und verhalten sich in Beziehungen sehr unterwürfig (Hauptbewältigungsstrategie der Unterwerfung).

Im Folgenden sind die Schlüsselsymptome der dependenten Persönlichkeitsstörung aufgeführt. Bitte kreuzen Sie die Symptome an, die auf Sie zutreffen. Wenn Sie sich unsicher sind, besprechen Sie das Symptom mit Ihrem Therapeuten.

- ☐ Schwierigkeiten beim Treffen von alltäglichen Entscheidungen
- ☐ zum Treffen von Entscheidungen werden häufig Ratschläge oder Bestätigungen von anderen benötigt
- ☐ Abhängigkeit von anderen Personen bei der Organisation wichtiger Lebensbereiche, wie z. B. Geldangelegenheiten, Kindererziehung oder Planung des Alltags, Übertragung der Verantwortung auf andere
- ☐ Schwierigkeiten, anderen zu widersprechen oder »Nein« zu sagen, aus Angst, Unterstützung, Rückhalt oder Annerkennung anderer zu verlieren
- ☐ Schwierigkeiten, eigene Bedürfnisse, Wünsche oder Gefühle von Ärger oder Ablehnung anzusprechen
- ☐ Schwierigkeiten, Aufgaben oder Unternehmungen allein zu beginnen oder daran zu arbeiten, wenn niemand dabei hilft (eher aufgrund von mangelndem Vertrauen in die eigene Urteilskraft oder die eigenen Fähigkeiten als aus mangelnder Motivation oder Tatkraft)
- ☐ Aufopferung für andere, z. B. freiwillige Übernahme von unangenehmen Aufgaben, um die Versorgung und Zuwendung anderer Personen aufrechtzuerhalten.
- ☐ Alleinsein führt im Allgemeinen zu Unwohlsein aus Angst, nicht für sich sorgen zu können
- ☐ Benötigen einer engen Beziehung als Quelle für Fürsorge und Unterstützung. Wenn eine enge Beziehung endet, wird möglichst schnell eine andere Person für eine neue Beziehung gesucht
- ☐ unrealistische Angst, verlassen zu werden, häufige Sorge, niemanden zu haben, der sich um einen kümmert

Die wichtigsten Modi der dependenten Persönlichkeitsstörung

Im Folgenden werden die wichtigsten Modi der dependenten Persönlichkeitsstörung beschrieben.

Problematische Kindmodi

Der Modus des abhängigen Kindes. Dieser Modus ist bei Menschen mit dependenter Persönlichkeitsstörung sehr stark ausgeprägt. In diesem Modus fühlen Menschen sich wie ein hilfloses, kleines Kind, das von den Anforderungen des Erwachsenenlebens überfordert ist. Sie erleben Angst und Verzweiflung, wenn sie alleine sind und andere Menschen nicht verfügbar sind, um sie zu beruhigen oder Lösungen für ihre Probleme anzubieten. Sie suchen dringend nach Hilfe und Unterstützung, vertrauen nicht in ihre eigenen Fertigkeiten und haben Schwierigkeiten, neue Dinge allein auszuprobieren. Sie suchen jemanden, dem sie die Verantwortung übertragen können (z. B. für die Organisation wichtiger Lebensbereiche oder auch bei alltäglichen Entscheidungen) und benötigen häufige Rückversicherungen. Ihre größte Angst ist es, ohne enge Beziehung zu sein. Wenn eine enge Beziehung endet, suchen sie möglichst schnell einen anderen Partner.

Der Modus des verletzten, verlassenen Kindes. Neben dem Modus des abhängigen Kindes haben Menschen mit dependenter Persönlichkeitsstörung auch den Modus des verlassenen, verletzten Kindes, v. a. wenn in der Kindheit frühe Trennungserfahrungen stattgefunden haben. Die beiden Modi gehen häufig ineinander über und sind manchmal schwer voneinander zu trennen. In diesem Modus erleben Menschen mit dependenter Persönlichkeitsstörung große Ängste vor Verlassenwerden und Einsamkeit. Sie fühlen sich allein, verlassen, extrem verletzlich, ängstlich, bedürftig, verloren und bedroht. Sie haben große Schwierigkeiten, allein zu sein und versuchen dies um jeden Preis zu verhindern, häufig durch »anklammernde« Verhaltensweisen.

Problematische Elternmodi

Der strafende Modus. In diesem Modus haben Menschen das Gefühl, sie seien schlecht, wertlos, dumm, faul und nutzlos. Er ist geprägt von Selbsthass, Selbstkritik und Selbstabwertungen. Bei Menschen mit dependenter Persönlichkeitsstörung unterdrückt er Autonomiebestrebungen, verbietet und bestraft den Ausdruck von eigenen Bedürfnissen oder Wünschen. Dieser Modus gibt die internalisierten (»eingeprägten«) Botschaften von Eltern oder anderen wichtigen Bezugspersonen (Lehrer, ältere Geschwister, Mitschüler etc.) wieder, mit denen in der Kindheit negative Erfahrungen gemacht wurden. Der bestrafende Modus richtet sich gegen alle kindlichen Modi und nimmt Menschen mit dependenter Persönlichkeitsstörung durch ständige Abwertung den Mut, ihre Fertigkeiten zur Verantwortungsübernahme und eigenständigen Lebensführung zu schulen.

Der emotional fordernde Modus. Dieser Modus verbietet Menschen mit dependenter Persönlichkeitsstörung das Äußern von eigenen Bedürfnissen und Wünschen oder das Empfinden und Zeigen von Ärger oder Missfallen. Wenn sie sich nicht entsprechend der hohen emotionalen Anforderungen des Modus verhalten, ruft dies ein sehr starkes Gefühl von Schuld und Unbehagen hervor (englisch »guilt inducing mode«, »schuldinduzierender Modus«).

Problematische Bewältigungsmodi

Unterwerfung (Compliant Surrender). Der Hauptbewältigungsmodus, in dem sich Menschen mit dependenter Persönlichkeitsstörung befinden, ist der Modus der Unterwerfung. In diesem Bewältigungsmodus handeln Menschen passiv und unterwürfig auch gegen ihre eigenen Interessen und Bedürfnisse. Sie versuchen Konflikte und Zurückweisungen zu vermeiden und verhalten sich so, wie sie glauben,

Die wichtigsten Modi der dependenten Persönlichkeitsstörung

dass die andere Person es sich wünscht. Sie übernehmen häufig freiwillig unangenehme Aufgaben oder opfern sich für andere auf. Sie haben große Schwierigkeiten, anderen zu widersprechen, »Nein« zu sagen oder Missfallen und Ärger auszudrücken. Sie befürchten, sonst den Rückhalt oder die Zuneigung anderer Personen zu verlieren. Sie erlauben anderen Menschen, sie zu kontrollieren und sie schlecht zu behandeln, verharren vielleicht sogar in missbräuchlichen Beziehungen aus Angst, allein zu sein.

Gesunde Modi

Der Modus des gesunden Erwachsenen. In diesem Modus haben Menschen Vertrauen in ihre eigene Urteilskraft und ihre Fertigkeiten. Sie können mit Emotionen umgehen und Probleme lösen. Wenn es dabei Schwierigkeiten gibt, können sie sich Unterstützung holen, nehmen danach die Verantwortung für ihr Leben aber wieder selbst in die Hand. In diesem Modus akzeptieren Menschen ihre Gefühle, Gedanken und Bedürfnisse und sprechen diese auch bei anderen an. Sie achten darauf, dass in Beziehungen das Geben und Nehmen ausgeglichen ist und machen nicht ihr gesamtes Leben von einer einzigen Person abhängig. Sie gehen wertschätzend mit sich selbst um und erwarten das auch von anderen. Sie treffen Entscheidungen entsprechend ihrer Ziele und Werte. Ein Hauptziel der Therapie ist es, diesen Modus, der häufig zu Beginn der Therapie noch schwach ausgeprägt ist, zu fördern und zu stärken. Der Modus des gesunden Erwachsenen und die kindlichen Modi stehen nicht im Widerspruch. Aus der Perspektive des gesunden Erwachsenenmodus zeigen Menschen Verständnis für und kümmern sich um die Bedürfnisse der kindlichen Modi. Sie schützen sich und die kindlichen Modi vor dem strafenden Modus.

Der Modus des fröhlichen Kindes. In diesem Modus nutzen Menschen Freiräume, um spielerisch, ausgelassen, fröhlich und spontan zu sein. Dieser Modus ist bei Menschen mit dependenter Persönlichkeitsstörung kaum vertreten und wird vom strafenden Modus verboten.

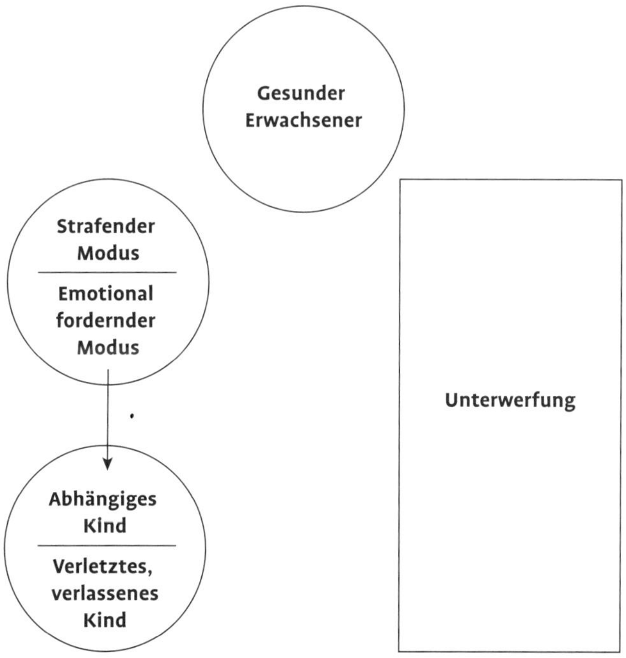

Modusmodell der dependenten Persönlichkeitsstörung

Das Entstehungsmodell der dependenten Persönlichkeitsstörung

Für die Entstehung einer dependenten Persönlichkeitsstörung spielen vermutlich mehrere Faktoren eine Rolle:

(1) **Ängstliches Temperament**: Es wird vermutet, dass Menschen mit einer dependenten Persönlichkeitsstörung ein vermehrt ängstliches Temperament mitbringen.

(2) **Autoritäre, überprotektive Umwelt, Nichterfüllung der Grundbedürfnisse:** Studien belegen den Zusammenhang zwischen der Entstehung einer dependenten Persönlichkeitsstörung und emotionalem Missbrauch in der Kindheit. Menschen mit einer dependenten Persönlichkeitsstörung kommen oft aus Familien, in denen ein autoritärer, überkritischer, entwertender Erziehungsstil herrschte. Manchmal kommt aber auch das Gegenteil vor, wenn der Beziehungsstil überbehütend ist und Kindern zu wenig Freiheit gelassen wurde, z. B. aus Sorge vor Unfällen oder Katastrophen. Autonomie wurde in beiden Fällen nicht gefördert, manchmal sogar bestraft. Der Ausdruck von Bedürfnissen und Gefühlen (v. a. Wut) wurde nicht akzeptiert. Die Grundbedürfnisse nach Autonomie und Selbstständigkeit, Annerkennung, Lob und Akzeptanz wurden nicht erfüllt. Kinder können so kein Vertrauen in ihre eigenen Fähigkeiten zur Urteilsbildung und Problemlösung entwickeln und haben als Erwachsene ein niedriges Selbstwertgefühl.

(3) **Frühe Trennungserfahrungen:** Viele Patienten mit einer dependenten Persönlichkeitsstörung berichten von frühen Trennungserfahrungen (z. B. durch Tod eines Elternteils oder Scheidung). Die Betroffenen haben gelernt, dass Trennungen Gefahr bedeuten und fühlen sich deshalb bei jeder noch so kurzen (räumlichen) Trennung oder Disharmonie unsicher und haben Angst, dass die andere Person sie verlässt. Sie haben eine ausgeprägte Sehnsucht, sich sicher mit einer anderen Person verbunden zu fühlen.

(4) **Modelllernen von abhängigen Bezugspersonen:** Häufig finden sich in den Biografien von Menschen mit dependenter Persönlichkeitsstörung Elternteile (meist die Mutter), die ebenfalls unter einer starken Abhängigkeit zu anderen Personen litten. Oft wurde hier der Bewältigungsstil der Unterwerfung vorgelebt. Kinder lernten, dass es hoffnungslos ist, sich zu wehren, dass man seine eigenen Bedürfnisse zurückstellen muss, dass man nur gemocht wird, wenn man sich anpasst und dass Wut immer »runtergeschluckt« werden muss.

Die Kombination dieser Faktoren führt dazu, dass das Kind nicht genug Vertrauen in seine eigenen Fertigkeiten und in seine Umwelt entwickeln kann. Die abwertenden Botschaften und die Kritik durch die Eltern oder andere an der Erziehung beteiligte Personen internalisiert (verinnerlicht) das Kind im strafenden Modus. Es fühlt sich nicht liebenswert und allein nicht überlebensfähig. Es braucht dringend jemanden, der sich um es kümmert. Da sich das Kind für wenig liebenswert hält, aber so sehr jemanden braucht, erlernt es schon früh vermutlich durch Modelllernen die Bewältigungsstrategie *Unterwerfung*, um andere dennoch bei sich zu behalten. Später können dadurch keine gesunden Beziehungen aufgebaut werden und Menschen mit dependenter Persönlichkeitsstörung haben immer Angst, verlassen zu werden. Durch die Verantwortungsabgabe im Modus des abhängigen Kindes können Menschen mit dependenter Persönlichkeitsstörung auch später kein Vertrauen in ihre Fertigkeiten entwickeln. Der Selbstwert bleibt weiterhin niedrig und der Modus des gesunden Erwachsenen kann sich nicht ausbilden.

Das Entstehungsmodell der dependenten Persönlichkeitsstörung

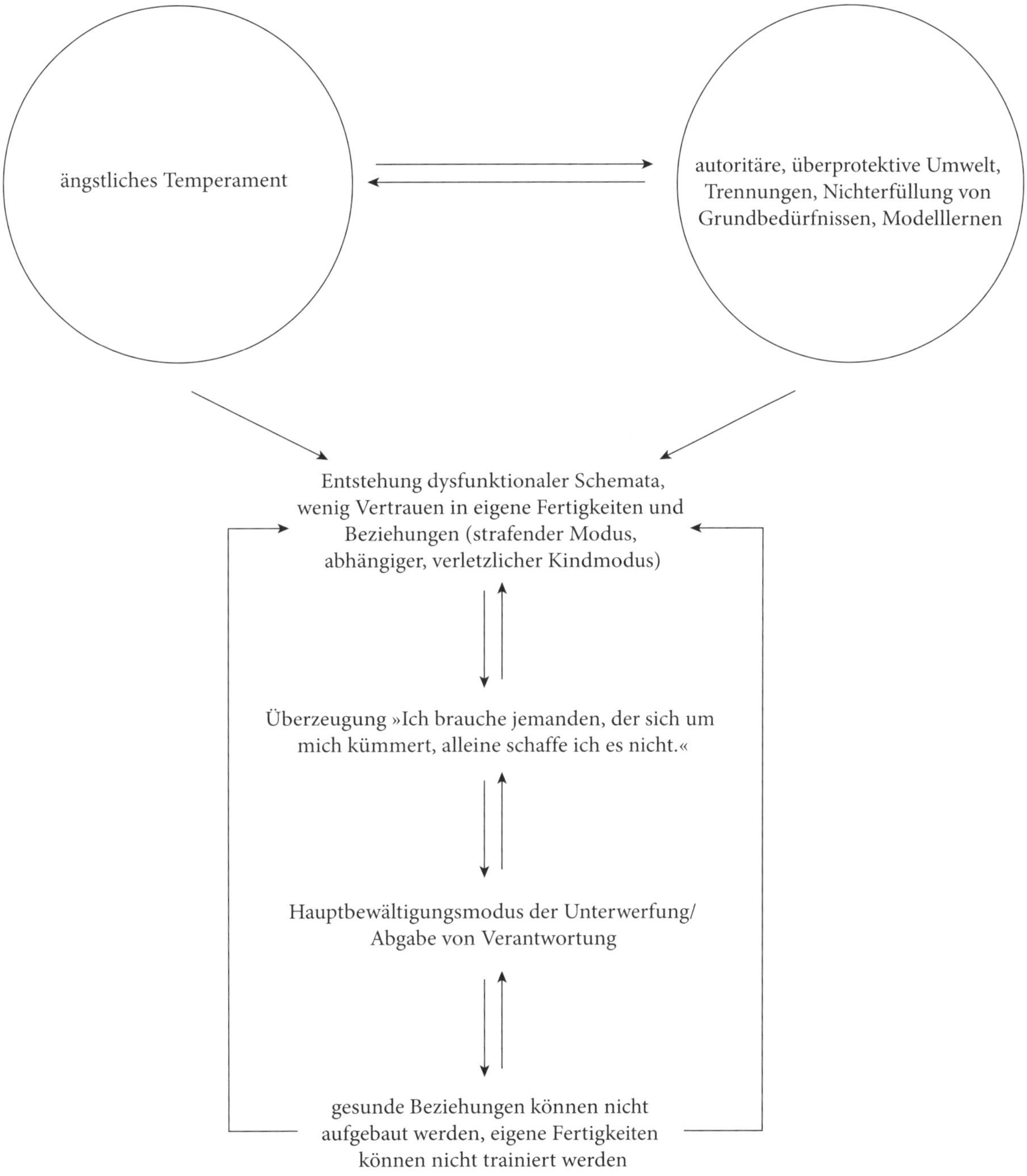

Dependente und selbstunsichere Persönlichkeitsstörung: Achtsamkeit für Modi trainieren

Aufgabe. Lesen Sie das folgende Fallbeispiel von Kathrin L. und versuchen Sie, die jeweiligen Modi zu erkennen. Am besten ordnen Sie jedem Modus eine Farbe zu und unterstreichen dann die dazugehörigen Textpassagen in dieser Farbe (z. B. Blau für die verletzlichen kindlichen Modi, Schwarz für den strafenden Modus, Braun für den Bewältigungsmodus des vermeidenden und distanzierten Selbstschutzes, Lila für den Bewältigungsmodus der Unterwerfung und Gelb für den Modus des gesunden Erwachsenen).

Beispiel

Kathrin L., 23 Jahre, leidet unter ausgeprägten Ängsten in Situationen mit anderen Menschen. Sie berichtet, dass sie sich in nahezu allen sozialen Kontexten unsicher, wertlos und anderen unterlegen fühle. Deshalb hat sie sowohl eine Ausbildung sowie einen Job jeweils nach wenigen Monaten abbrechen müssen, aktuell ist sie nicht berufstätig. Sie traut sich nicht zu, eine Bewerbungsmappe zusammenzustellen, so was hat sie noch nie gemacht und an ein Vorstellungsgespräch mag sie gar nicht denken. Heute hat sie sich Unterstützung beim Arbeitsamt geholt.

Sie lebt zusammen mit ihrem älteren Partner, der sie auch finanziell unterstützt. Andere Freunde hat sie nicht. Für ihren Partner würde sie alles tun, liest ihm jeden Wunsch von den Augen ab, ihre eigenen Bedürfnisse stellt sie voll und ganz zurück. Wenn er manchmal nicht ganz so freundlich zu ihr ist, überlegt sie krampfhaft, was sie falsch gemacht haben könnte und wie sie es wieder gutmachen kann. Danach fragt sie ihn ganz häufig, ob alles wieder gut ist und er sie noch liebhat. Wenn er nicht da ist, fühlt Kathrin sich ganz leer und hilflos, sie hat Angst, dass er nie mehr wiederkommt. Sie wüsste gar nicht, wie sie ohne ihn zurechtkommen soll. Sie ruft ihn dann mehrmals auf dem Handy an und schickt ihm SMS, auch wenn er einen Geschäftstermin hat. Dadurch war es schon häufig zum Streit gekommen.

Auf der Arbeit hatte Kathrin immer versucht, die Anforderungen und Wünsche der anderen zu erspüren und zu erfüllen, weil ihr das als einziger möglicher Weg erschien, akzeptiert und anerkannt zu werden. Sie hatte sich nicht getraut, Fragen zu stellen, weil sie Angst hatte, die anderen könnten denken, sie sei dumm. Wenn Konflikte oder Probleme auftraten, fühlte sie sich hoffnungslos überfordert, konnte die Situation nicht mehr ertragen und blieb zuhause.

Nach ihrer Biografie gefragt berichtet Katrin, dass ihr Vater viel Alkohol getrunken habe und häufig aggressiv geworden sei. Sie habe viel Angst gehabt. Ihre Mutter habe immer alles versucht, um es dem Vater recht zu machen und ihn nicht zu reizen. Sie habe auch Katrin aufgefordert, dies zu tun. Wenn Katrin mal ihre Meinung gesagt hatte, hatte der Vater sie heftig abgewertet. Es hatte dann immer Streit in der Familie gegeben, manchmal war der Vater dann ohne ein Wort tagelang weg gewesen und irgendwie hatte sie immer das Gefühl, daran schuld zu sein.

Welche Modi haben Sie entdeckt?

....

Kennen Sie einige der Symptome von sich selbst?

....

Dependente und selbstunsichere Persönlichkeitsstörung: Achtsamkeit für Modi trainieren

Am Anfang kann es noch sehr schwer sein, die Modi zuzuordnen. Besprechen Sie die Aufgabe deshalb mit Ihrem Therapeuten.

Im Folgenden finden Sie das Modusmodell von Kathrin L. Ihre Symptome sind dort den jeweiligen Modi zugeordnet.

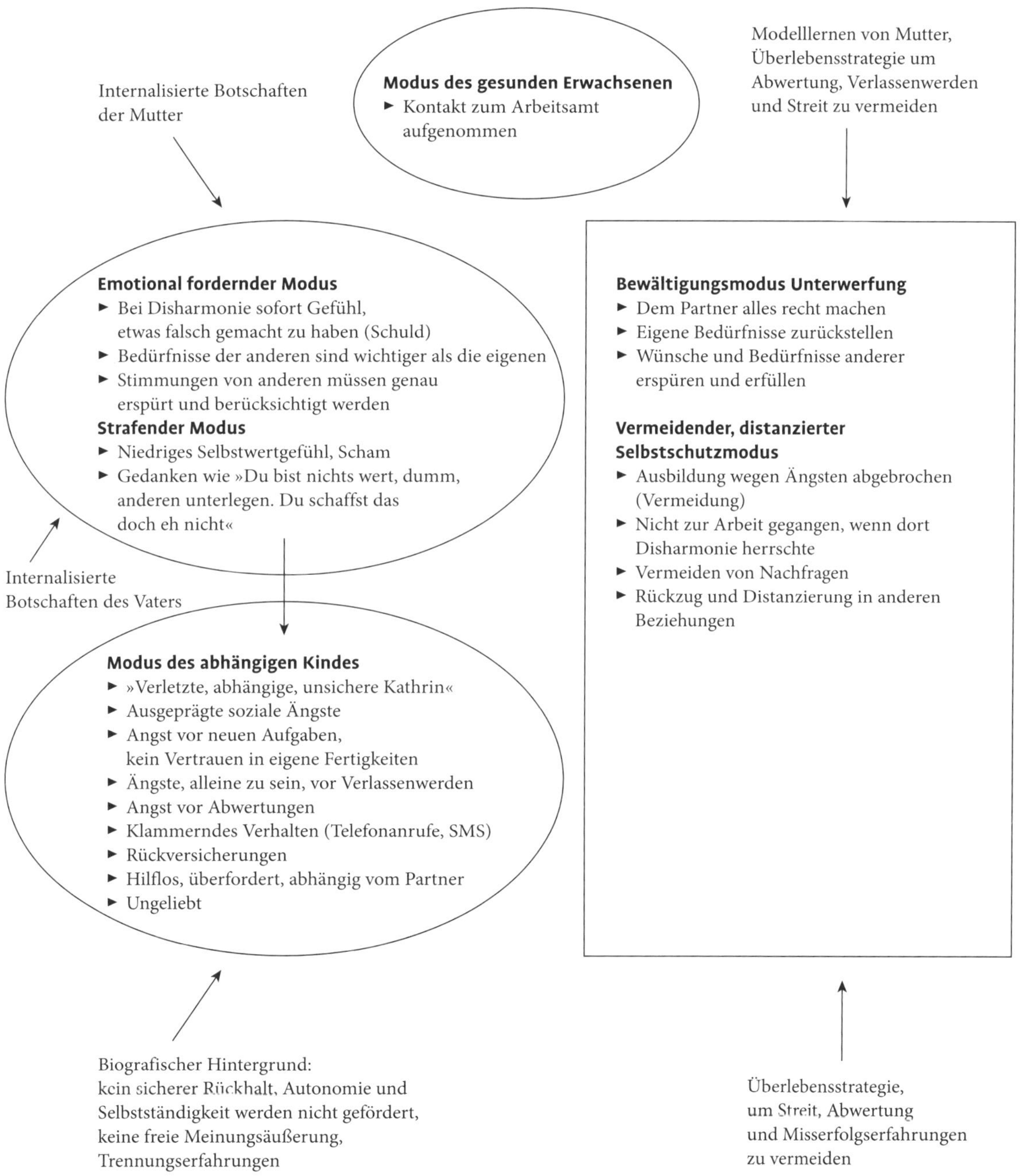

Erstellen Sie nun mit Ihrem Therapeuten Ihr eigenes Modusmodell für Ihre individuelle Problematik.

INFO 21 • T P

Die wichtigsten Symptome der zwanghaften Persönlichkeitsstörung

Menschen mit einer zwanghaften Persönlichkeitsstörung leiden unter einer ausgeprägten Angst vor Fehlern und Perfektionismus. Die Angst vor Misserfolg, Unvollkommenheit und Fehlern führt zu intensiven Zweifeln, Grübeln und Entscheidungsschwierigkeiten. Bei der Fertigstellung von Arbeiten verfangen Betroffene sich sehr häufig in Details und vermehrten Korrekturen, was letztendlich die Abgabe von Arbeiten behindern kann. Betroffene sind viel mit Ordnung und Planung beschäftigt, sind sehr gewissenhaft und orientieren sich an festen Regeln und Normen. Dies führt häufig zu Unflexibilität und Problemen mit Mitmenschen. Menschen mit zwanghafter Persönlichkeitsstörung sind stets vom »Sollen« und »Müssen« getrieben und stellen Produktivität und Leistung über zwischenmenschliche Beziehungen, Spaß und Erholung.

Perfektionismus bedeutet, dass man den Anspruch hat, alles ohne Fehler zu tun und lieber etwas nicht zu tun, als es unvollkommen zu tun. Perfektionismus ist abzugrenzen von Streben nach hoher Leistung. Streben nach hoher Leistung ist typischerweise auf einige Gebiete begrenzt und mit der Akzeptanz von Fehlern und Unvollkommenheiten verbunden.

Im Folgenden sind die Kernsymptome der zwanghaften Persönlichkeitsstörung aufgeführt. Bitte kreuzen Sie die Symptome an, die auf Sie zutreffen. Wenn Sie sich unsicher sind, besprechen Sie das Symptom mit Ihrem Therapeuten.

- ☐ intensive Beschäftigung mit Details, Regeln, Listen, Ordnung, Organisation oder Plänen, sodass der wesentliche Gesichtspunkt der Aktivität dabei verlorengehen kann
- ☐ Streben nach Fehlerlosigkeit und Perfektionismus, der die Aufgabenerfüllung behindert
- ☐ Arbeit und Produktivität werden über Freizeitaktivitäten und Beziehungen gestellt
- ☐ Rigidität, extreme Gewissenhaftigkeit und Skrupelhaftigkeit in Fragen von Moral, Ethik und Werten; dabei große Schwierigkeiten, die Gesichtspunkte anderer zu berücksichtigen
- ☐ Schwierigkeiten, verschlissene oder wertlose Dinge wegzuwerfen, selbst wenn sie nicht einmal Gefühlswert besitzen
- ☐ Schwierigkeiten, Aufgaben an andere zu delegieren oder mit anderen zusammen zu arbeiten, wenn diese nicht genau die eigene Arbeitsweise übernehmen
- ☐ Geiz gegenüber sich selbst und anderen; Geld muss im Hinblick auf befürchtete künftige Katastrophen gehortet werden
- ☐ ausgeprägte Angst vor Fehlern und Versagen, Gefühle von starkem Zweifel, übermäßige Vorsicht, Schwierigkeiten, Entscheidungen zu treffen
- ☐ »Schwarz-Weiß«-Denken oder »Alles-oder-Nichts«-Denken
- ☐ Schwierigkeiten, Wesentliches von Unwesentlichem zu unterscheiden (»Verzetteln«)
- ☐ ausgeprägte Angst vor Emotionen und Kontrollverlust
- ☐ Ärger bei Normverletzungen durch andere, Kontrolle von anderen
- ☐ Schwierigkeiten, wenn Planungen durcheinanderkommen oder Flexibilität und Kompromissbereitschaft gefragt sind

Die wichtigsten Modi der zwanghaften Persönlichkeitsstörung

Im Folgenden werden die wichtigsten Modi der zwanghaften Persönlichkeitsstörung beschrieben.

Problematische Kindmodi

Der Modus des einsamen Kindes. Menschen mit zwanghafter Persönlichkeitsstörung fühlen sich in diesem Modus wie ein einsames Kind, das nur dann Aufmerksamkeit und Liebe bekommt, wenn es die Leistung erbringt, die seine Eltern oder andere Bezugspersonen von ihm erwarten. Sie haben ausgeprägte Ängste vor Fehlern, falschen Entscheidungen und Versagen. Die wichtigsten emotionalen Bedürfnisse bleiben unerfüllt. Menschen fühlen sich daher in diesem Modus leer, einsam, ungeliebt und nicht wertgeschätzt. Sie haben das Gefühl, unterlegen zu sein, niemals gut genug und empfinden ein tiefes Gefühl von Scham für die eigene Person und Angst, von anderen abgelehnt zu werden. Sie fühlen sich sehr allein und verspüren eine große Sehnsucht nach Sicherheit, Akzeptanz, Anerkennung und Liebe. Manchmal haben Menschen mit zwanghafter Persönlichkeitsstörung gerade zu Anfang der Therapie keinerlei Zugang zu ihren kindlichen Modi.

Problematische Elternmodi

Der strafende Modus. In diesem Modus haben Menschen mit zwanghafter Persönlichkeitsstörung die Überzeugung, dass sie für alle Fehler, sogar für Unfälle bestraft werden müssen. Er ist geprägt von Selbstkritik und Selbstabwertungen. Bei Menschen mit zwanghafter Persönlichkeitsstörung ist dieser Modus besonders stark ausgeprägt, kritisiert unerbittlich fortwährend jeden vermeintlichen Fehler und negiert jeden Fortschritt. Das Ausdrücken von eigenen Wünschen, Bedürfnissen und Gefühlen wird in diesem Modus lächerlich gemacht und als Schwäche dargestellt. Dieser Modus gibt die internalisierten (»eingeprägten«) Botschaften von Eltern oder anderen wichtigen Bezugspersonen (Lehrer, ältere Geschwister, Mitschüler etc.) wieder, mit denen in der Kindheit negative Erfahrungen gemacht wurden. Der bestrafende Modus richtet sich gegen alle kindlichen Modi.

Der leistungsfordernde Modus. Dieser Elternmodus ist bei Menschen mit zwanghafter Persönlichkeitsstörung ebenfalls sehr stark ausgeprägt, die Übergänge zum strafenden Modus sind manchmal fließend. In diesem Modus erwarten Menschen sehr viel von sich, haben überhöhte Leistungsanforderungen. Sie stellen Arbeit und Produktivität über Vergnügen und soziale Kontakte. Erholung, Ausgleich und Spaß sind unwichtig. Wenn sie ein Ziel erreichen, so wird sofort das nächste angestrebt. Wenn etwas nicht klappt, so verurteilen sie sich hart und suchen den Grund für den Misserfolg bei sich selbst.

Problematische Bewältigungsmodi

Übermäßige zwanghafte Kontrolle. Der Hauptbewältigungsmodus, in dem sich Menschen mit zwanghafter Persönlichkeitsstörung befinden, ist der Modus der übermäßigen zwanghaften Kontrolle. In diesem Modus versuchen Menschen mit zwanghafter Persönlichkeitsstörung, sich durch exzessive Kontrolle und Perfektionismus vor Fehlern, Missgeschicken und dem Gefühl des Versagens zu schützen. Sie planen Dinge bis ins Detail, überprüfen alles mehrfach, sie sind vermehrt wachsam, grübeln lange über Entscheidungen und machen sich ausgiebig Sorgen, um immer bestens auf alle Eventualitäten vorbereitet zu sein. Das Befolgen von festen moralischen Werten und Regeln gibt Kontrolle und Schutz vor Verfehlungen oder schuldhaften Verhalten. Dieser Modus gibt Sicherheit und Kontrolle und verhindert eine Auseinandersetzung mit schmerzhaften Gefühlen.

Selbstüberhöhung. Da Menschen mit einer zwanghaften Persönlichkeitsstörung andere häufig als sorglos und unverantwortlich im Vergleich zu sich selbst erleben, haben sie meist auch den Modus der Selbstüberhöhung. In diesem Modus fühlen sie sich anderen überlegen, weil sie Aufgaben verantwortlicher und zuverlässiger erledigen.

Die wichtigsten Modi der zwanghaften Persönlichkeitsstörung

Vermeidender Selbstschutzmodus. Wenn der Druck zu groß wird, die Ansprüche des fordernden Modus nicht erreichbar scheinen und sie unglaublich große Ängste vor Fehlern und Versagen spüren, kommen Menschen mit zwanghafter Persönlichkeitsstörung manchmal in den vermeidenden Selbstschutzmodus. Sie ziehen sich dann vor Herausforderungen zurück, vermeiden Leistungssituationen.

Selbstberuhigung und -stimulation. Auch dieser Bewältigungsmodus tritt häufig bei Menschen mit zwanghafter Persönlichkeitsstörung auf. In diesem Modus lenken sie sich z. B. mit Computerspielen, Fernsehen, übermäßigem Essen oder Alkohol- und Drogenkonsum von unangenehmen Gefühlen und Gedanken sowie vom Druck durch den fordernden Modus ab.

Gesunde Modi

Der Modus des gesunden Erwachsenen. In diesem Modus haben Menschen ein gesundes Verhältnis zu Arbeit und Vergnügen und achten auf den Ausgleich. Sie sind wertschätzend im Umgang mit sich selbst und anderen. Sie wissen, dass Fehler zum Leben dazugehören und man ohne Fehler nicht lernen kann. Sie können mit Fehlern und Unvollkommenheiten umgehen, ohne sich dauerhaft abzuwerten. Sie müssen nicht alles perfekt machen, sondern geben sich mit einem akzeptablen Ergebnis in schnellerer Zeit ebenfalls zufrieden. Sie können etwas stehen lassen, das unvollkommen ist und können auch Teilerfolge sehen. Sie achten auf ihre Bedürfnisse und Gefühle und können diese auch anderen zeigen. Ein Hauptziel der Therapie ist es, diesen Modus zu fördern und zu stärken.

Der Modus des gesunden Erwachsenen und die kindlichen Modi stehen nicht im Widerspruch. Aus der Perspektive des gesunden Erwachsenenmodus zeigen Menschen Verständnis und kümmern sich um die Bedürfnisse der kindlichen Modi. Sie schützen sich und die kindlichen Modi vor dem strafenden Modus, relativieren die Ansprüche des fordernden Modus und reduzieren so die Notwendigkeit für Bewältigungsmodi.

Der Modus des fröhlichen Kindes. In diesem Modus nutzen Menschen Freiräume, um spielerisch, ausgelassen, fröhlich und spontan zu sein. Sie tanken Kraft und erholen sich für ihre weitere Arbeit. Dieser Modus ist bei Menschen mit zwanghafter Persönlichkeitsstörung kaum vertreten und wird von den Elternmodi als unsinnig angesehen.

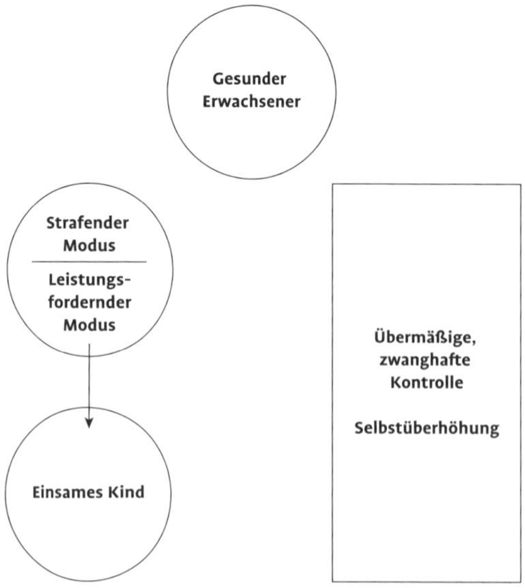

Modusmodell der zwanghaften Persönlichkeitsstörung

Das Entstehungsmodell der zwanghaften Persönlichkeitsstörung

Für die Entstehung einer zwanghaften Persönlichkeitsstörung spielen vermutlich mehrere Faktoren eine Rolle:

(1) **Temperament**: Studien lassen vermuten, dass Menschen mit einer zwanghaften Persönlichkeitsstörung ein Temperament mitbringen, das für die Entwicklung dieser Persönlichkeitsstörung prädisponiert.

(2) **Strenge, überkontrollierende Umwelt, Nichterfüllung der Grundbedürfnisse:** Studien belegen den Zusammenhang zwischen der Entstehung einer zwanghaften Persönlichkeitsstörung und emotionalem Missbrauch in der Kindheit. Menschen mit einer zwanghaften Persönlichkeitsstörung kommen oft aus Familien, in denen eine sehr strenge, überkontrollierende Atmosphäre herrschte und in der Autonomie unterdrückt wurde. Erziehung fand häufig vor allem durch Bestrafung unerwünschten Verhaltens statt, sodass Betroffene als Kind schnell Regeln und Grenzen erlernen mussten, um Strafen zu entgehen. Dadurch, dass nur wenig Raum für Autonomie und selbstständige Entwicklung blieb, fühlen sich die Betroffenen auch später unsicher und orientierungslos, wenn keine klaren Normen herrschen und schaffen sich Sicherheit und Kontrolle über die Orientierung an Regeln, Listen etc. Auch der Ausdruck von Bedürfnissen und Gefühlen wurde abgewertet oder sogar bestraft, Betroffene lernten so schon früh, eigene Bedürfnisse und Gefühle zu unterdrücken und als nicht wichtig und störend zu verbuchen. Insbesondere für Spiel, Spaß, Erholung und Ausgleich war kaum Platz. Häufig gab es wenig Liebe, Fürsorge und Wärme. Menschen mit zwanghafter Persönlichkeitsstörung fühlten sich oft als Kinder sehr ungeliebt und einsam und versuchten über Leistung ein wenig Anerkennung und Liebe zu erlangen.

(3) **Modelllernen von zwanghaften Bezugspersonen:** Häufig finden sich in den Biografien von Menschen mit zwanghafter Persönlichkeitsstörung Elternteile, die Perfektionismus vorlebten. In den Familien wurden Pflichterfüllung, Erfolg und Arbeit ein sehr viel höherer Stellenwert als Freude, Spaß und Freundschaft zugeordnet. Neben genetischen Einflüssen spielt hier sicherlich auch Modelllernen eine wichtige Rolle.

(4) **Aufrechterhaltung durch positive Verstärkung von Leistung durch die Umgebung:** Perfektionismus und vermehrtes Arbeiten bringt häufig das Erreichen von Zielen und das korrekte, verlässliche Erledigen von Aufgaben mit sich. Dies ist in unserer Gesellschaft erwünscht, bringt Lob und Anerkennung und erhält darüber hinaus den Selbstwert.

Die Kombination dieser Faktoren führt dazu, dass Menschen mit zwanghafter Persönlichkeitsstörung Leistung und Arbeit einen hohen Stellenwert beimessen und ihren meist niedrigen Selbstwert darüber stabilisieren. Die Forderungen und die Kritik durch die Eltern oder andere an der Erziehung beteiligte Personen internalisiert (verinnerlicht) das Kind im fordernden oder strafenden Modus. Im kindlichen Modus haben Menschen mit zwanghafter Persönlichkeitsstörung große Angst vor Versagen, Fehlern oder Kontrollverlust – schließlich haben sie gelernt, dass dies Gefahr bedeutet. Über den Bewältigungsmodus der übermäßigen zwanghaften Kontrolle vermeiden sie Fehler und Misserfolge, bekommen Sicherheit und Kontrolle. Gefühle und Bedürfnisse sind nicht mehr spürbar. Die Betroffenen können aber so keinen gesunden Umgang mit Fehlern erlernen. Durch die überkritischen Elternmodi wird die Angst vor Fehlern und Versagen weiter angeheizt und immer höhere Ziele gesetzt. Bei Erreichen der Ziele erfolgt eine kurze positive Verstärkung, die das System aufrechterhält. Wenn das Ziel nicht erreicht wird, ist der Selbstwert durch die Botschaften des fordernden Modus bedroht. Dies führt meist zu einer Verstärkung des Bewältigungsmodus der perfektionistischen Kontrolle oder, wenn der Druck

Das Entstehungsmodell der zwanghaften Persönlichkeitsstörung

zu groß wird, zum Übergang in den vermeidenden Selbstschutz. In beiden Bewältigungsmodi können keine neuen korrigierenden Erfahrungen gemacht werden, der Umgang mit Fehlern und Misserfolgen kann nicht trainiert werden und ein Zugang zu den Bedürfnissen bleibt verwehrt. Betroffene können nicht die Erfahrung machen, dass sie nicht nur über ihre Leistung definiert werden, sondern auch wertvoll sind, wenn sie Misserfolge erleben oder Fehler machen.

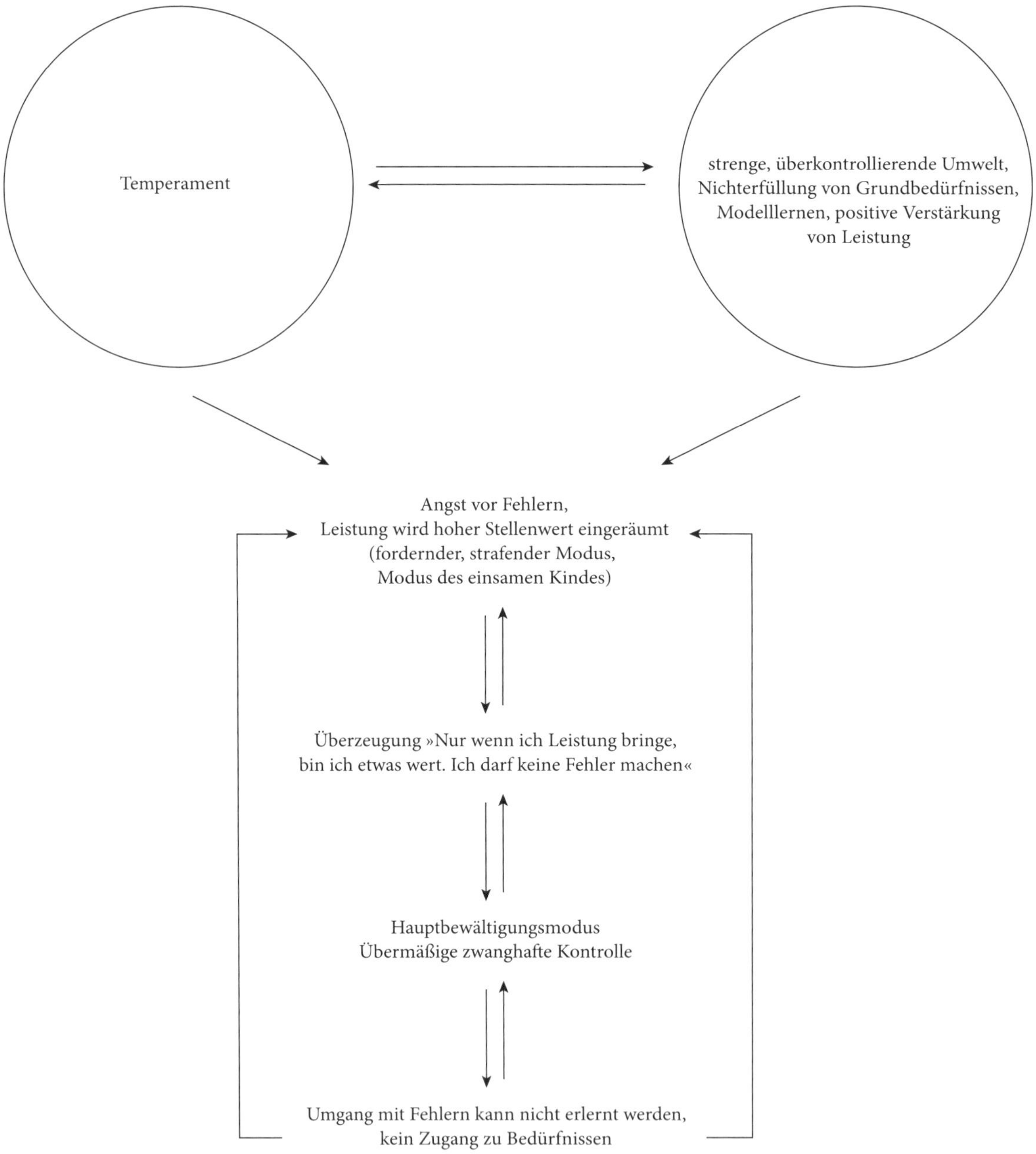

Zwanghafte Persönlichkeitsstörung: Achtsamkeit für Modi trainieren

Aufgabe. Lesen Sie das folgende Fallbeispiel von Carsten P. und versuchen Sie, die jeweiligen Modi zu erkennen. Am besten ordnen Sie jedem Modus eine Farbe zu und unterstreichen dann die dazugehörigen Textpassagen in dieser Farbe (z. B. Blau für die verletzlichen kindlichen Modi, Schwarz für den strafenden/fordernden Modus, Lila für den Bewältigungsmodus der übermäßigen perfektionistischen Kontrolle, Braun für den Bewältigungsmodus der Vermeidung und Gelb für den Modus des gesunden Erwachsenen).

Beispiel

Carsten P., ein 40-jähriger Lehrer, kommt wegen einer chronischen Depression in die Psychotherapie. Rasch wird deutlich, dass sein Alltag wenig positive Aktivitäten beinhaltet und er sich immer wieder so »verzettelt«, dass es ihm sehr schwer fällt, seine Ziele in angemessener Zeit zu erreichen. Er leidet sehr darunter, weil es ihm sehr wichtig ist, ein besonders guter Lehrer zu sein. Er möchte Aufgaben immer vollständig und fehlerfrei erledigen, kontrolliere deshalb die Klassenarbeiten immer mehrfach nach. Um sein Zeitmanagement zu verbessern und nichts zu vergessen, beschäftigt er sich immer lange mit »To-do-Listen« und Strukturplänen für seinen Alltag, das ist wenig effektiv. Obwohl er sich in diesem Zusammenhang viele Aktivitäten und Erledigungen vornimmt, »landet« er abends und am Wochenende fast immer stundenlang vor dem Fernseher und konsumiert dabei täglich knapp einen halben Liter Wein. Er wisse, dass das nicht sinnvoll sei, aber irgendwie sei dieses Verhalten der angenehmste Teil seines Alltags.

Aus seiner Kindheit berichtet Herr P., dass er in ärmlichen Verhältnissen aufgewachsen sei. Das Äußern eigener materieller Bedürfnisse sei nicht angemessen gewesen, die Familie habe sich keinen »Luxus« leisten können. Deshalb sei er heute wohl auch so sparsam und übervorsichtig, obwohl er über ausreichend Geld verfüge, um sich angenehme Dinge zu leisten. Die Eltern hatten immer viel gearbeitet und es war sehr wichtig gewesen, dass er sich in der Schule besonders anstrengte, nur so könne er es zu etwas bringen. Ein Leitspruch seiner Familie war »Erst die Arbeit, dann das Vergnügen«. Zur Kompensation des geringen materiellen Status habe seine Familie stets sehr »zusammengegluckt«; wenn er als Kind und als Jugendlicher altersangemessene Wünsche nach mehr Autonomie oder selbstständigen Aktivitäten geäußert habe, seien seine Eltern oft sehr enttäuscht von ihm gewesen. Heute habe er in Beziehungen oder Freundschaften ebenfalls größte Probleme, eigene Wünsche oder etwa Vorschläge für Unternehmungen zu äußern. Mehrere Beziehungen seien gescheitert, aktuell sei er Single, dies belaste ihn sehr.

Welche Modi haben Sie entdeckt?

....

Kennen Sie einige der Symptome von sich selbst?

....

Am Anfang kann es noch sehr schwer sein, die Modi zuzuordnen. Besprechen Sie die Aufgabe deshalb mit Ihrem Therapeuten.

Zwanghafte Persönlichkeitsstörung: Achtsamkeit für Modi trainieren

Im Folgenden finden Sie das Modusmodell von Carsten P. Seine Symptome sind dort den jeweiligen Modi zugeordnet.

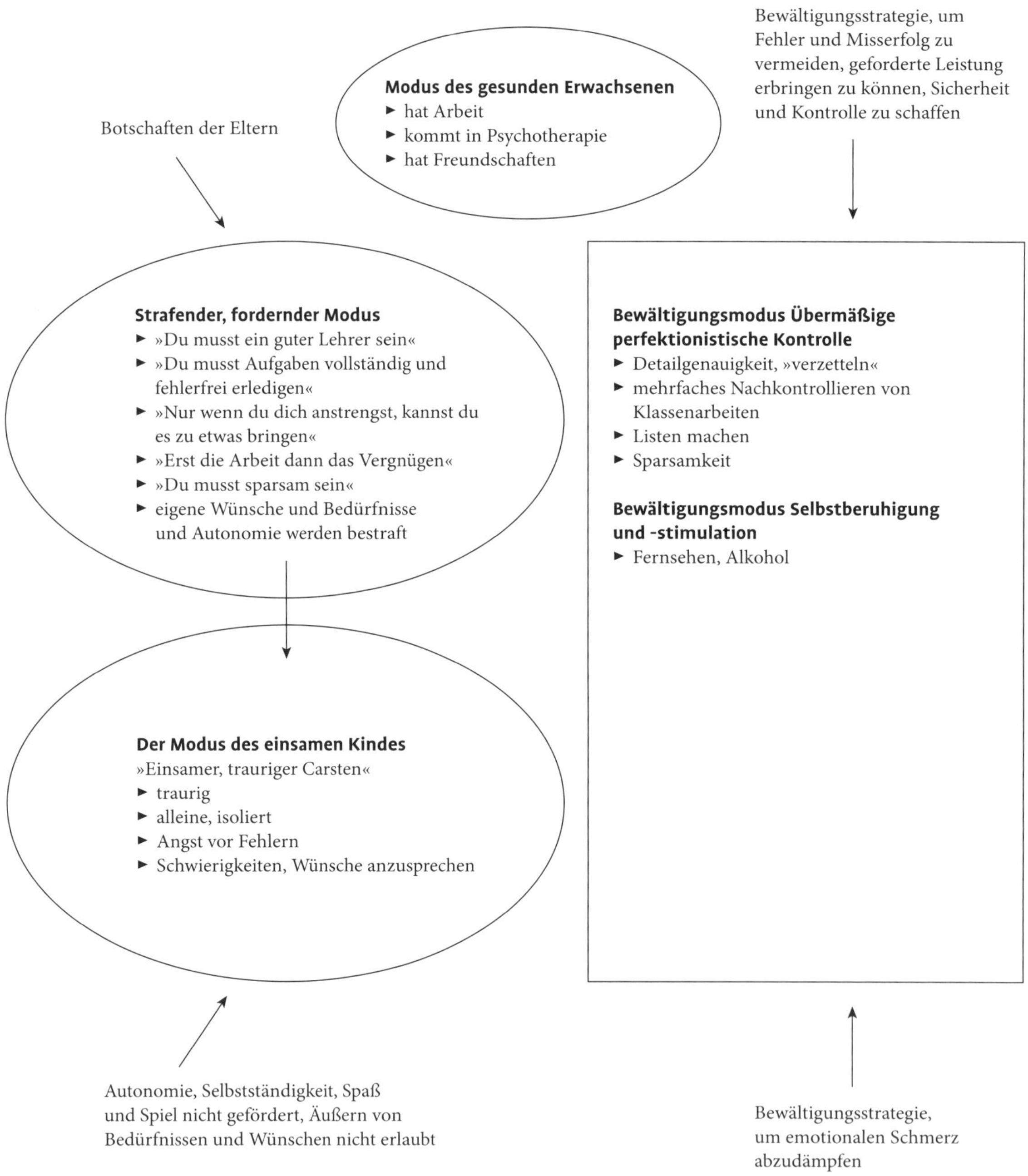

Erstellen Sie nun mit Ihrem Therapeuten Ihr eigenes Modusmodell für Ihre individuelle Problematik.

INFO 24 • P

Die wichtigsten Symptome der paranoiden Persönlichkeitsstörung

Menschen mit einer paranoiden Persönlichkeitsstörung zeigen aufgrund ihrer Erfahrungen ein Muster von Misstrauen und Argwohn anderen Menschen gegenüber. Sie erleben andere als grundsätzlich bösartig und feindselig und haben große Angst, ausgenutzt oder manipuliert zu werden. Sie sind stets wachsam und überprüfen andere auf Zeichen von Böswilligkeit. Oft interpretieren sie auch neutrale oder positive Verhaltensweisen als verschwörerische Aktivität. Betroffene sind davon überzeugt, dass andere sie schädigen wollen und dass sie aus diesem Grund ihre Grenzen massiv verteidigen müssen. Auch wenn sie eine sehr nahe Beziehung zu jemanden haben und ihn schon sehr lange kennen, nimmt das Misstrauen nicht ab. In Beziehungen sind sie oft sehr eifersüchtig. Sie sind extrem empfindlich gegenüber Kritik, Beleidigungen, Verletzungen und Ungerechtigkeiten und reagieren oft mit massivem Ärger.

Im Folgenden sind die typischen Symptome der paranoiden Persönlichkeitsstörung aufgeführt. Bitte kreuzen Sie die Symptome an, die auf Sie zutreffen. Wenn Sie sich unsicher sind, besprechen Sie das Symptom mit Ihrem Therapeuten.

☐ Erwartung, von anderen ausgenutzt, benachteiligt oder getäuscht zu werden (ständig auf der Hut sein)

☐ ausgeprägte Zweifel an der Loyalität oder Vertrauenswürdigkeit anderer

☐ Schwierigkeiten, sich anderen anzuvertrauen, aus Angst, die Informationen könnten in böswilliger Weise missbraucht werden

☐ Interpretation von verborgenen, abwertenden oder bedrohenden Bedeutungen in harmlose Bemerkungen oder Ereignisse

☐ sehr nachtragend (Schwierigkeiten, Verletzungen und Kränkungen zu verzeihen)

☐ Wahrnehmung von Angriffen gegen die eigene Person, die anderen nicht ersichtlich sind, dann schnell wütende, aggressive Gegenreaktion

☐ Zweifel an der Treue des Partners, häufiger Verdacht, dass dieser untreu sei (ohne konkreten Anhaltspunkt)

☐ Eifersucht

☐ extrem empfindlich gegenüber Kritik, Beleidigungen, Verletzungen und Ungerechtigkeiten

Die wichtigsten Modi der paranoiden Persönlichkeitsstörung

Im Folgenden werden die wichtigsten Modi der paranoiden Persönlichkeitsstörung beschrieben. Neben den hier beschriebenen Modi können auch noch andere Modi vorliegen. Prüfen Sie dies gemeinsam mit Ihrem Therapeuten.

Problematische Kindmodi

Der Modus des verletzten, verlassenen Kindes. In diesem Modus haben Menschen mit paranoider Persönlichkeitsstörung große Angst, ausgenutzt, manipuliert oder getäuscht zu werden und fühlen sich bedroht. Sie denken, dass jeden Moment etwas Schreckliches passieren könnte. Sie haben das Gefühl, niemandem vertrauen zu können und können sich auch bei Schwierigkeiten bei niemandem Hilfe holen. Sie fühlen sich deshalb sehr allein. Sie erleben in diesem Modus die Gefühle aus ihrer Kindheit, in der meist tatsächlicher Missbrauch stattgefunden hat.

Der Modus des wütenden Kindes. In diesen Modus kommen Menschen mit paranoider Persönlichkeitsstörung, wenn sie einen Angriff gegen sich wahrnehmen, verletzt oder gekränkt worden sind oder das Gefühl haben, dass ihr Vertrauen missbraucht werden soll. Sie können dann sehr wütend und zornig reagieren.

Problematische Elternmodi

Der strafende Modus. In diesem Modus haben Menschen das Gefühl, sie seien schlecht, wertlos, dumm, faul und hässlich. Er ist geprägt von Selbsthass, Selbstkritik, Schuld und Selbstabwertungen. Der Ton ist höhnisch, missbilligend und demütigend. Er verbietet und bestraft den Ausdruck von Bedürfnissen und Gefühlen. Dieser Modus gibt die internalisierten (»eingeprägten«) Botschaften von Eltern oder anderen wichtigen Bezugspersonen (Lehrer, ältere Geschwister, Mitschüler etc.) wieder, mit denen in der Kindheit negative Erfahrungen gemacht wurden. Dieser Modus ist bei Menschen mit paranoider Persönlichkeitsstörung oft nur versteckt wahrnehmbar.

Problematische Bewältigungsmodi

Modus der übermäßigen misstrauischen Kontrolle. Der Hauptbewältigungsmodus, in dem sich Menschen mit paranoider Persönlichkeitsstörung befinden, ist der Modus der übermäßigen misstrauischen Kontrolle. In diesem Modus steht Misstrauen und vermehrte Wachsamkeit im Vordergrund. Die Umwelt wird fortlaufend auf Indizien für Böswilligkeit und Angriffe auf die eigene Person überprüft. Betroffene grübeln und sorgen sich viel um die Vertrauenswürdigkeit und Loyalität anderer, überprüfen mehrfach deren Absichten. Dies soll einen Schutz vor Bedrohungen und Verletzungen darstellen und gibt Menschen mit paranoider Persönlichkeitsstörung ein Gefühl von Kontrolle.

Vermeidender Selbstschutzmodus. Auch dieser Bewältigungsmodus tritt häufig bei Menschen mit paranoider Persönlichkeitsstörung auf und beschreibt den typischen sozialen Rückzug. Betroffene halten sich fern aus sozialen Beziehungen, vermeiden das Sprechen über sich und halten andere auf Distanz, um nicht verletzt zu werden. Häufig bestehen zusätzlich Suchtprobleme, mit denen eventuell die Gefühle von Angst und Bedrohung gedämpft werden.

Die wichtigsten Modi der paranoiden Persönlichkeitsstörung

Gesunde Modi

Der Modus des gesunden Erwachsenen. In diesem Modus können Menschen anderen Menschen vertrauen, ohne dies permanent zu überprüfen. Sie akzeptieren ihre Gefühle, Gedanken und Bedürfnisse und gehen wertschätzend mit sich selbst und anderen um. Sie treffen Entscheidungen entsprechend ihrer Ziele und Werte. Ein Hauptziel der Therapie ist es, diesen Modus, der häufig zu Beginn der Therapie noch schwach ausgeprägt ist, zu fördern und zu stärken.
Der Modus des gesunden Erwachsenen und die kindlichen Modi stehen nicht im Widerspruch. Aus der Perspektive des gesunden Erwachsenenmodus zeigen Menschen Verständnis für und kümmern sich um die Bedürfnisse der kindlichen Modi, setzen dem Modus des wütenden aber angemessene Grenzen. Sie schützen sich und die kindlichen Modi vor dem strafenden Modus. Sie beruhigen die kindlichen Modi und geben ihnen Sicherheit und können so den Modus der übermäßigen misstrauischen Kontrolle reduzieren. So können sie sich in Beziehungen öffnen und positive neue Erfahrungen machen.

Der Modus des fröhlichen Kindes. In diesem Modus nutzen Menschen Freiräume, um spielerisch, ausgelassen, fröhlich und spontan zu sein. Dieser Modus ist bei Menschen mit paranoider Persönlichkeitsstörung kaum vertreten.

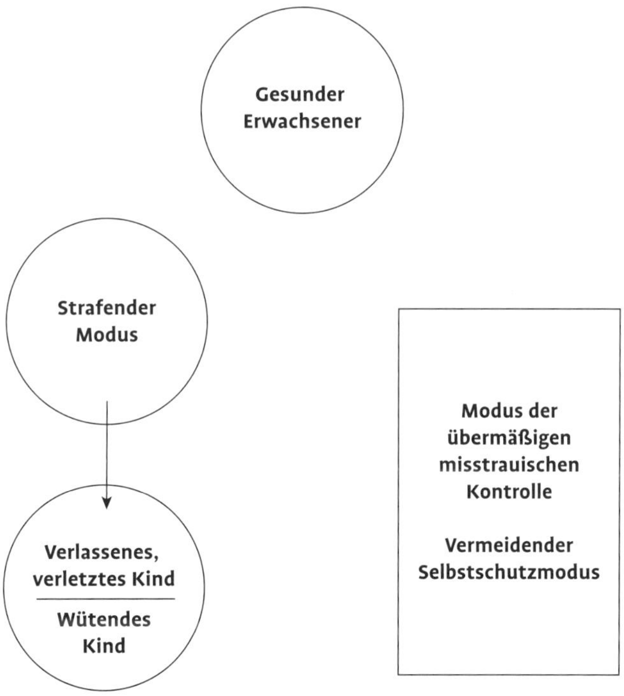

Modusmodell der paranoiden Persönlichkeitsstörung

Das Entstehungsmodell der paranoiden Persönlichkeitsstörung

Für die Entstehung einer paranoiden Persönlichkeitsstörung spielen folgende Faktoren eine wichtige Rolle:

(1) **Temperament**: Es wird vermutet, dass Menschen mit einer paranoiden Persönlichkeitsstörung ein bestimmtes Temperament mitbringen, das zur Entwicklung der Persönlichkeitsstörung prädisponiert.

(2) **Invalidierende Umwelt, Nichterfüllung der Grundbedürfnisse:** Studien belegen, dass Menschen mit einer paranoiden Persönlichkeitsstörung überdurchschnittlich häufig in der Kindheit traumatische Erfahrungen wie körperlichen, sexuellen oder emotionalen Missbrauch erlebt haben. Vor allem sexueller Missbrauch ist bei den Betroffenen mit Scham, Stigmatisierung und Misstrauen verbunden. Die Grundbedürfnisse von Kindern wie Sicherheit, Geborgenheit, Liebe, Aufmerksamkeit, Anerkennung, Lob, Akzeptanz und Spontaneität, Spaß und Spiel wurden kaum erfüllt. Betroffene machten als Kinder zu häufig die Erfahrung, dass ihr Vertrauen missbraucht wurde und dass man nirgendwo sicher ist. Durch die Bewältigungsstrategie der übermäßigen misstrauischen Kontrolle schaffen sie sich schon früh ein Gefühl von Sicherheit und versuchen, ihre chaotische Umwelt bestmöglich einzuschätzen und zu kontrollieren

(3) **Modelllernen von paranoiden Bezugspersonen:** Häufig hatten Menschen mit paranoider Persönlichkeitsstörung durch Eltern oder andere an der Erziehung beteiligte Personen ein Modell, das den Modus der übermäßigen misstrauischen Kontrolle vorlebte und ihnen vermittelte, dass man niemandem vertrauen könne.

Die Kombination dieser Faktoren führt dazu, dass Menschen mit paranoider Persönlichkeitsstörung ein besonderes Bedürfnis nach Kontrolle und Sicherheit haben. Durch die Missbrauchserfahrungen in der Kindheit internalisieren (verinnerlichen) sie Überzeugungen wie »Du kannst keinem vertrauen« oder »Die Welt ist ein gefährlicher Ort«. In den kindlichen Modi fühlen Menschen mit paranoider Persönlichkeitsstörung vor allem große Unsicherheit und Angst, erneut verletzt oder missbraucht zu werden. Zur Bewältigung erfolgt der Modus der übermäßigen misstrauischen Kontrolle, in dem sie sich durch erhöhte Wachsamkeit und Misstrauen versuchen, vor Angriffen und Bedrohungen zu schützen. Dies gibt ihnen kurzfristig ein Gefühl von Kontrolle und Sicherheit. Gleichzeitig führt es dazu, dass sie vermehrte Anzeichen für Gefahr finden. Zusätzlich sind sie übersensibel für Angriffe auf ihre Person und deuten dann auch häufig neutrale oder sogar gut gemeinte Verhaltensweisen von anderen als gemein oder gefährlich. Dies führt zum einem zu einem fortgesetztem Gefühl von Gefahr und Unsicherheit, welches in den kindlichen Modi erneut Angst hervorruft und den Druck auf den beschützenden Bewältigungsmodus der misstrauischen Kontrolle erhöht. Zum anderen fühlen andere sich häufig vor den Kopf gestoßen oder kontrolliert und ziehen sich zurück. Es können so keine gesunden, hilfreichen Beziehungen aufgebaut werden und keine korrigierenden Erfahrungen gemacht werden.

Das Entstehungsmodell der paranoiden Persönlichkeitsstörung

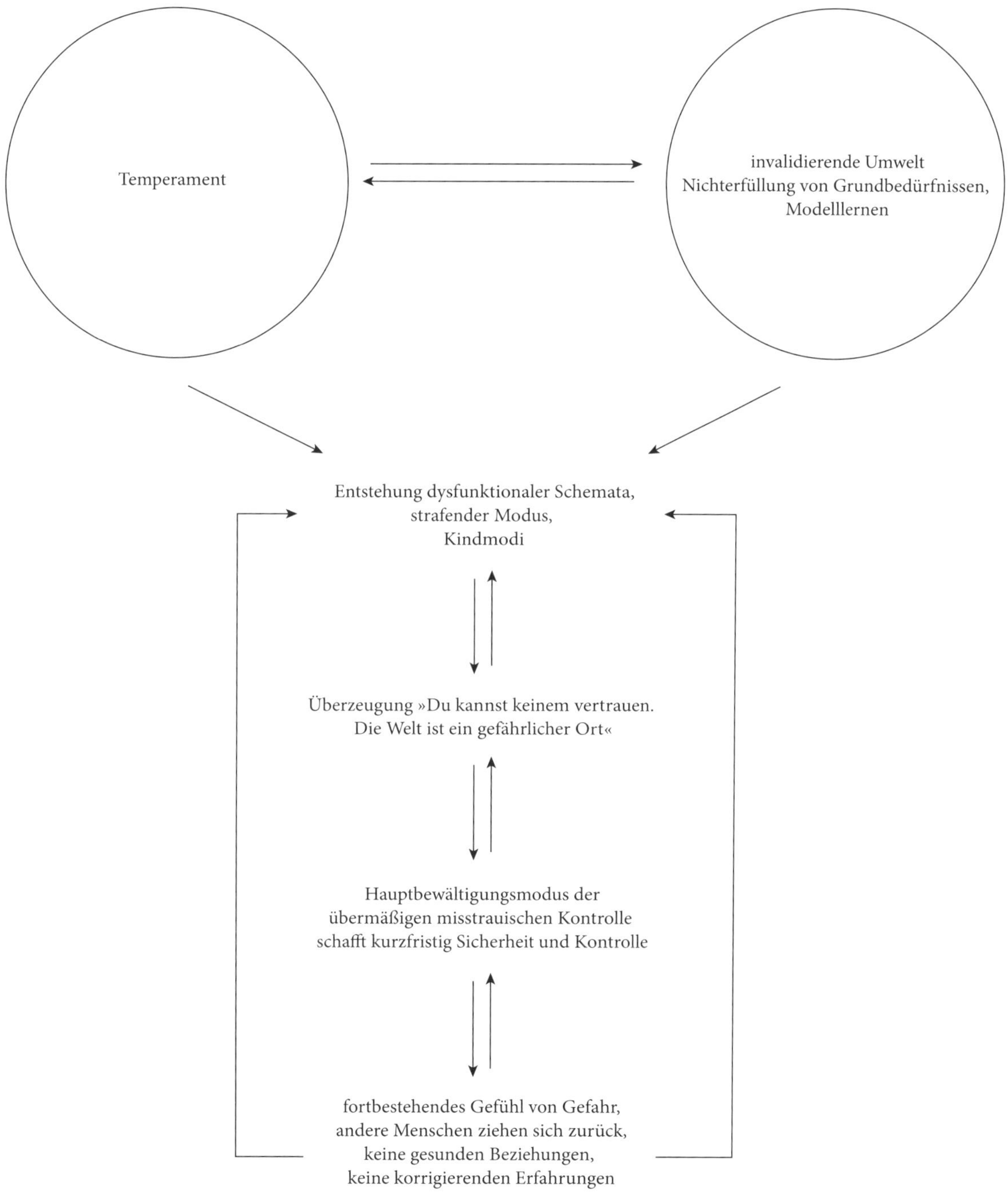

Paranoide Persönlichkeitsstörung: Achtsamkeit für Modi trainieren

Aufgabe. Lesen Sie das folgende Fallbeispiel von Erich P. und versuchen Sie, die jeweiligen Modi zu erkennen. Am besten ordnen Sie jedem Modus eine Farbe zu und unterstreichen dann die dazugehörigen Textpassagen in dieser Farbe (z. B. Blau für den verlassenen, verletzten Kindmodus, Rot für den wütenden Kindmodus, Schwarz für den strafenden Modus, Lila für den Bewältigungsmodus der übermäßigen misstrauischen Kontrolle, Braun für den Bewältigungsmodus des vermeidenden Selbstschutzes und Gelb für den Modus des gesunden Erwachsenen).

Beispiel

Erich P., ein 54-jähriger Malermeister, kommt auf Drängen seiner Ehefrau wegen seines Alkoholkonsums zum Hausarzt. Er wirkt im Kontakt sehr zurückweisend und latent aggressiv. Die Frau berichtet, dass er alkoholisiert immer wieder Streit mit den Nachbarn anfange, mittlerweile sei es schon mehrfach wegen nichtiger Dinge auch zu Streitigkeiten vor Gericht gekommen. Er gehe immer davon aus, dass alle es böse mit ihm meinten, und interpretiere auch neutrale Vorfälle in diesem Sinne.

Herr P. wurde in ein sehr gewalttätiges Elternhaus geboren, sein Vater war alkoholabhängig und verließ die Familie, als der Patient 5 Jahre alt war. Große Teile seiner Kindheit und Jugend hat er im Heim verbracht, in dem er viele negative Erfahrungen mit anderen Menschen machte. Alkoholprobleme und Streitereien mit Nachbarn ziehen sich durch sein Leben, er hat wenige soziale Kontakte, weil er anderen Menschen grundsätzlich misstraut. Seine misstrauische und ablehnende Haltung gegenüber anderen wird auch im therapeutischen Kontakt deutlich spürbar.

Welche Modi haben Sie entdeckt?

....

....

....

Kennen Sie einige der Symptome von sich selbst?

....

....

....

....

Am Anfang kann es noch sehr schwer sein, die Modi zuzuordnen. Besprechen Sie die Aufgabe deshalb mit Ihrem Therapeuten.

Paranoide Persönlichkeitsstörung: Achtsamkeit für Modi trainieren

Im Folgenden finden Sie das Modusmodell von Erich P. Seine Symptome sind dort den jeweiligen Modi zugeordnet.

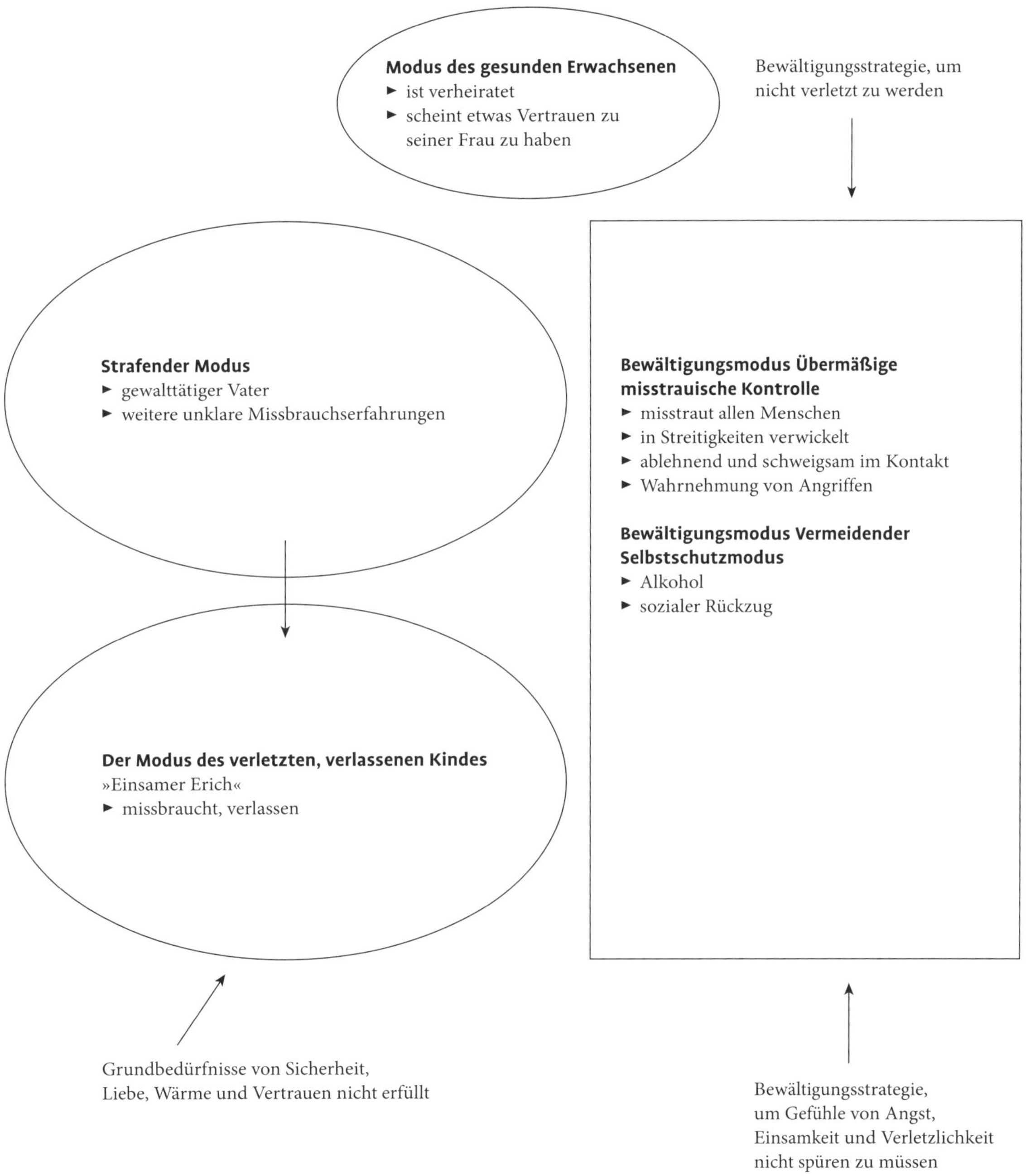

Erstellen Sie nun mit Ihrem Therapeuten Ihr eigenes Modusmodell für Ihre individuelle Problematik.

Die wichtigsten Symptome der antisozialen Persönlichkeitsstörung

Menschen mit antisozialer Persönlichkeitsstörung neigen zu unbedachten, impulsiven Verhaltensweisen ohne Rücksicht auf die Folgen für sich oder andere. Sie haben eine geringe Frustrationstoleranz sowie einen Mangel an Einfühlungsvermögen in andere. Häufig haben sie wenig Schuldbewusstsein und Verantwortungsgefühl. Sie haben wenig Vertrauen in ihre Umgebung und leben nach der Regel »Angriff ist die beste Verteidigung« und »Nimm dir, was du brauchst und willst, sonst gibt es dir keiner«. Sie nehmen sich ungeachtet von Regeln, Gesetzen und den Bedürfnissen anderer das, was ihnen ihrer Meinung nach zusteht. Sie können dabei verdeckt mit Manipulationen, Betrug und Lügen vorgehen oder aber auch nach außen deutlich sichtbar mit Gewalt und Drohungen. Häufig haben Betroffene eine hohe Risikobereitschaft und empfinden nur selten Angst. Die Diagnose darf nur erteilt werden, wenn die Problematik schon mindestens seit dem 15. Lebensjahr besteht.

Im Folgenden sind die Kernsymptome der antisozialen Persönlichkeitsstörung aufgeführt. Bitte kreuzen Sie die Symptome an, die auf Sie zutreffen. Wenn Sie sich unsicher sind, besprechen Sie das Symptom mit Ihrem Therapeuten.

- ☐ fehlende Anpassung an gesellschaftliche Normen und Gesetze, was sich in wiederholtem Begehen von Handlungen äußert, die Grund für eine Festnahme gewesen wären (z. B. Zerstörung fremden Eigentums, Belästigung anderer Personen, Diebstahl, Drogenhandel, Ausübung illegaler Tätigkeiten)
- ☐ wiederholtes Lügen, Gebrauch von Decknamen, Simulieren oder Betrügen anderer, um persönlichen Gewinn oder Genuss zu erzielen
- ☐ Impulsivität oder Unfähigkeit, vorausschauend zu planen (Entscheidungen erfolgen aus dem Augenblick heraus, ohne Berücksichtigung der Folgen für sich oder andere)
- ☐ Reizbarkeit und Aggressivität, die sich in wiederholten Angriffen, Körperverletzungen, Schlägereien oder Überfällen äußert (z. B. Verprügeln des Partners oder der Kinder)
- ☐ rücksichtslose Missachtung der eigenen Sicherheit oder der Sicherheit anderer (z. B. Fahrverhalten: Raserei, Trunkenheit am Steuer)
- ☐ Verantwortungslosigkeit (z. B. Vernachlässigungen, die bis zur Gefährdung eines Kindes gehen, Unfähigkeit, eine dauerhafte Tätigkeit auszuüben und finanziellen Verpflichtungen nachzukommen)
- ☐ fehlende Reue, Gleichgültigkeit und Rationalisierung bei Diebstahl, Kränkung und Misshandlung anderer
- ☐ häufiger Arbeitsplatz-, Wohnungs- und Partnerverlust
- ☐ Einstellungen wie: »Das Leben ist eben unfair«, »Die anderen verdienen kein besseres Leben«, »Hilf dir selbst, sonst hilft dir keiner« oder »Friss oder du wirst gefressen«
- ☐ oft zusätzlich Drogen- oder Alkoholmissbrauch, pathologisches Spielen

Die wichtigsten Modi der antisozialen Persönlichkeitsstörung

Im Folgenden werden die wichtigsten Modi der antisozialen Persönlichkeitsstörung beschrieben. Neben den hier beschriebenen Modi können auch noch andere Modi vorliegen, vor allem, wenn neben der antisozialen Persönlichkeitsstörung zusätzliche psychische Erkrankungen bestehen, wie es sehr häufig der Fall ist. Prüfen Sie dies gemeinsam mit Ihrem Therapeuten und erstellen Sie zusammen ein für Sie passendes Modusmodell.

Problematische Kindmodi

Der Modus des verletzten, verlassenen Kindes. In diesem Modus erleben Menschen mit antisozialer Persönlichkeitsstörung die Gefühle von Missbrauch und Vernachlässigung aus ihrer Kindheit wieder. Sie denken, dass die Welt ein schlechter Ort ist und jeden Moment etwas Schreckliches passieren könnte. Sie haben das Gefühl, niemandem vertrauen zu können. Niemand wird für sie sorgen und nach ihnen schauen, wenn sie es nicht selbst tun.

Der Modus des wütenden Kindes. In diesen Modus kommen Menschen mit antisozialer Persönlichkeitsstörung, wenn sie ihre Bedürfnisse bedroht sehen, sich angegriffen fühlen oder überfordert sind. Sie reagieren dann mit heftigen Wutausbrüchen, in denen sie andere Menschen verletzen oder Dinge beschädigen können.

Der Modus des impulsiven Kindes. Menschen mit antisozialer Persönlichkeitsstörung handeln in diesem Modus sehr impulsiv, ohne nachzudenken, wenn sie ihre Bedürfnisse erfüllen wollen, ohne Rücksicht auf andere Personen oder mögliche negative Konsequenzen. Ihre Entscheidungen treffen sie häufig aus der Situation heraus. Sie haben Schwierigkeiten, langfristig zu planen und auf kurzfristige Verstärkung zugunsten längerfristiger Ziele zu verzichten. Es fällt ihnen deshalb auch schwer, Verantwortung zu übernehmen oder an einer Aufgabe länger festzuhalten. In diesem Modus missachten sie oft aus dem Impuls heraus die eigene Sicherheit und die von anderen, indem sie beispielsweise rücksichtslos und riskant Auto fahren oder Drogen konsumieren. Sie lieben rasche Abwechslung und ständig neue Reize.

Der Modus des undisziplinierten Kindes. In diesem Modus haben Menschen mit antisozialer Persönlichkeitsstörung Schwierigkeiten mit der Beachtung von Regeln, Normen und Gesetzen und nehmen sich das, was sie wollen, ohne auf die Bedürfnisse anderer zu achten. Das führt dazu, dass sie Regeln, Gesetze und Grenzen anderer überschreiten und dadurch häufig in Konflikt mit der Polizei oder anderen geraten, häufig auch zu Gefängnisstrafen verurteilt werden. Sie haben eine sehr geringe Frustrationstoleranz und Schwierigkeiten mit Verantwortungsübernahme, Disziplin und Durchhaltevermögen. Sie geben leicht auf, haben große Schwierigkeiten mit der Erledigung von Routine- oder langweiligen Aufgaben.

Problematische Elternmodi

Der strafende Modus. Dieser Modus gibt die internalisierten (»eingeprägten«) Botschaften von Eltern oder anderen wichtigen Bezugspersonen (Lehrer, ältere Geschwister, Mitschüler etc.) wieder, mit denen in der Kindheit negative Erfahrungen gemacht wurden. Dieser Modus ist bei Menschen mit antisozialer Persönlichkeitsstörung oft nur versteckt wahrnehmbar. Meist empfinden sie wenig Schuld und Reue bezüglich der Kränkung oder Verletzung anderer.

Die wichtigsten Modi der antisozialen Persönlichkeitsstörung

Problematische Bewältigungsmodi

Überkompensatorische Bewältigungsmodi
Der hauptsächliche Bewältigungsmodus, in dem sich Menschen mit antisozialer Persönlichkeitsstörung befinden, ist die Überkompensation, entsprechend dem Motto »Angriff ist die beste Verteidigung«, »Mach die anderen nieder, bevor sie dich niedermachen«. Hierbei treten verschiedene Formen auf, die im Folgenden dargestellt werden.

Schikane und Angriff (Bully and Attack). In diesem Modus verhalten sich Menschen mit antisozialer Persönlichkeitsstörung aggressiv, schüchtern andere verbal ein oder bedrohen sie, um selbst die Kontrolle zu behalten und sich vor Verletzungen zu schützen. Sie denken, es kann nur Gewinner oder Verlierer (»Topdog or Underdog«) geben. Sie sind der Meinung, dass man entweder kontrolliert wird oder selbst kontrolliert, sie wollen zu den Gewinnern zählen und die Kontrolle behalten. Sie verhalten sich, als ob ihnen besondere Rechte zustehen würden und Bedürfnisse anderer nicht so wichtig wären wie die eigenen.

Falschheit oder Verschlagenheit. In diesem Modus lügen und manipulieren sie andere, um eigene Ziele zu erreichen.

Ausnutzer-Modus. In diesem Modus nutzen Menschen andere aus oder beschädigen sie in kaltblütiger Weise, weil sie den eigenen Bedürfnissen im Weg stehen.
Auch die Bewältigungsmodi der **Selbstüberhöhung** (eigene Stärken besonders betonen) und der **übermäßigen misstrauischen Kontrolle** (andere auf Signale von Böswilligkeit und Angriffen auf die eigene Person überprüfen) treten häufig bei Menschen mit antisozialer Persönlichkeitsstörung auf.

Vermeidender Selbstschutzmodus. Auch dieser Bewältigungsmodus tritt häufig bei Menschen mit antisozialer Persönlichkeitsstörung auf. Betroffene halten andere auf Distanz, vermeiden, über persönliche Dinge zu sprechen, um nicht verletzt zu werden. Häufig bestehen zusätzlich Suchtprobleme, mit denen eventuell die Gefühle von Angst, Missbrauch und Bedrohung gedämpft werden.

Gesunde Modi
Der Modus des gesunden Erwachsenen. In diesem Modus achten Menschen auf ihre Gefühle und Bedürfnisse und auch auf die von anderen Personen. Sie beachten außerdem die Regeln und Gesetze der Gesellschaft, in der sie leben und ecken deshalb nicht ständig an. Das spart Kraft. Sie treffen Entscheidungen entsprechend ihrer langfristigen Ziele und Werte und nicht zugunsten kurzfristiger Befriedigung. So können sie Verantwortung übernehmen und gesunde, tragfähige Beziehungen aufbauen und ihre Lebensqualität verbessern. Ein Hauptziel der Therapie ist es, diesen Modus, der häufig zu Beginn der Therapie noch schwach ausgeprägt ist, zu fördern und zu stärken.

Der Modus des fröhlichen Kindes. In diesem Modus nutzen Menschen Freiräume, um spielerisch, ausgelassen, fröhlich und spontan zu sein. Sie tanken Kraft und erholen sich für ihre weitere Arbeit.

Die wichtigsten Modi der antisozialen Persönlichkeitsstörung

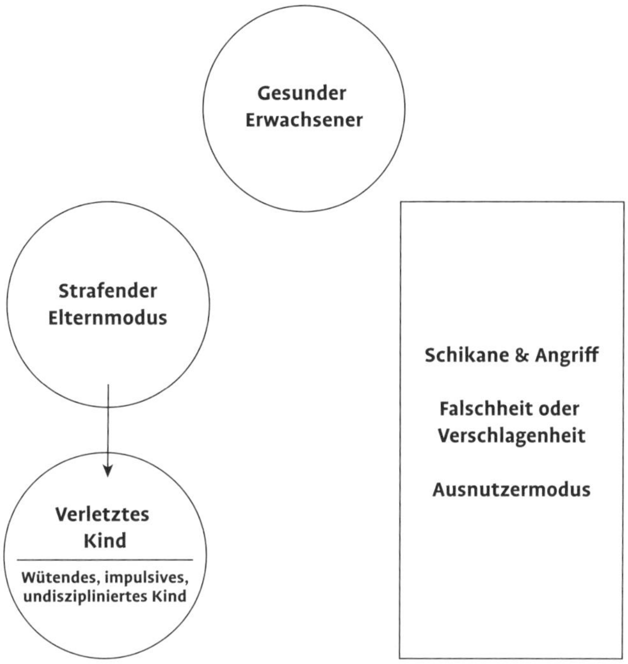

Modusmodell der antisozialen Persönlichkeitsstörung

Das Entstehungsmodell der antisozialen Persönlichkeitsstörung

Für die Entstehung einer antisozialen Persönlichkeitsstörung spielen folgende Faktoren eine wichtige Rolle:

(1) **Temperament, biologische Faktoren**: Es wird vermutet, dass Menschen mit einer antisozialen Persönlichkeitsstörung ein bestimmtes Temperament mitbringen, das zur Entwicklung der Persönlichkeitsstörung prädisponiert. Eine Fehlregulierung von verschiedenen Botenstoffen (v. a. Serotonin) im Gehirn führt zu einer erhöhten Risikobereitschaft, Impulsivität und einem Mangel an Angst. Bildgebende Verfahren deuten außerdem darauf hin, dass auch strukturelle Veränderungen im Gehirn eine Rolle spielen.

(2) **Suchterkrankungen der Eltern, Komplikationen während Geburt und Schwangerschaft** sind zusätzliche Risikofaktoren für die Entstehung einer antisozialen Persönlichkeitsstörung.

(3) **Umweltfaktoren, Nichterfüllung der Grundbedürfnisse:** Studien belegen, dass Menschen mit einer antisozialen Persönlichkeitsstörung überdurchschnittlich häufig in der Kindheit traumatische Erfahrungen wie körperlichen, sexuellen oder emotionalen Missbrauch erlebt haben. Die Forschungsergebnisse weisen darauf hin, dass vor allem körperlicher Missbrauch zu späterer Aggression und antisozialem Verhalten führt. Oft stammen Betroffene aus zerrütteten, chaotischen Familienverhältnissen, wo sie früh für sich selbst sorgen mussten. Durch die emotionale Vernachlässigung bekamen sie nicht ausreichend Grenzen gesetzt und konnten nicht lernen, mit Gefühlen, Bedürfnissen und Impulsen adäquat umzugehen. Meist fehlten hierfür auch Modelle. Die Grundbedürfnisse von Kindern wie Sicherheit, Liebe, Aufmerksamkeit, Anerkennung, Lob, Akzeptanz und realistische Grenzen wurden nicht erfüllt.

(4) **Modelllernen von antisozialen Bezugspersonen und Peers:** Häufig hatten Menschen mit antisozialer Persönlichkeitsstörung durch ihre Eltern, Geschwister, Freunde oder Bekannte Modelle für antisoziales Verhalten. Vor allem die negativen Einflüsse und die positive Verstärkung von Peergruppen (gleichaltrige Freunde, Bekannte, Clique) sind hier zu beachten. Antisoziales Verhalten erbrachte hier häufig Anerkennung und Respekt durch Gleichaltrige.

Antisoziale Persönlichkeitsstörung: Achtsamkeit für Modi trainieren

Aufgabe. Lesen Sie das folgende Fallbeispiel von Christian S. und versuchen Sie, die jeweiligen Modi zu erkennen. Am besten ordnen Sie jedem Modus eine Farbe zu und unterstreichen dann die dazugehörigen Textpassagen in dieser Farbe (z. B. Blau für den verlassenen, verletzten Kindmodus, Rot für den wütenden, impulsiven, undisziplinierten Kindmodus, Schwarz für den strafenden Modus, Lila für die überkompensatorischen Bewältigungsmodi, Braun für den Bewältigungsmodus des vermeidenden Selbstschutzes und Gelb für den Modus des gesunden Erwachsenen).

Beispiel

Christian S., ein 34-jähriger Hartz-IV-Empfänger ohne abgeschlossene Ausbildung, kommt aufgrund einer gerichtlichen Auflage zur Entzugsbehandlung. Es besteht eine langjährige Alkohol- und Heroinabhängigkeit sowie ein Missbrauch von Amphetaminen und Kokain. Er berichtet, dass er unter Drogeneinfluss wiederholt in Schlägereien verwickelt worden sei und mehrere Vorstrafen wegen Körperverletzungen, Drogenhandel und Autodiebstahl bestünden. Dreimal habe er sogar jemanden krankenhausreif geschlagen. Er empfindet diesbezüglich keine Reue und sagt, dass diejenigen es verdient hätten, schließlich hätten sie ihn provoziert und er würde sich von »nichts und niemandem rumschubsen oder auf der Nase rumtanzen lassen«. Und bevor jemand ihn »platt mache«, würde der eben »platt gemacht«. Er berichtet, dass er vor Gericht so was natürlich niemals sagen würde, sondern sich sehr schuldeinsichtig gezeigt hatte. Sonst hätte er ja nicht nur diese Auflage erhalten, aber Therapeuten hätten ja eine Schweigepflicht, an die sie sich halten müssten.

Seinen Führerschein habe er letztes Jahr wegen Fahren unter Alkoholeinfluss abgeben müssen. Er fahre aber weiterhin, schließlich sei schnelles Fahren sein liebstes Hobby und von solchen Regeln lasse er sich nicht einschränken und bevormunden. Seine Frau habe ihn letztes Jahr mit dem 3-jährigen Sohn verlassen, weil sie ihn für unzuverlässig halten würde. Er selbst glaubt, dass sie ihn über die gesamte Beziehung ausgenommen und mit verschiedenen Männern betrogen habe und dass der Sohn mit Sicherheit nicht von ihm sei. Selbst wenn er Geld hätte, würde er für die beiden keinen Cent hergeben.

Auf seine Biografie angesprochen berichtet er, dass er »seinen Alten« umbringen würde, wenn er ihn treffen würde. Er beschreibt ihn als nahezu sadistisch. Er habe ihn und seine Geschwister wiederholt geschlagen und gequält. Auch seine Mutter sei niemals für ihn da gewesen und habe ein Alkoholproblem gehabt. Christian sei wiederholt von zuhause ausgerissen und habe zeitweise auf der Straße gelebt. Mit 11 Jahren sei er in eine Clique mit älteren Jungs gekommen. Sie hätten viel Alkohol getrunken, kleine Diebstähle durchgeführt und man hätte sich immer wieder durch Mutproben beweisen müssen. Er sei schnell der Anführer dieser Clique geworden, weil er die riskantesten »Dinger gerissen« hätte und sich von niemanden hätte etwas sagen lassen.

Welche Modi haben Sie entdeckt?

....

Kennen Sie einige der Symptome von sich selbst?

....

Antisoziale Persönlichkeitsstörung: Achtsamkeit für Modi trainieren

Am Anfang kann es noch sehr schwer sein, die Modi zuzuordnen. Besprechen Sie die Aufgabe deshalb mit Ihrem Therapeuten.

Auf der folgenden Seite finden Sie das Modusmodell von Christian S. Seine Symptome sind dort den jeweiligen Modi zugeordnet.

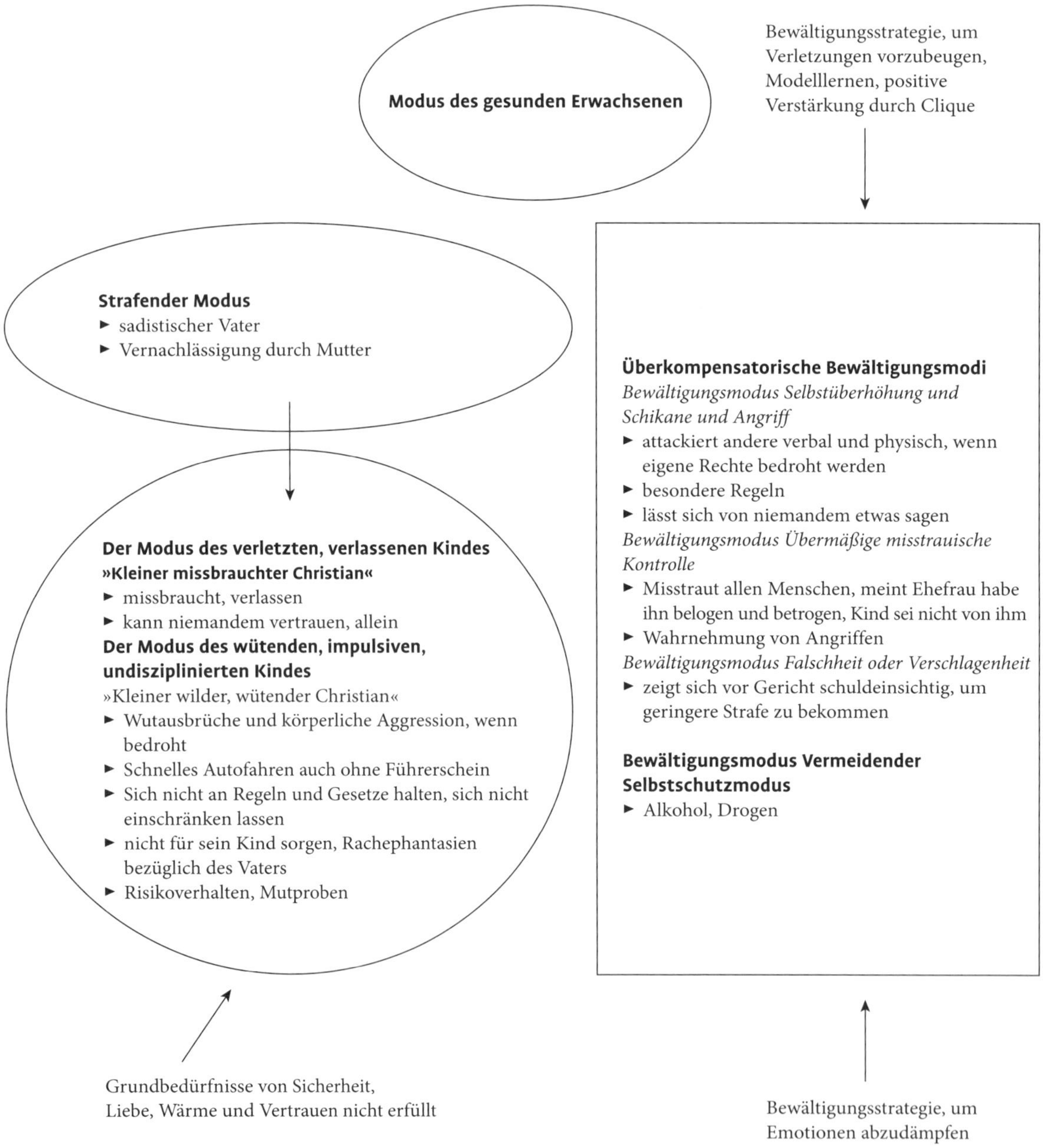

Erstellen Sie nun mit Ihrem Therapeuten Ihr eigenes Modusmodell für Ihre individuelle Problematik.

3 Modi bewusst wahrnehmen

Modi bewusst wahrnehmen
Das wesentliche Ziel in der ersten Behandlungsphase besteht darin, dass Patienten ihr eigenes Modusmodell gut verstehen und ihre Achtsamkeit für das Auftreten der Modi erhöhen. Dies wird zunächst in den Therapiesitzungen trainiert und dann mehr und mehr auf den Alltag übertragen. Dazu müssen mit den Patienten gemeinsam die Erkennungsmerkmale für jeden Modus herausgearbeitet werden. Dies umfasst typische auslösende Situationen sowie mit dem Modus einhergehende Gefühle, Gedanken, Körperreaktionen, Erinnerungen und Verhaltensimpulse. Arbeitsmaterialien hierzu finden Sie für jeden Modus in dem jeweiligen Moduskapitel. Nur wenn der Patient den Modus und die auslösenden Bedingungen verstanden hat, kann er Fertigkeiten aufbauen, die ihm einen Moduswechsel in den Modus des gesunden Erwachsenen ermöglichen.

Arbeits- und Informationsmaterial

In diesem Kapitel finden Sie Arbeitsmaterialien, mit denen Ihre Patienten ihre Modi erkennen lernen können. Es ist empfehlenswert, zusätzlich zu diesen Materialien mit dem Patienten gemeinsam für jeden relevanten Modus das Arbeitsblatt »Den Modus erkennen« aus dem jeweiligen Moduskapitel auszufüllen und den Patienten wiederholt zu fragen, in welchem Modus er sich gerade befindet und woran er das erkannt hat.

AB 9 Modus-Wochenprotokoll
Das Modus-Wochenprotokoll soll Patienten helfen, die Schematherapie in Ihren Alltag zu übertragen und mehr Achtsamkeit für Modi, Bedürfnisse und positive Ereignisse zu schaffen.

INFO 30 Erklärungen zum Modus-Wochenprotokoll
Dieses Informationsblatt erklärt die Handhabung des Modus-Wochenprotokolls ausführlich. Es kann den Patienten vorab ausgehändigt werden.

AB 10 Meine Modus-Analyse
Mit diesem Arbeitsblatt können Patienten üben, in einer bestimmten Situation ihre Gedanken, ihre Gefühle und ihr Verhalten den jeweiligen Modi zuzuordnen. Im zweiten Teil der Modusanalyse können sie dann überprüfen, welcher Teil ihres Verhaltens angemessen und welcher unangemessen war. Durch die Reflektion von alternativen Verhaltensweisen wird die Brücke zum Modus des gesunden Erwachsenen geschlagen.

AB 11 Bewusste Wahrnehmung von Modi trainieren
In diesen Arbeitsblättern werden zwei typische Beispiele aus dem Alltag von zwei Personen geschildert. Die Patienten sollen die jeweiligen Modi identifizieren und in unterschiedlichen Farben unterstreichen. Ein weiterer Lerneffekt besteht in der Entpathologisierung von Modi – denn es ist wichtig zu wissen, dass alle Menschen gesunde und ungesunde Modi haben.

AB 9 • P

Modus-Wochenprotokoll

Modus-Wochenprotokoll

Name: .... **Woche** .... **vom** .... **bis**

Tag	Wie stark von 1–10 war heute welcher Modus?							Beachtung von Bedürfnissen (1–10)	Problemverhaltensweisen? Wenn ja, welche? In welchem Modus?	Positive Ereignisse	Bemerkungen
	Gesunder Erwachsener										
Montag											
Dienstag											
Mittwoch											
Donnerstag											
Freitag											
Samstag											
Sonntag											

Erklärungen zum Modus-Wochenprotokoll

Warum ist so ein Modus-Wochenprotokoll wichtig?
Das Modus-Wochenprotokoll soll Ihnen helfen, die Schematherapie in Ihren Alltag zu übertragen und mehr Achtsamkeit für Modi, Bedürfnisse und positive Ereignisse zu schaffen. Die schematherapeutische Denkweise wird so fest in Ihrem Alltag verwurzelt und nicht nur einmal in der Woche in Ihrer Therapiesitzung »angetippt«. Das ist sehr wichtig, denn schließlich ist es ja der Alltag, in dem Sie unter Ihren Schwierigkeiten leiden.

Umgekehrt soll Ihr Alltag auch direkten Einfluss in der schematherapeutischen Sitzung bekommen. Sie und Ihr Therapeut haben, wenn Sie mit dem Modus-Wochenprotokoll arbeiten, einen schnellen Überblick über die gesamte Woche. Sie wissen, welche Modi aktiv waren, wie sehr Sie auf Ihre Bedürfnisse geachtet haben, ob Problemverhalten aufgetreten ist und wenn ja, in welchem Modus. Auch positive Ereignisse oder wichtige Bemerkungen können direkt erfasst werden. Ihr Therapeut hat dann alle wichtigen Informationen und kann Sie optimal unterstützen.

Hinweise zum Ausfüllen
Es ist empfehlenswert, das Ausfüllen des Modus-Wochenprotokolls an jedem Tag zu einem festen Zeitpunkt durchzuführen (z. B. am Abend nach dem Abendbrot). Dies schafft zum einen Struktur, zum anderen erhöht es die Wahrscheinlichkeit, dass Sie es nicht vergessen. Das Ausfüllen des Modus-Wochenprotokolls wird so zu einem festen Ritual.

Wie stark von 1–10 war heute welcher Modus? Entscheiden Sie mit Ihrem Therapeuten zusammen, auf welche Modi Sie täglich achten wollen. Es empfiehlt sich dabei, zunächst mit einem oder zwei Modi zu beginnen und dann schrittweise die weiteren Modi, die für Sie relevant sind, dazuzunehmen. Schätzen Sie von **1** (gar nicht aufgetreten) bis **10** (sehr stark, ständig da) ein, wie stark der Modus an diesem Tag im Schnitt war. Am Anfang kann es auch hilfreich sein, Momentaufnahmen zu machen und mehrmals täglich (z. B. 3 x morgens, mittags, abends) zu überprüfen, wie stark der Modus in diesem Moment gerade ist. Besprechen Sie mit Ihrem Therapeuten, wie Sie vorgehen wollen.

Beachtung von Bedürfnissen (1–10). Schätzen Sie hier täglich von **1** (ich habe gar nicht auf meine Bedürfnisse geachtet) bis **10** (ich habe sehr stark auf meine Bedürfnisse geachtet) ein, wie sehr Sie an diesem Tag auf Ihre Bedürfnisse geachtet haben. Hierzu zählt zum einen, ob Sie fürsorglich im Umgang mit sich selbst waren (z. B. ausreichend essen und trinken, sich dem Wetter entsprechend anziehen, auf angenehme Aktivitäten und Pausen zum Ausgleich achten, sich trösten, wenn man traurig ist, zum Arzt gehen, wenn man krank ist). Zum anderen zählt dazu, ob Sie Ihre Bedürfnisse und Wünsche auch im Umgang mit anderen wahrgenommen und vielleicht sogar angesprochen haben (z. B. jemanden um Unterstützung bitten, Kontakt zu jemanden aufnehmen, den man mag, wenn man sich einsam fühlt, Nein sagen, wenn man etwas nicht tun möchte).

Problemverhaltensweisen? Wenn ja, welche? In welchem Modus? Besprechen Sie mit Ihrem Therapeuten, welche Verhaltensweisen Sie als Problemverhaltensweisen definieren (z. B. Alkoholmissbrauch, Spielsucht, Selbstverletzung, Essanfälle, Zwänge, Vermeiden, sich von anderen schlecht behandeln lassen oder Wutanfälle). Üben Sie, wenn diese Verhaltensweisen auftreten, einzuschätzen, welchem Modus sie zuzuordnen sind. Das kann am Anfang und manchmal auch noch später sehr schwer sein, v. a. wenn mehrere Modi beteiligt sind. Ihr Therapeut wird Ihnen bei der Analyse helfen.

Erklärungen zum Modus-Wochenprotokoll

Positive Ereignisse. Diese Spalte ist für die positiven Ereignisse vorgesehen und soll Ihnen helfen, diese bewusster wahrzunehmen. Schreiben Sie hier auf, wenn etwas Schönes passiert ist oder Ihnen etwas Spaß und Freude gemacht hat, wenn Sie etwas geschafft haben oder sich bemüht haben, etwas Neues auszuprobieren. Seien Sie großzügig mit sich selbst und handeln Sie den Elternmodi entgegengesetzt, die alles immer nur kleinreden wollen. Sie können hier auch aufschreiben, wenn Sie einen problematischen Modus unterbrochen haben, vielleicht sogar in den Modus des gesunden Erwachsenen gekommen sind (z. B. »Selbstschutzmodus durchbrochen und mich mit Julia zum Kaffeetrinken getroffen«).

Bemerkungen. Diese Spalte steht zu Ihrer freien Verfügung. Sie können sie für irgendwelche Notizen für sich selbst nutzen oder aufschreiben, wenn Sie etwas mit Ihrem Therapeuten besprechen wollen. Sie können beispielsweise in diese Spalte auch eintragen, was Ihnen geholfen hat, einen Moduswechsel in einen gesunden Modus durchzuführen.

Meine Modus-Analyse

Situation (Was war die auslösende Situation?)

....

....

....

....

Emotionen (Wie habe ich mich gefühlt?)

....

....

....

....

Gedanken (Was habe ich gedacht?)

....

....

....

....

Verhalten (Was habe ich getan?)

....

....

....

....

Meine Modus-Analyse

Meine Modi

Welche Modi haben in dieser Situation eine Rolle gespielt? Kreuzen Sie die Modi an, die Sie bei sich entdecken, und beschreiben Sie, was dazugehört.

☐ Bewältigungsmodi

....

....

☐ Kindliche Modi

....

....

☐ Elternmodi

....

....

☐ Gesunder Erwachsenenmodus

....

....

Angemessenes Verhalten (Welcher Teil meines Verhaltens war angemessen, wirkungsvoll oder hilfreich?)

....

....

....

....

....

Meine Modus-Analyse

Unangemessenes Verhalten (Welche Verhaltensweisen waren problematisch oder haben die Situation für mich verschlimmert?)

....

....

....

....

Erwünschtes Verhalten – Was hätte mein gesunder Erwachsenenmodus getan?

Wie wäre ich besser mit der Situation umgegangen?

....

....

....

....

Wie könnte ich zur Lösung des Problems beitragen?

....

....

....

....

Welche Emotion würde sich aus der neuen Lösung ergeben?

....

....

....

Bewusste Wahrnehmung von Modi trainieren

Modi im Alltag erkennen

Jeder Mensch hat verschiedene Modi, die im Alltag auftreten. Meist sind sie allerdings nicht vollständig bewusst. Jeder Mensch kann lernen, seine Modi zu erkennen. Dies ist sehr hilfreich, um das eigene Denken, Fühlen und Handeln zu verstehen und gegebenenfalls zu verändern, wenn der Modus zu Schwierigkeiten führt.

Aufgabe. Lesen Sie die folgenden Beispiele aus dem Alltag von Tina und Martin und versuchen Sie, die jeweiligen Modi zu erkennen. Ordnen Sie jeder Modusgruppe eine Farbe zu und unterstreichen Sie die dazugehörigen Textpassagen in dieser Farbe (z. B. Blau für die verletzlichen, traurigen Kindmodi, Rot für die wütenden, impulsiven, undisziplinierten Kindmodi, Schwarz für die Elternmodi, Lila für die Bewältigungsmodi (überlegen Sie auch, ob es sich um Unterwerfung, Vermeidung oder Überkompensation handelt) und Gelb für die gesunden Modi).

Beispiel

Tina war gestern bis 3 Uhr morgens mit ihren Freundinnen tanzen. Eigentlich wollte sie schon um 12 Uhr nach Hause gehen, weil sie heute früh zur Arbeit muss. Es wurde aber ein gutes Lied nach dem anderen gespielt und sie hatten alle viel Spaß auf der Tanzfläche gehabt, dass sie einfach nicht an den nächsten Morgen denken wollte. Jetzt ist der nächste Morgen und der Wecker klingelt unaufhörlich, will einfach nicht aufhören. Tina ärgert sich jedes Mal wieder über den Radiosprecher, der krampfhaft versucht, auf gute Laune zu machen, und haut mindestens dreimal auf die Schlummertaste. Schließlich denkt sie »Wer feiern kann, der kann auch arbeiten!«, ärgert sich über ihre Unvernunft gestern und quält sich aus dem Bett. Jetzt ist sie aber auch schon viel zu spät dran, geht ins Bad und macht sich fertig. Frühstücken muss sie auf jeden Fall noch schnell etwas, denn sie hat heute einen schweren Tag vor sich. Hektisch schüttet sie die Milch in ihr Müsli und stößt dabei die Müslischale um. Dabei landen Müsli, Milch und Scherben auf ihrer Hose und in der ganzen Küche verteilt. Sie denkt: »Oh Mann, du dumme Kuh. Du bist doch echt zu allem zu blöd. Na ja, wenn du auch meinst, bis in die Puppen rumtanzen zu müssen. Jetzt gibt es halt kein Frühstück für dich. Geschieht dir ganz recht. Vielleicht lernst du das ja dann mal fürs nächste Mal!« Während sie die Scherben zusammenkehrt, flucht sie und ärgert sich weiterhin über sich selbst. Auch auf der Arbeit ist sie an diesem Tag sehr mürrisch.

Bewusste Wahrnehmung von Modi trainieren

Welche Modi haben Sie entdeckt? Woran haben Sie den Modus erkannt? (z. B. Gefühle, Gedanken, Körperreaktionen oder Verhalten)

Kindmodi (verletzlich, wütend, impulsiv, undiszipliniert)

....

....

....

....

Elternmodi (strafend, leistungsfordernd, emotional fordernd)

....

....

....

....

Bewältigungsmodi (Unterwerfung, Vermeidung, Überkompensation)

....

....

....

....

Gesunde Modi (gesunder Erwachsener, fröhliches Kind)

....

....

....

....

Bewusste Wahrnehmung von Modi trainieren

Beispiel

Martin muss ein Referat in Biologie halten und hat große Angst, sich dabei zu blamieren. Beim letzten Referat in Deutsch hatte er sich verhaspelt, war rot geworden und hatte dann völlig den Faden verloren. Es war peinlich gewesen und die anderen hatten ihn wegen seines Stotterns ausgelacht. Er befürchtet, dass ihm das Gleiche bei diesem Referat auch passiert und die anderen noch mal merken würden, wie »dumm, ungeschickt und peinlich« er doch wäre. Um das zu vermeiden, hat Martin sich nun sehr gut vorbereitet, in verschiedenen Büchern über das Thema nachgelesen und sogar eine Powerpoint-Präsentation ausgearbeitet. Seinen Vortrag hat er auswendig gelernt und mehrmals geprobt. Weil ihm seine Angst so albern vorkommt, hat er mit niemanden darüber gesprochen. In der Nacht vor dem Vortrag kann Martin nicht schlafen, er hat Schweißausbrüche und so ein »komisches Gefühl im Bauch«. Am nächsten Morgen ist ihm übel und er ist ganz bleich. Er ist sich sicher, dass er es nicht schafft, den Vortrag zu halten. Er meint, alles schon wieder vergessen zu haben. Schließlich meldet er sich krank und das Referat wird auf die nächste Woche verschoben.

Welche Modi haben Sie entdeckt? Woran haben Sie den Modus erkannt? (z. B. Gefühle, Gedanken, Körperreaktionen oder Verhalten)

Kindmodi (verletzlich, wütend, impulsiv, undiszipliniert)

....

....

....

....

....

Elternmodi (strafend, leistungsfordernd, emotional fordernd)

....

....

....

....

....

....

Bewusste Wahrnehmung von Modi trainieren

Bewältigungsmodi (Unterwerfung, Vermeidung, Überkompensation)

....

....

....

....

....

....

Gesunde Modi (gesunder Erwachsener, fröhliches Kind)

....

....

....

....

....

4 Sicherheit herstellen

Sicherheit

Sicherheit ist ein ganz wesentliches Element in der schematherapeutischen Behandlung. Viele Patienten kennen das Gefühl von Sicherheit kaum, da dieses Grundbedürfnis in der Kindheit nicht ausreichend erfüllt wurde. Die Entwicklung der Bewältigungsmodi wird als Copingstrategie betrachtet, um in der Kindheit das größtmögliche Maß an Sicherheit zu entwickeln. Sicherheit in der therapeutischen Beziehung wird als entscheidend angesehen, damit der Patient seine Bewältigungsmodi reduzieren kann und die Arbeit an den Kindmodi möglich wird. Es ist sehr wichtig, am Anfang der Therapie zu klären, ob im heutigen Leben des Patienten noch tatsächliche Bedrohungen bestehen und diese ggf. vordringlich zu bearbeiten. Wenn eine Patientin beispielsweise in einer Beziehung zu einem gewalttätigen Mann steht, so wird Missbrauch fortgesetzt und das Gefühl von Sicherheit kann sich nicht ausbilden. Entsprechend können dysfunktionale Modi nicht verändert werden. Dies muss der Patientin transparent gemacht werden und mit ihr gemeinsam daran gearbeitet werden, wie sie die Beziehung beenden und mehr Sicherheit in ihrem Leben realisieren kann.

Arbeits- und Informationsmaterial

In diesem Kapitel werden Arbeitsmaterialien zur Erhöhung von Sicherheit bereitgestellt. Es ist sehr wichtig, mit Patienten den Begriff der Sicherheit zu diskutieren und zu erarbeiten, was ihnen Sicherheit vermittelt. Therapeut und Patient werden durch die Bearbeitung und Diskussion dieser Arbeitsblätter viele Informationen darüber erhalten, was der Patient in schwierigen Situationen und im Alltag braucht. Dies hat den Vorteil, dass der Therapeut den Patienten im Rahmen des Limited Reparenting optimal unterstützen kann und dass der Patient trainieren kann, in diesen Situationen mehr und mehr Kontakt zu seinem gesunden Erwachsenenmodus aufzunehmen und so seine Bedürfnisse besser und sicherer zu erfüllen.

INFO 31 Notfallplan

In diesem Informationsblatt wird ein Leitfaden für das Erstellen von Notfallplänen in vier Stufen mit vielen Beispielen für jede Stufe vorgestellt. Er eignet sich v. a. für Patienten, die in schwere Krisen geraten (z. B. Patienten mit Borderline-Persönlichkeitsstörung). Hier ist ein festes Vorgehen angebracht. Wir haben die Erfahrung gemacht, dass Patienten am Anfang häufig in der Krise noch nicht einschätzen können, in welchem Modus sie gerade sind und was sie genau brauchen. Es empfiehlt sich deshalb, zunächst einen allgemeinen Notfallplan zu erarbeiten und die modusspezifischen Strategien im Laufe der Therapie mehr und mehr einzuweben. Es ist sehr hilfreich, die letzten Krisen gemeinsam mit dem Patienten auszuwerten und zu analysieren, aus welchem Modus heraus der Patient in Krisen geraten ist. Jeder Therapeut sollte entsprechend seiner individuellen Grenzen festlegen, wie und wann er von den Patienten erreicht werden kann. (In einer Studie mit 62 Patienten mit Borderline-Persönlichkeitsstörung von Nadort et al. (2009) hatte die telefonische Erreichbarkeit außerhalb der Bürozeiten keinen Einfluss auf den Therapieerfolg.)

AB 12 Mein Notfallplan

In dieses Arbeitsblatt wird der individuelle Notfallplan des Patienten eingetragen. Der Patient kann ihn immer bei sich tragen.

INFO 32 Krisenstrategien: Was hilft mir in welchem Modus?

Dieses Arbeitsblatt stellt einen Leitfaden für die modusspezifische Hilfe bereit. Typische Erkennungsmerkmale und assoziierte Bedürfnisse für jeden Modus werden erarbeitet und ein Handlungsplan zur

Erfüllung dieser Bedürfnisse auf sichere Weise abgeleitet. Dabei stellen häufig auch Akzeptanz und Abwarten wichtige Strategien dar, wenn Bedürfnisse nicht sofort erfüllbar sind. Häufig ist es darüber hinaus sinnvoll, im Anschluss an eine Krisensituation gemeinsam mit dem Patienten eine Modusanalyse (**AB 10** »Meine Modus-Analyse«) durchzuführen und einen neuen Handlungsplan für zukünftige Krisen zu entwerfen.

AB 13 Was hilft mir in welchem Modus?
Dieses Arbeitsblatt kann auch losgelöst von Krisenstrategien verwendet werden.

AB 14 Fallbeispiele Krisensituationen
In diesen Arbeitsblättern werden drei typische Krisensituationen dargestellt. Das erste Fallbeispiel beschreibt eine Patientin mit dependenter Persönlichkeitsstörung im Modus des verletzten, verlassenen, abhängigen Kindes. Im zweiten Fallbeispiel geht es um eine Patientin mit Borderline-Persönlichkeitsstörung mit einem starken strafenden und emotional fordernden Modus, dem Modus des verlassenen, verletzten Kindes und dem Selbstschutzmodus. Das letzte Fallbeispiel betrifft einen Patienten mit zwanghaft-selbstunsicherer Persönlichkeitsstörung, bei dem die Modi des verletzten, verlassenen Kindes, der fordernde Modus und der Bewältigungsmodus der übermäßigen perfektionistische Kontrolle sowie ein stark vermeidender Selbstschutzmodus eine Rolle spielen. Es ist sehr wichtig, nicht nur die Krisen zu berücksichtigen, die klar nach außen ersichtlich sind, sondern v. a. auch die, wo Patienten verzweifelt und allein im strafenden oder Selbstschutzmodus gefangen sind und keine Hilfe bekommen können. Die Patienten sollen die jeweiligen Modi und die dahinter liegenden Bedürfnisse herausarbeiten und überprüfen, ob das Verhalten dazu führt, dass das Bedürfnis erfüllt wird. Anschließend kann ein alternativer Handlungsplan für die Betroffenen erarbeitet werden.

AB 15 Mein sicherer Ort
Die Imagination des sicheren Ortes ist ein guter erster Schritt, um Patienten auf eine einfache, nicht bedrohliche Weise in die Imaginationsarbeit einzuführen. Gleichzeitig ist es eine wertvolle Strategie, um Sicherheit, Trost und Beruhigung herzustellen. Dies ist vor allem für traumatisierte Patienten wichtig, aber auch besonders schwierig. Häufig brauchen diese Patienten besonders viel Unterstützung und Anleitung durch den Therapeuten. Bilder und reale Orte können als Anregung verwendet werden. Es kann hilfreich sein, nicht mit einem gesamten Ort zu beginnen, sondern beispielsweise mit einer Sicherheitsblase, in die die Patienten Gegenstände, Sinneseindrücke oder Tiere mitnehmen, die ihnen Sicherheit vermitteln. Die Imagination kann dann schrittweise ausgebaut werden. Der Therapeut sollte versuchen, die Imagination so lebendig wie möglich zu gestalten und mit Sinneseindrücken zu verknüpfen. Der sichere Ort muss regelmäßig geübt werden und kann während des gesamten Therapieverlaufs immer wieder eingesetzt werden, um den Patienten zu beruhigen, beispielsweise nach Imaginationen zu unangenehmen Kindheitserinnerungen.

AB 16 Was gibt mir ein Gefühl von Sicherheit?
Diskutieren Sie anhand dieses Arbeitsblattes den Begriff und die Grundlagen von Sicherheit. Diese Informationen können in Imaginationsübungen eingeflochten werden, wenn das traurige Kind getröstet werden soll. Sie können außerdem den Modus des gesunden Erwachsenen dadurch fördern, dass der Patient in seinem jetzigen Leben zunehmend Sicherheit für sich schafft. Zudem können die Beziehungen des Patienten bezogen auf Sicherheit reflektiert werden. Dabei wird auch deutlich, ob sich der Patient durch einen starken Selbstschutzmodus aus bestimmten (z. B. nur Männer) oder allen Kontakten zurückzieht.

INFO 31 • P

Notfallplan

In Krisensituationen stehen alle Menschen unter höchster Anspannung und es ist schwer, einen geordneten Gedanken zu fassen. Es ist daher sehr wichtig, sich im Vorfeld auf Krisen vorzubereiten. Es hilft, wenn Sie sich genau überlegen, was Sie in einer Krisensituation tun werden. Was würde Ihr gesunder Erwachsenenmodus tun?

Der Notfallplan ist in 4 Stufen aufgebaut.

1. Stufe: Modusspezifische Selbsthilfe. Was kann ich selbst tun? Was tut mir in dieser Situation gut?

- ▶ sich mit dem Haustier beschäftigen
- ▶ Spazieren oder Joggen gehen
- ▶ Anspannung durch starke körperliche Reize regulieren (z. B. Coolpack oder Ammoniak)
- ▶ Fotoalbum vom letzten Urlaub anschauen
- ▶ (…)

Diese Strategien verändern sich fortwährend und können im Laufe der Therapie auf den jeweiligen aktiven Modus zugeschnitten werden. Wenn das verletzte, verlassene Kind aktiv ist, werden Sie andere Strategien brauchen als beim wütenden Kind oder etwa dem strafenden Modus. Überlegen Sie mit Ihrem Therapeuten zusammen, aus welchen Modi heraus Sie in den letzten Monaten in Krisen geraten sind und erarbeiten Sie mit ihm modusspezifische Strategien.

2. Stufe: Soziales Netz aktivieren. Zu wem (z. B. Freunde, Familie) kann ich Kontakt aufnehmen? Wer tut mir in dieser Situation gut?

Viele Menschen haben große Schwierigkeiten, Unterstützung zu holen und anzunehmen. Häufig hängt das mit Botschaften der Elternmodi zusammen. Erarbeiten Sie mit Ihrem Therapeuten eine geeignete Selbstinstruktion, die Ihnen dabei hilft, diesen Botschaften entgegengesetzt zu handeln (z. B. Ich darf mir Hilfe holen). Bitte beachten Sie, dass Sie nur Kontakt zu wohlwollenden Menschen aufnehmen, die Sie auf Ihrem Weg in Richtung Gesundheit unterstützen. Besprechen Sie dies nach Möglichkeit mit Ihrem Therapeuten.

Manche Menschen haben niemanden in ihrem sozialen Umfeld, dem sie vertrauen. Hier ist es wichtig, gemeinsam mit dem Therapeuten schrittweise am Aufbau des sozialen Netzes zu arbeiten.

3. Stufe: Professionelle Hilfe. Wie erreiche ich meinen Betreuer? Hausarzt? Psychiater? Meinen Therapeuten?

Überlegen Sie zusammen mit Ihrem Therapeuten, wer auf dieser Stufe zur Verfügung steht, wann und wie Sie Kontakt herstellen können.

4. Stufe: Psychiatrische Notaufnahme oder Krisendienste. Wo kann ich im Notfall anrufen oder mich vorstellen? Wie mache ich das?

Besprechen Sie mit Ihrem Therapeuten, welche Notaufnahme oder welcher Krisendienst für Sie zuständig ist und wie Sie im Notfall vorgehen sollen.

Sie sollten immer mit der ersten Stufe beginnen, dann aber nach Bedarf zu den anderen Stufen übergehen. Das Ziel ist, Ihren gesunden Erwachsenenmodus so zu stärken, dass er langfristig immer mehr Situationen allein lösen kann, aber auch in den richtigen Situationen um Unterstützung bitten kann. Denn jeder braucht mal Hilfe!

AB 12 • P

Mein Notfallplan

Erarbeiten Sie Ihren eigenen Notfallplan und besprechen Sie ihn mit Ihrem Therapeuten.

Er wird Ihnen helfen, sich auf Krisen vorzubereiten und diese sicher hinter sich zu bringen. Da Krisen fast nie geplant auftreten und Sie selten Zeit und Ruhe haben werden, noch einmal in Ihrem Ordner nachzuschauen, sollten Sie Ihren Notfallplan möglichst im Kopf haben, in jedem Fall aber immer griffbereit bei sich tragen. Sie können ihn beispielsweise ausschneiden und einlaminieren.

Es ist sehr wichtig, all das, was Sie für die modusspezifische Selbsthilfe brauchen sowie die Nummer von Kontaktpersonen und Anlaufstellen parat zu haben.

Mein Notfallplan

1. Stufe: Modusspezifische Selbsthilfe. Was kann ich selbst tun?

....

....

....

2. Stufe: Soziales Netz aktivieren. Zu wem kann ich Kontakt aufnehmen? Wer tut mir in dieser Situation gut?

Name .... Telefonnummer ....

Name .... Telefonnummer ....

Name .... Telefonnummer ....

3. Stufe: Professionelle Hilfe

Name .... Telefonnummer ....

Name .... Telefonnummer ....

Name .... Telefonnummer ....

4. Stufe: Psychiatrische Notaufnahme oder Krisendienste

Wo? .... Telefonnummer ....

Krisenstrategien: Was hilft mir in welchem Modus?

Was Menschen in verschieden Krisensituationen brauchen, ist individuell sehr unterschiedlich und kann sich von Krise zu Krise verändern. Das Bedürfnis hängt stark davon ab, welcher Modus aktiv ist. Es kann daher helfen, sich einen Notfallplan für jeden Modus zurechtzulegen. Natürlich ist es dazu wichtig, erst einmal herauszufinden, in welchem Modus man ist und was man in diesem Modus für ein Bedürfnis hat. In der Krisensituation sollten Sie sich daher drei Fragen stellen.

3 Fragen für Krisensituationen:

(1) Welcher Modus ist aktiv?
(2) Was ist mein Bedürfnis?
(3) Was kann ich tun, um mein Bedürfnis auf sichere Weise zu erfüllen?

Nehmen Sie Kontakt zu Ihrem gesunden Erwachsenenmodus auf!
Meist können Menschen in einer Notfallsituation nicht einfach zuordnen, in welchem Modus sie sind oder was sie brauchen. Es ist sehr hilfreich, mit Ihrem Therapeuten gemeinsam Ihre letzten Krisen anhand dieser Fragen zu analysieren. Aus welchen Modi heraus sind Sie in den letzten Monaten in Krisen geraten?

Erarbeiten Sie dann für jeden für Sie relevanten Modus auf **AB 13** »Was hilft mir in welchem Modus?« Ihre Erkennungssignale (z. B. typische Gedanken, Erinnerungen, Körperreaktionen, Gefühle oder Handlungsimpulse), Ihre Hauptbedürfnisse und einen Handlungsplan.

Was hilft mir in welchem Modus?

Kindliche Modi

Beispiel 1: Modus des verlassenen, verletzten Kindes
- Erkennungssignale (z. B. zusammenkauernde Körperhaltung, Bauch zieht sich zusammen, Angst, Traurigkeit, Einsamkeit)
- Bedürfnis (z. B. Trost, Zuwendung, Zuspruch)
- Handlungsplan (z. B. in eine weiche Wolldecke kuscheln, Imagination zum sicheren Ort oder zum inneren Helfer, ein Hörspiel hören, meine beste Freundin anrufen)

Beispiel 2: Modus des wütenden, impulsiven Kindes
- Erkennungssignale (z. B. starke Wut im Bauch, Gedanken wie »Ich habe keine Lust«)
- Bedürfnis (z. B. Wut rauslassen, Aufmerksamkeit, Unterstützung)
- Handlungsplan (z. B. Wut rauslassen, Joggen gehen, schreien, in einen Sandsack boxen, und danach überprüfen, welches Bedürfnis hinter der Wut steckt und sich darum kümmern, Ärger ansprechen)

Elternmodi

Beispiel: Strafender Modus
- Erkennungssignale (z. B. abwertende Gedanken wie »Du schaffst das nicht! Du bist ein Versager«, starker Selbsthass, Verhaltensimpuls, sich zu bestrafen)
- Bedürfnis (z. B. Schutz, Unterstützung, Akzeptanz)
- Handlungsplan (z. B. genau das Gegenteil von dem tun, was der Modus mir sagt, sich etwas Gutes tun, gut auf sich achten, Tonband von Therapeuten anhören)

Bewältigungsmodi

Beispiel: Selbstschutzmodus
- Erkennungssignale (z. B. innere Leere, Körper fühlt sich dumpf und kalt an)
- Bedürfnis (z. B. Sicherheit, Schutz, Verständnis)
- Handlungsplan (z. B. beruhigende Musik hören, Kontakt zu sicheren, verständnisvollen Personen aufnehmen, erzählen, was mich beschäftigt)

Was hilft mir in welchem Modus?

Kindliche Modi

Modus des .... Kindes

....

....

....

....

Modus des .... Kindes

....

....

....

....

Elternmodi

.... Modus

....

....

....

....

.... Modus

....

....

....

....

Was hilft mir in welchem Modus?

Bewältigungsmodi

Bewältigungsmodus: ....

....

....

....

....

Bewältigungsmodus: ....

....

....

....

....

Fallbeispiele Krisensituationen

Aufgabe. Lesen Sie das folgende Fallbeispiel zur Krisensituation von Lena. Üben Sie sich darin, die Modi und die dahinter liegenden Bedürfnisse zu erkennen. Erarbeiten Sie dann den Modi und den Bedürfnissen entsprechende Krisenstrategien und entwerfen Sie einen Handlungsplan für Lena, bei dem sie auf sichere Weise ihr Bedürfnis erfüllen kann oder zumindest ihre Situation nicht noch schlimmer macht.

Beispiel

Lena hat gestern einen schlimmen Streit mit ihrem Freund gehabt, er hat gesagt, dass er ihr »Geklammere« nicht mehr aushalte und jetzt eine Auszeit von ihr bräuchte. Sie hat große Angst, dass ihr Freund sie verlässt oder mit einer anderen »rummacht«. Das war schon ein paar Mal passiert und trotzdem war sie bei ihm geblieben, weil sie ihn so sehr liebte und weil sie Angst hatte, dass keiner für sie da ist. Jetzt wird es gerade dunkel und Lena sitzt allein in ihrem Zimmer. Gerade nachts kann sie es nicht aushalten, allein zu sein. Sie ist letztes Jahr erst hierher gezogen, weil es zuhause einfach nicht mehr ging, aber sie vermisst ihre Familie ganz schrecklich, vor allem in solchen Momenten wie jetzt. Sie wird immer panischer, läuft unruhig im Zimmer auf und ab und fühlt sich ganz entsetzlich allein und verlassen. Nachdem sie ihren Freund 20-mal angerufen hat und auf die Mailbox gesprochen hat, kann sie die Angst und v. a. das Alleinsein einfach nicht mehr aushalten. Sie trinkt schnell eine ganze Flasche Sekt. Doch die Gefühle werden immer schlimmer. Sie braucht dringend irgendwen, der da ist, wenn schon ihr Freund nicht da sein kann. Sie zieht sich ihre Jacke an und geht in die nächste Disco. Dort lernt sie einen Mann kennen, der ihr noch ein paar Drinks ausgibt. Sie tanzen eng, sie fühlt sich nicht mehr ganz so allein, sie küssen sich … und dann geht Lena mit dem fremden Mann nach Hause. Am nächsten Morgen wacht sie auf und weiß nicht, was passiert ist. Sie fühlt sich ganz schrecklich.

Welche Modi haben Sie entdeckt? Woran haben Sie den Modus erkannt?

....

....

Was braucht Lena?

....

....

Was kann Lena tun, um ihr Bedürfnis auf sichere Weise zu erfüllen? Was hilft ihr in diesem Modus? Sammeln Sie Krisenstrategien und entwerfen Sie einen Handlungsplan für Lena.

....

....

....

Fallbeispiele Krisensituationen

Aufgabe. Lesen Sie das folgende Fallbeispiel zur Krisensituation von Julia. Üben Sie sich darin, die Modi und die dahinter liegenden Bedürfnisse zu erkennen. Erarbeiten Sie dann den Modi und den Bedürfnissen entsprechende Krisenstrategien und entwerfen Sie einen Handlungsplan für Julia, bei dem sie auf sichere Weise ihr Bedürfnis erfüllen kann oder zumindest ihre Situation nicht noch schlimmer macht.

Beispiel

Julia muss heute Nachmittag zum 50. Geburtstag ihrer Tante. Das wird eine Riesenfeier werden und alle werden da sein. Die letzten Familienfeiern hatten immer im Chaos geendet, ihre Eltern hatten Julia Vorwürfe gemacht, dass sie immer aus der Reihe tanzen und alles kaputt machen würde. Sie hatte sich danach immer sehr schlecht gefühlt, schließlich hatten die Eltern ja recht. Seit Wochen schiebt sie nun den Gedanken an dieses Fest weg, sie möchte einfach nicht daran denken. Gesprochen hat sie auch mit niemandem darüber, hilft ja alles doch nichts. Durch muss sie da ja sowieso und außerdem denkt sie: »Was soll denn das? Warum stellst du dich schon wieder so an? Das ist ja wohl echt kein Problem. Verdammt noch mal, du solltest dich gefälligst freuen und dankbar für die Einladung sein. Denk mal dran, was deine Familie alles für dich getan hat. Und außerdem magst du sie ja auch und wenn du dich zusammenreißt, funktioniert das Ganze ja auch.« Am Nachmittag macht sie sich mit einem unguten Gefühl im Bauch auf den Weg. Sie weiß gar nicht genau, was mit ihr ist, aber unterwegs denkt sie mehrfach darüber nach, vor ein Auto zu springen. Irgendwie möchte sie da nicht hin. Sie kauft sich schließlich eine Flasche Wodka, setzt sich auf eine Parkbank und trinkt. Sie kommt dort nicht mehr weg und wacht erst wieder in der Notaufnahme auf.

Welche Modi haben Sie entdeckt? Woran haben Sie den Modus erkannt?

....

....

Was braucht Julia?

....

....

Was kann Julia tun, um ihr Bedürfnis auf sichere Weise zu erfüllen? Was hilft ihr in diesem Modus? Sammeln Sie Krisenstrategien und entwerfen Sie einen Handlungsplan für Julia.

....

....

....

....

Fallbeispiele Krisensituationen

Aufgabe. Lesen Sie das folgende Fallbeispiel zur Krisensituation von Frank. Üben Sie sich darin, die Modi und die dahinter liegenden Bedürfnisse zu erkennen. Erarbeiten Sie dann den Modi und den Bedürfnissen entsprechende Krisenstrategien und entwerfen Sie einen Handlungsplan für Frank, bei dem er auf sichere Weise sein Bedürfnis erfüllen kann oder zumindest seine Situation nicht noch schlimmer macht.

Beispiel

Es ist Samstagabend und Frank sitzt über seinen Büchern. Er hat nächste Woche Abschlussprüfung und lernt schon seit mehreren Wochen, weil er große Angst hat, durchzufallen. Ihm ist die ganze Zeit schlecht und er kann kaum noch schlafen und essen. Er fühlt sich so unwohl und unfähig, dass er auch mit keinem mehr reden mag. Er hat sich in den letzten Wochen total zurückgezogen. Er geht nicht mehr vor die Tür, wenn es klingelt, macht er nicht auf und er geht auch nicht mehr ans Telefon. Doch je mehr er lernt, umso mehr fällt ihm auf, was er nicht weiß. Auch gerade hat er wieder etwas gefunden, was er noch nachlesen muss. Als er es raussucht, findet er wieder etwas, was er nicht versteht … so schafft er nie seinen Lernplan, er hängt doch jetzt schon zurück … Er bekommt plötzlich Riesenpanik, sein Herz schlägt wie wild, er hat ein ganz mulmiges Gefühl im Bauch und weiß überhaupt nicht, was er tun soll. Er hält es einfach nicht mehr aus und aus lauter Verzweiflung nimmt er zwei Diazepam, doch auch die helfen nicht mehr so gut wie früher und er nimmt nach kurzer Zeit noch einmal zwei hinterher.

Welche Modi haben Sie entdeckt? Woran haben Sie den Modus erkannt?

....

....

....

Was braucht Frank?

....

....

....

Was kann Frank tun, um sein Bedürfnis auf sichere Weise zu erfüllen? Was hilft ihm in diesem Modus? Sammeln Sie Krisenstrategien und entwerfen Sie einen Handlungsplan für Frank.

....

....

....

Mein sicherer Ort

Die Imagination vom sicheren Ort ist eine wirksame und immer verfügbare Strategie, um Sicherheit zu schaffen. Jeder Mensch kann mit etwas Übung seinen sicheren Ort finden. Es kann sich um einen Ort handeln, den Sie aus eigener Erfahrung kennen, den Sie von Fotos oder aus Büchern kennen oder um einen Ort, der nur in Ihrer Fantasie existiert: der Strand einer Insel, ein Baumhaus, eine Berghütte mit Kamin oder ein Zimmer, das Sie ganz nach Ihrem Geschmack einrichten. Der sichere Ort ist kein feststehendes Bild, sondern kann sich verändern, ganz so wie Sie es brauchen. Sie können verschiedene Dinge ausprobieren, schauen, wie es sich anfühlt und lernen so auf sichere Weise, was Ihnen angenehm ist. Sollten Sie auf Anhieb keinen sicheren Ort finden, so verzweifeln Sie nicht. Für viele Menschen ist es schwierig, sich einen sicheren Ort in der Imagination zu erschaffen. Sie können ein tatsächliches Bild zur Hilfe nehmen oder einen realen Ort aufsuchen, der Ihnen Sicherheit gibt, und zunächst dort mit geschlossenen Augen üben, ihn sich vorzustellen. Machen Sie diese Übung zuerst, wenn Sie entspannt sind oder mit Unterstützung Ihres Therapeuten. Üben Sie regelmäßig. Je mehr Sie üben, umso lebendiger wird Ihre Vorstellung von Ihrem sicheren Ort werden und desto leichter werden Sie ihn auch in schwierigen Situationen aufsuchen können und dort Trost und Entspannung finden.

Übungsanleitung

Nehmen Sie eine bequeme Körperhaltung ein und schließen Sie Ihre Augen. Wenn das zu unangenehm für Sie ist, dann fixieren Sie einen festen Punkt im Raum. Entspannen Sie sich und nehmen Sie einen tiefen Atemzug. Gehen Sie nun an Ihren inneren sicheren Ort. Einen Ort, an dem Sie sich wohl, sicher und geborgen fühlen. Sie können ihn ganz frei gestalten, genauso wie Sie ihn brauchen. Wo sind Sie? Beschreiben Sie nun mit allen fünf Sinnen Ihren sicheren Ort. Was sehen Sie? Nach was riecht es? Nehmen Sie einen Geruch mit, den Sie angenehm finden. Was schmecken Sie? Was hören Sie? Welche Geräusche hören Sie gerne? Was spüren Sie auf Ihrer Haut? Nehmen Sie etwas mit, was Sie gerne berühren, vielleicht etwas, was sich warm und weich anfühlt und Ihnen Sicherheit gibt (z. B. eine kuschelige Decke, ein Stofftier oder ihr Lieblingstier). Streichen Sie darüber und spüren Sie genau, wie es sich anfühlt. Sie können sich auch etwas anderes mitnehmen, alles das, was Sie gerne haben und was Ihnen Sicherheit gibt. Wie fühlt sich Ihr Körper an? Gestalten Sie Ihren sicheren Ort ganz genauso, wie Sie es wollen und brauchen. Wenn Sie etwas stört, verändern Sie es und probieren etwas Neues aus, bis es sich genauso anfühlt, wie Sie es möchten. Bleiben Sie jetzt noch einen Moment an Ihrem sicheren Ort und spüren Sie, wie entspannt, ruhig und sicher Sie sich fühlen. Nehmen Sie dann einen tiefen Atemzug und öffnen Sie die Augen.

Beantworten Sie nach der Übung die folgenden Fragen, um sich den eigenen sicheren Ort besser vorstellen zu können:

Wo sind Sie?

....

Was sehen Sie?

....

Mein sicherer Ort

Welche Jahreszeit ist es? Wie ist das Wetter?

....

....

Welche Geräusche hören Sie?

....

....

Wonach riecht es?

....

....

Schmecken Sie irgendetwas?

....

....

Spüren Sie etwas auf Ihrer Haut?

....

....

Haben Sie etwas mitgenommen, das Ihnen Sicherheit gibt? Wenn ja, was? Und wie fühlt es sich an?

....

....

Wie fühlt sich Ihr Körper an?

....

....

Was gibt mir ein Gefühl von Sicherheit?

Viele Menschen mit psychischen Problemen hatten in ihrem Leben nur selten Sicherheit. Oft wissen sie gar nicht, wie es sich anfühlt oder was sie brauchen, um sich sicher zu fühlen. Eines der Ziele der Schematherapie ist es, mehr Sicherheit im Hier und Jetzt zu schaffen. Dieses Arbeitsblatt hilft Ihnen dabei, herauszufinden, wie Sie das erreichen können. Denken Sie daran, Sie können alles in der Imagination ausprobieren.

(1) **An welchen Orten fühle ich mich sicher?** (z. B. in der Badewanne, am Strand, im Wald, im Kino, in meinem Lieblingssessel, vorm Kamin, im Therapeutenzimmer)

....

....

....

....

(2) **Bei welchen Aktivitäten fühle ich mich sicher?** (z. B. wenn ich singe oder Fahrrad fahre, wenn ich Disney-Filme schaue, wenn ich Grießbrei esse, wenn ich mit meiner besten Freundin telefoniere, wenn ich Harry-Potter-Bücher lese)

....

....

....

....

(3) **Welche Gegenstände geben mir ein Gefühl von Sicherheit?** (z. B. meine Kuscheldecke, ein schöner Stein aus dem letzten Urlaub, Jasmintee, eine Wärmflasche)

....

....

....

....

Was gibt mir ein Gefühl von Sicherheit?

(4) Welche Sinneseindrücke fühlen sich schön und sicher an? (z. B. Meeresluft riechen und auf der Haut spüren, Duftlampen, das Fell von meinem Haustier streicheln, Geruch, wenn es im Wald geregnet hat oder von frisch gemähtem Rasen, schöne Musik hören)

....

....

....

....

(5) Mit welchen Personen oder Tieren fühle ich mich sicher? (Achten Sie darauf, dass es keine Person ist, die Ihnen mehrfach Schaden zugefügt hat, Sie verbal oder sogar körperlich verletzt hat oder rein gar nicht auf Ihre Bedürfnisse achtet. Überlegen Sie auch, welche Personen Ihr Gefühl von Sicherheit erschüttern und besprechen Sie dies mit Ihrem Therapeuten. Viele Menschen haben niemanden, dem sie wirklich vertrauen und bei dem sie sich sicher fühlen, sondern ziehen sich sehr stark von anderen zurück. Oft wurde dann das Gefühl von Sicherheit in der Kindheit sehr stark erschüttert. Wenn dies bei Ihnen der Fall ist, üben Sie zunächst mit Ihrem Therapeuten in kleinen Schritten, mehr mit anderen Menschen in Kontakt zu kommen. Vielleicht gibt es auch ein Tier, dem Sie vertrauen und mit dem Sie sich sicher und beruhigt fühlen.)

....

....

....

....

....

....

5 Die problematischen Kindmodi

Dieses Kapitel ist entsprechend der Untergruppen der dysfunktionalen Kindmodi in drei Teile gegliedert:

(1) verletzliche, traurige Kindmodi
(2) ärgerliche, wütende Kindmodi
(3) impulsive, undisziplinierte Kindmodi

Das fröhliche Kind als ein funktionaler Modus wird in einem gesonderten Kapitel (s. Kap. 8) besprochen. Das Hintergrundwissen für Therapeuten zu diesem Kapitel erschließt sich aus den Arbeitsblättern für Patienten.

Arbeits- und Informationsmaterial

Allgemeiner Teil zu den problematischen Kindmodi

INFO 33 Die problematischen Kindmodi
In diesem Informationsblatt wird ein Überblick über die problematischen Kindmodi gegeben und eine Untergliederung in die drei Untergruppen mit Gegenüberstellung der typischen Merkmale eingeführt.

AB 17 Die problematischen Kindmodi – Teil 1: Den Modus erkennen
Mit diesem Arbeitsblatt können die typischen Erkennungsmerkmale für jeden für den Patienten relevanten Kindmodus herausgearbeitet werden. Dadurch wird die bewusste Wahrnehmung der Modi geschult.

AB 18 Die problematischen Kindmodi – Teil 2: Umgang mit dem Modus
Dieses Arbeitsblatt bietet eine Vorlage, den Umgang mit verschiedenen Modi zu diskutieren: Es werden die zu dem Modi gehörigen Bedürfnisse erfragt und überprüft, ob das Bedürfnis durch das Verhalten im Modus erreicht wird. Vor- und Nachteile des Modus werden abgewogen und unter Bezugnahme auf den gesunden Erwachsenenmodus ein funktionaler Handlungsplan für jeden problematischen Modus erarbeitet.

Die verletzlichen, traurigen Kindmodi

INFO 34 Die verletzlichen, traurigen Kindmodi
In diesem Informationsblatt wird ein Überblick über die verletzlichen, traurigen Kindmodi gegeben und die Entstehungsbedingungen erklärt. Die Ziele der Schematherapie in Bezug auf diese Modi werden dargestellt.

AB 19 Fantasiereise zum »kleinen Ich«
Das Arbeitsblatt ist selbsterklärend. Es ist empfehlenswert, die Übung v. a. bei schwer traumatisierten Patienten zunächst zu begleiten.

AB 20 Kontaktaufnahme zum verletzlichen, traurigen Kindmodus
Diese Imaginationsübung sollte immer zunächst in therapeutischer Begleitung stattfinden. Sie kann zu Beginn der Therapie diagnostisch eingesetzt werden, aber auch schon frühzeitig wirkungsvoll durch ein »Rescripting«, in dem die Bedürfnisse des verletzlichen Kindes erfüllt werden, ergänzt werden.

AB 21 Bedürfnisse erkennen
In diesem Arbeitsblatt wird eine Geschichte erzählt, die genutzt werden kann, um einen ersten Zugang zum Modus des verletzlichen Kindes zu bekommen. Die Bedürfnisse des Kindes können erarbeitet werden und dann direkt auf die Grundbedürfnisse von Kindern im Allgemeinen übergeleitet werden. Zudem können eigene Erfahrungen und Bedürfnisse des Patienten diskutiert werden.

INFO 35 Die Grundbedürfnisse von Kindern
In diesem Informationsblatt werden die Grundbedürfnisse von Kindern erklärt. Patienten empfinden bei der Besprechung der Grundbedürfnisse häufig sehr intensive Gefühle wie Traurigkeit, Scham, Wut oder Schuld. Es ist wichtig, diese Gefühle zu validieren und den Patienten im Rahmen des Limited Reparenting zu versorgen.

AB 22 Wurden meine Grundbedürfnisse in meiner Kindheit erfüllt?
In diesem Arbeitsblatt werden Patienten dazu angeregt zu überprüfen, ob ihre Bedürfnisse erfüllt wurden und ob dies heute noch Auswirkungen hat.

AB 23 Umgang von Elternmodi und gesundem Erwachsenen mit den Kindmodi
In diesem Arbeitsblatt werden die zentralen Gefühle der verletzlichen, traurigen Kindmodi bearbeitet: Was brauchen Kinder und der Patient in ihrer heutigen Situation bzw. was brauchen sie nicht, wenn sie diese Gefühle haben? Es wird dabei ein guter Elternteil als Kontrast zu den problematischen Elternmodi eingeführt, der sich liebevoll um die Bedürfnisse des Kindes kümmert. Diese Übung macht von der Tatsache Gebrauch, dass Patienten sehr oft wissen, was andere, insbesondere Kinder, eigentlich bräuchten und wie man sie versorgen muss. Es wird trainiert, dieses Wissen auch auf sich selbst anzuwenden.

AB 24 Meine Trostbox
Die Trostbox ist etwas, das Patienten sehr mögen. Bei der Einführung der Trostbox kann dem Patienten zusätzlich ein kleines Übergangsobjekt (z. B. ein kleines Stofftier, ein Stein oder eine nette Karte) vom Therapeuten gegeben werden. Es ist wichtig, während der laufenden Therapie immer mal wieder nach der Trostbox zu fragen und danach, ob Patienten sie auch verwenden.

INFO 36 Was hilft in den verletzlichen, traurigen Kindmodi?
In diesem Informationsblatt sind Strategien und Vorschläge zusammengefasst, die in den verletzlichen, traurigen Kindmodi helfen können.

AB 25 Meine individuelle Liste: Was hilft in den verletzlichen, traurigen Kindmodi?
In dieses Arbeitsblatt können die individuell hilfreichen Strategien eingetragen werden.

Die ärgerlichen, wütenden Kindmodi

INFO 37 Die ärgerlichen, wütenden Kindmodi
In diesem Informationsblatt wird ein Überblick über die ärgerlichen, wütenden Kindmodi gegeben, die Verbindung zu den verletzlichen, traurigen Kindmodi beleuchtet und die Entstehungsbedingungen erklärt. Ängste vor Wut und der Teufelskreis, wenn Wut »heruntergeschluckt« wird, werden verdeutlicht. Anschließend werden die Ziele der Schematherapie in Bezug auf diese Modusgruppe dargestellt.

AB 26 Die Geschichte vom kleinen Tobias, der nicht mitspielen durfte
Hier wird eine Geschichte von einem wütenden Kind erzählt. Patienten sollen so Zugang zum Modus des wütenden Kindes bekommen und verstehen, dass sich hinter Wut oft eine Bedürfnisfrustration verbringt. Es werden Bezüge zu ähnlichen Situationen im jetzigen Leben der Patienten hergestellt und Handlungsalternativen erarbeitet.

AB 27 Kontaktaufnahme zum ärgerlichen, wütenden Kindmodus
Diese Imaginationsübung sollte immer zunächst in therapeutischer Begleitung stattfinden. Sie kann zu Beginn der Therapie diagnostisch eingesetzt werden, aber auch schon frühzeitig wirkungsvoll durch ein »Rescripting« ergänzt werden, in dem das Kind die Wut ventilieren darf und seine Bedürfnisse erfüllt werden.

AB 28 Gefühle und Bedürfnisse hinter der Wut erkennen
In diesem Arbeitsblatt werden Beispielsituationen von Menschen im Modus des wütenden Kindes beschrieben. Patienten sollen die Bedürfnisse und Gefühle des verletzlichen Kindes herausarbeiten, überprüfen, ob die Person durch ihr Verhalten im wütenden Kind-Modus ihr Bedürfnis erfüllt bekommt und dann ein hilfreicheres Verhalten erarbeiten.

AB 29 Eigene Situationen: Gefühle und Bedürfnisse hinter der Wut erkennen
Mit diesem Arbeitsblatt sollen die Muster für das Auftreten des wütenden Kindmodus beleuchtet werden. Patienten sollten dieses Arbeitsblatt für mehrere Situationen ausfüllen und dann gemeinsam mit dem Therapeuten auswerten. Es sollen außerdem hilfreiche Strategien zur Bedürfniserfüllung erarbeitet werden.

AB 30 Frühwarnsymptome des wütenden Kindmodus
Wenn Patienten ihre Frühwarnzeichen kennen, fällt es leichter, den wütenden Kindmodus bereits dann wahrzunehmen, wenn der Ärger noch nicht ganz so intensiv ist. Sie können dann reagieren, bevor sich die Wut weiter aufbaut und sie kaum noch Kontrolle haben.

INFO 38 Was hilft in den ärgerlichen, wütenden Kindmodi?
In diesem Informationsblatt sind Strategien und Vorschläge zusammengefasst, die in den ärgerlichen, wütenden Kindmodi helfen können. Jeder Patient sollte sich eine individuelle Liste schreiben, in die er die für ihn hilfreichen Strategien hineinschreibt.

Die impulsiven, undisziplinierten Kindmodi

INFO 39 Die impulsiven, undisziplinierten Kindmodi
In diesem Informationsblatt wird ein Überblick über die impulsiven, undisziplinierten Kindmodi gegeben und die Entstehungsbedingungen erklärt. Anschließend werden die Ziele der Schematherapie in Bezug auf diese Modusgruppe dargestellt.

AB 31 Impulsive, undisziplinierte Kindmodi: Vor- und Nachteile abwägen
Dieses Arbeitsblatt bietet eine Anleitung, die Vor- und Nachteile der impulsiven, undisziplinierten Kindmodi bzw. eines bestimmten Verhaltens aus diesen Modi gegeneinander abzuwiegen und eine Entscheidung zu treffen, ob und in welchen Bereichen das Verhalten verändert werden soll.

AB 32 Impulsive, undisziplinierte Kindmodi reduzieren
Dieses Arbeitsblatt bietet eine Vorlage für einen Veränderungsplan. Die jeweiligen Schritte sollten möglichst konkret besprochen werden und es sollte darauf geachtet werden, dass der Patient sich realistische Ziele setzt. Es ist empfehlenswert, ein besonderes Augenmerk auf Belohnungen und positive Verstärkung an sich zu richten. Impulsives und undiszipliniertes Verhalten hat viele kurzfristige positive Konsequenzen und es ist für den Patienten sehr schwierig, sein Verhalten zu verändern. Zudem haben Patienten mit starken impulsiven, undisziplinierten Kindmodi eine sehr geringe Frustrationstoleranz und brauchen viel Unterstützung und Lob beim Aufbau neuen Verhaltens.

INFO 40 Was hilft in den impulsiven, undisziplinierten Kindmodi?
In diesem Arbeitsblatt sind Strategien und Vorschläge zusammengefasst, die in den impulsiven, undisziplinierten Kindmodi helfen können. Jeder Patient sollte sich eine individuelle Liste schreiben, in die er die für ihn hilfreichen Strategien hineinschreibt.

Die problematischen Kindmodi

Alle Menschen kennen emotionale Zustände, in denen sie sich eigentlich nicht so recht erwachsen fühlen. Diese Anteile werden in der Schematherapie als »Kindmodi« bezeichnet.

Wenn Menschen sich in einem problematischen Kindmodus befinden, erleben sie sehr starke Gefühle wie z. B. Traurigkeit, Scham, Einsamkeit, Ärger oder Wut, von denen sie sich überschwemmt fühlen. Die Art und Weise, wie sie ihre Umwelt und die eigenen Bedürfnisse wahrnehmen, ähnelt der Wahrnehmung von Kindern. So haben Kinder häufig Schwierigkeiten, sich in einen anderen Menschen hineinzuversetzen, wenn sie starke Gefühle erleben. Es entsteht ein Tunnelblick, mit dem sie nicht mehr in der Lage sind, die Perspektive anderer zu übernehmen oder zu planen. Auch die Art und Weise, wie Menschen in kindlichen Modi auf ihre Umwelt und die Menschen darin reagieren, ähnelt dem Verhalten von Kindern. Dies zeigt sich vor allem darin, dass es schwierig ist, das Verhalten entsprechend eigener Ziele und Werte zu steuern. Beispielsweise kann es in einem Kindmodus passieren, dass man in einem belastenden Gespräch mit einem Vorgesetzten anfängt zu weinen oder dass man aus einem Gefühl der Hilflosigkeit heraus bei einem Streit mit dem Partner die Tür zuknallt.

Kindmodi werden in aller Regel dann ausgelöst, wenn Menschen sich von anderen zurückgewiesen, alleingelassen oder unter Druck gesetzt fühlen. In solchen Situationen sind menschliche Grundbedürfnisse wie Nähe, Sicherheit oder Autonomie bedroht. Wenn diese Bedürfnisse in der Kindheit nicht erfüllt wurden, werden die Kindmodi schneller ausgelöst und von den Betroffenen intensiver erlebt. Häufig konnte sich dann der Modus des gesunden Erwachsenen nicht ausreichend ausbilden und die Betroffenen konnten nicht lernen, wie man mit intensiven Emotionen umgeht und die kindlichen Modi beruhigt. Dies erklärt, warum Menschen mit psychischen Problemen die Kindmodi deutlich intensiver wahrnehmen und häufig meinen, eine Situation nicht aushalten zu können.

Es lassen sich drei Arten von problematischen Kindmodi unterscheiden:

(1) Die erste Art geht häufig mit bedrückenden, traurigen Gefühlen wie Scham, Einsamkeit, Angst, Traurigkeit oder Bedrohung einher. Diese werden als **verletzliche, traurige Kindmodi** bezeichnet.

(2) Die zweite Kategorie ist gekennzeichnet von Gefühlen wie Wut, Ärger und Trotz. Das sind die **ärgerlichen, wütenden Kindmodi**.

(3) In der dritten Kategorie stehen Impulsivität und Mangel an Disziplin und Durchhaltevermögen im Vordergrund. Impulsivität bedeutet, dass man aus dem Moment heraus handelt, ohne an die Folgen zu denken. Diese Modi werden als **impulsive, undisziplinierte Kindmodi** bezeichnet.

Es gibt noch einen weiteren Kindmodus, der aber als gesunder Modus definiert ist. Dies ist der **Modus des fröhlichen Kindes**, in dem Menschen auf unbeschwerte, neugierige Art Spiele und Erlebnisse genießen und sich leicht, fröhlich und beschwingt fühlen. Wenn Sie jetzt das Gefühl haben, dass Sie sich manchmal in einem dieser Kindmodi befinden, kann es sehr hilfreich sein, dem Modus einen eigenen Namen zu geben. Dies kann z. B. »kleine Lisa« für den verletzten Kindmodus sein oder »bockiger Trotzkopf« für den wütenden Kindmodus. Auf diese Weise können Sie einfacher Kontakt zu Ihrem eigenen Kindmodus aufnehmen und die Situationen besser erkennen, in denen er auftaucht.

Die problematischen Kindmodi

Verletzliche, traurige Kindmodi	**Ärgerliche, wütende Kindmodi**	**Impulsive, undisziplinerte Kindmodi**
Eigener Name:	Eigener Name:	Eigener Name: ....
▶ Traurigkeit ▶ Einsamkeit, Verlassenheit ▶ Verzweiflung ▶ Hilflosigkeit ▶ Scham ▶ Angst	▶ Wut, Ärger, Zorn ▶ Trotz, »Bockigkeit«	▶ Impulsivität ▶ Mangel an Disziplin und Durchhaltevermögen

Die problematischen Kindmodi – Teil 1: Den Modus erkennen

Kreuzen Sie an, für welchen Kindmodus Sie dieses Arbeitsblatt ausfüllen:

❒ verletzt, traurig ❒ ärgerlich, wütend ❒ impulsiv, undiszipliniert

Mein Name für diesen Modus: ....

Woran erkenne ich, dass ich mich in diesem Kindmodus befinde?

Was sind die typischen **Auslöser**?

....

....

....

....

Welche **Gefühle** habe ich typischerweise in diesem Modus?

....

....

....

....

Welche automatischen **Gedanken** habe ich typischerweise in diesem Modus?

....

....

....

....

Welche **Erinnerungen und Bilder** sind beteiligt / werden ausgelöst?

....

....

....

Die problematischen Kindmodi – Teil 1: Den Modus erkennen

Wie fühlt sich mein **Körper** typischerweise in diesem Modus an?

....

....

....

....

Welches **Verhalten** zeige ich typischerweise in diesem Modus?

....

....

....

....

Wechsle ich häufig in einen **anderen Modus**, wenn ich in diesem Kindmodus bin? In welchen?

....

....

....

....

AB 18 • P

Die problematischen Kindmodi – Teil 2: Umgang mit dem Modus

Kreuzen Sie an, für welchen Kindmodus Sie dieses Arbeitsblatt ausfüllen:

☐ verletzt, traurig ☐ ärgerlich, wütend ☐ impulsiv, undiszipliniert

Mein Name für diesen Modus: ....

Was brauche ich, wenn ich mich in diesem Kindmodus befinde? Welches Bedürfnis habe ich?

....

....

....

Wird mein zugrunde liegendes Bedürfnis durch mein tatsächliches Verhalten erfüllt?

....

....

Gibt es Vor- oder Nachteile, wenn ich mich in diesem Modus befinde? Welche?

Vorteile	Nachteile
....	....
....	....
....	....
....	....
....	....
....	....

Was kann ich machen, wenn ich in diesem Modus bin? Was würde mein gesunder Erwachsenenmodus tun?

....

....

....

Die verletzlichen, traurigen Kindmodi

In den verletzlichen, traurigen Kindmodi erleben Menschen die unangenehmen Gefühle aus ihrer Kindheit wie Scham, Traurigkeit, Angst, Einsamkeit, Verlassenheit, Ausgeschlossensein, Misstrauen, Hoffnungslosigkeit, Hilflosigkeit, Unsicherheit oder den Gedanken, nicht geliebt und akzeptiert zu werden. Viele Menschen können recht gut angeben, welches Gefühl für sie besonders problematisch ist. In der Regel wird in der Schematherapie der kindliche Modus nach dem Gefühl benannt, das für den Betroffenen im Vordergrund steht; beispielsweise *einsames Kind*, wenn das Gefühl von Einsamkeit vorherrscht oder *verlassenes, verletztes Kind*, wenn Verlassenheit und Verletzlichkeit am intensivsten wahrgenommen werden.

Wie entstehen die verletzlichen, traurigen Kindmodi?
Menschen erleben intensive verletzliche, traurige Kindmodi, wenn die Grundbedürfnisse wie Sicherheit, Geborgenheit, Liebe und Anerkennung in der Kindheit nicht erfüllt wurden.

Die Erfahrungen, die Kinder mit anderen Menschen machen, haben einen großen Einfluss auf ihr Gefühlsleben als Erwachsene. Wenn man als Kind beispielsweise häufig durch Eltern oder Mitschüler ausgelacht oder beschämt wurde, dann wird auch als Erwachsener sehr leicht der Gedanke ausgelöst, minderwertig zu sein und nicht dazugehören, selbst wenn andere in der Situation dieses gar nicht beabsichtigt haben. Es handelt sich sozusagen um einen »emotionalen Knopf«, der gedrückt wird und der Betroffene empfindet ganz genauso wie früher. Jeder Mensch hat solche »emotionalen Knöpfe« und reagiert auf bestimmte Situationen besonders empfindlich.

Häufige Erfahrungen, die zur Ausbildung von intensiven verletzlichen, traurigen Kindmodi führen, sind:

- Verlassenheits- und Einsamkeitserfahrungen: z. B. wenn Sie als Kind viel allein waren oder von wichtigen Personen verlassen wurden, beispielsweise durch Unzuverlässigkeit, Trennung oder Tod der Eltern
- Erfahrungen des Ausgeschlossenseins: häufiges Gefühl des Nicht-Dazugehörens in Familie, Schule oder anderen Gruppen, z. B. durch häufige Umzüge oder Zugehörigkeit zu einer ungewöhnlichen Religionsgemeinschaft
- sexuelle, körperliche oder emotionale Missbrauchserfahrungen
- Häufige Beschämungen: z. B. durch Hänseleien von Mitschüler, Abwertungen oder demütigende Behandlung durch Eltern
- Mangel an Liebe, Aufmerksamkeit und Lob

Ziele der Schematherapie in Bezug auf die verletzlichen, traurigen Kindmodi:

(1) **Kontakt herstellen:** In den verletzlichen, traurigen Kindmodi nehmen Menschen oft unangenehme Emotionen wahr und spüren ihre Bedürfnisse intensiv. Sie haben deshalb meist schon früh in der Kindheit Bewältigungsmodi entwickelt, die diesen Schmerz lindern. Dadurch ist der Weg zu den Kindmodi allerdings auch in der Therapie häufig versperrt und sie können nicht lernen, sich adäquat um die Kindmodi zu kümmern. Der erste Schritt besteht deshalb darin, Bewältigungsmodi zu reduzieren und Kontakt zu den Kindmodi herzustellen.

Die verletzlichen, traurigen Kindmodi

(2) **Emotionen und Bedürfnisse zulassen:** Es ist sehr wichtig, dass Sie üben, Ihre Emotionen und Bedürfnisse zuzulassen. Auch wenn es sich am Anfang oft unangenehm anfühlt, sind das Gefühle und Bedürfnisse, die ihren Raum brauchen. Auch wenn Sie es schaffen, diese Gefühle und Bedürfnisse durch Bewältigungsmodi kurzfristig »wegzudrücken«, kommen Sie früher oder später meistens mit doppelter Wucht zurück. Es ist wie, wenn Sie im Schwimmbad einen Ball unter Wasser drücken: Eine kurze Zeit lang geht das gut, aber es kostet eine Menge Kraft und irgendwann rutscht er dann doch an Ihren Händen vorbei und springt mit viel Schwung über die Wasseroberfläche.

(3) **Umgang mit Emotionen und Bedürfnissen erlernen:** Nur wenn Sie Ihre Gefühle und Bedürfnisse zulassen, können Sie lernen, damit umzugehen. Ihre verletzlichen, traurigen Kindmodi halten über Ihre Gefühle und Bedürfnisse eine Menge wichtige Informationen für Sie bereit, z. B. erhalten Sie Informationen darüber, was Sie brauchen und sich wünschen oder auch was Sie nicht mögen. Nur wenn Sie ihnen zuhören, können Sie so handeln, dass Ihre Bedürfnisse erfüllt werden und können lernen, Ihre verletzlichen, traurigen Kindmodi zu trösten und zu beruhigen, wenn das Bedürfnis nicht erfüllbar ist. Die Therapie ist ein sicherer Rahmen, um zu üben, die kindlichen Modi zuzulassen. Sie können dann direkt mit Ihrem Therapeuten einen neuen Umgang mit den Bedürfnissen und Emotionen aus den kindlichen Modi trainieren und dies dann mehr und mehr in Ihren Alltag übertragen.

(4) **Selbstfürsorge, Trost und Beruhigung lernen:** Häufig haben Menschen mit starken verletzlichen Kindmodi in ihrer Kindheit nicht gelernt, ausreichend für sich zu sorgen und auf ihre Bedürfnisse zu achten, weil niemand ihnen beigebracht hat, wie man das macht und dass sie und ihre Bedürfnisse wichtig sind. Oft wurden sie auch nicht getröstet, wenn sie traurig waren, oder beruhigt, wenn sie aufgewühlt und ängstlich waren. Sie konnten deshalb nicht lernen, dass das ganz normal ist und wie man damit umgeht. Ein wichtiges Ziel ist deshalb, genau diese Fertigkeiten zu erlernen.

Fantasiereise zum »kleinen Ich«

Für diese Imaginationsübung ist es sehr wichtig, dass Sie sich an einem ruhigen Ort befinden, an dem Sie bequem sitzen können. Stellen Sie zunächst sicher, dass Sie für mindestens 20 Minuten nicht gestört werden. Lesen Sie zunächst die Anleitung für diese Übung ganz durch. Dann schließen Sie die Augen und entspannen Sie sich.

Stellen Sie sich nun vor, wie Sie einen Feldweg entlanggehen. Links und rechts sind grüne Wiesen, die Sonne scheint und ein leichter Wind weht. Sie gehen einen gewundenen Weg entlang, der in einigen hundert Metern hinter einem Berg verschwindet. Stellen Sie sich möglichst intensiv vor, wie sich Ihre Schritte auf dem Boden anfühlen und wie Sie den leichten Wind und die Sonne auf Ihrem Gesicht spüren. Verweilen Sie in diesem Bild für eine Weile, so lange, bis Sie zur Ruhe gekommen sind und sich vollständig entspannt haben.

Nach einiger Zeit sehen Sie in Ihrer Vorstellung ein kleines Kind hinter dem Berg hervorkommen, das Ihnen auf dem Weg entgegenkommt. Es ist vielleicht fünf oder sechs Jahre alt. Sie laufen langsam weiter und sehen das kleine Kind immer näher kommen. Nach einiger Zeit erkennen Sie, dass es sich bei dem Kind um Sie selbst handelt. Das »kleine Ich« kommt näher und näher. Nehmen Sie sich die Zeit, es ganz in Ruhe zu betrachten und ihm entgegenzugehen. Wenn Sie sich schließlich auf dem Weg begegnen, dann nehmen Sie sich die Zeit, es freundlich zu begrüßen. Vielleicht möchten Sie ihm über den Kopf streichen oder es in den Arm nehmen. Es kann auch sein, dass Sie zunächst ein wenig Abstand halten möchten. Versuchen Sie sich diese Szene möglichst lebhaft auszumalen: Wie sieht Ihr »kleines Ich« genau aus? Wie fühlt sich diese Begegnung für Sie an? Vielleicht gibt es auch etwas, das Sie dem »kleinen Ich« sagen möchten oder Sie setzen sich für eine Weile mit ihm auf die Wiese, um zu spielen. Nehmen Sie sich einige Minuten Zeit für diese Begegnung.

Wenn Sie das Gefühl haben, dass es für Sie in Ordnung ist, dann verabschieden Sie sich von dem »kleinen Ich«. Möchten Sie ihm etwas mit auf den Weg geben? Langsam sehen Sie zu, wie die / der Kleine den Weg entlang zurückgeht. Dann kommen Sie langsam zurück in die reale Welt, indem Sie zunächst spüren, wie Ihr Körper sich beim Sitzen anfühlt, wie Ihre Füße mit dem Boden Kontakt haben. Sie öffnen langsam wieder die Augen.

Selbstverständlich können Sie diese Übung abwandeln. Z. B. können Sie Ihr »kleines Ich« in Ihrem alten Kinderzimmer oder an einem anderen wichtigen Ort besuchen. Sie können mit ihm einen Rundgang durch das Haus machen, in dem Sie als Kind gelebt haben, und dabei evtl. auch Personen treffen, die früher eine Rolle für Sie gespielt haben (Eltern, Geschwister, Klassenkameraden, Lehrer, etc.).

Fantasiereise zum »kleinen Ich«

Beantworten Sie nach der Übung folgende Fragen:

Wie hat sich die Begegnung mit Ihrem »kleinen Ich« für Sie angefühlt? Machen Sie sich Notizen zu den Gefühlen und Gedanken, die diese Übung bei Ihnen ausgelöst hat.

....

....

....

....

Was hat sich das »kleine Ich« von mir gewünscht, was hat es gebraucht?

....

....

....

....

Gibt es etwas, was ich dem »kleinen Ich« mit auf den Weg geben wollte? Einen Gegenstand (z. B. eine Schmusedecke), einen Rat oder Trost?

....

....

....

....

Kontaktaufnahme zum verletzlichen, traurigen Kindmodus

Ein guter Weg, um Kontakt mit Ihren Kindmodi aufzunehmen, sind Imaginationsübungen. Sie können beispielsweise über ein Gefühl aus der letzten Woche, das Sie einem verletzlichen, traurigen Kindmodus zuordnen, eine Brücke in die Vergangenheit bauen, um die Wurzeln dieses Gefühls und Ihre Bedürfnisse zu erkennen und besser zu verstehen. Mit diesem Wissen können Sie sich auch im Hier und Jetzt besser um Ihre Kindmodi kümmern. Machen Sie die unten beschriebene Übung zunächst gemeinsam mit Ihrem Therapeuten und beantworten Sie dann die darauf folgenden Fragen. Wenn Sie sich in der Imagination in einem Kindmodus befinden, wird Sie Ihr Therapeut mit »du« ansprechen, damit Sie sich besser in die damalige Situation hineinversetzen können. In dieser Imaginationsübung wird deshalb beim Moduswechsel in den kindlichen Modus ebenfalls die Anrede gewechselt.

Übungsanleitung

Nehmen Sie eine bequeme Körperhaltung ein und schließen Sie Ihre Augen. Wenn das zu unangenehm für Sie ist, dann fixieren Sie einen festen Punkt im Raum. Entspannen Sie sich und nehmen Sie einen tiefen Atemzug. Nun versetzen Sie sich in eine Situation, in der Sie kürzlich waren und in der ein unangenehmes Gefühl auftrat, das mit Ihrem verletzlichen Kindmodus verbunden ist. Versetzen Sie sich genau in diese Situation hinein und beschreiben Sie, was passiert und wie es sich anfühlt. Wenn Sie das Gefühl ganz deutlich spüren, löschen Sie die aktuelle Situation vor Ihrem inneren Auge und gehen Sie anhand Ihres Gefühls in Ihre Vergangenheit zurück. Warten Sie ab, ob ein Bild oder eine Erinnerung auftaucht, in der Sie sich genauso gefühlt haben. Drängen Sie sich nicht, schauen Sie einfach, was kommt. Wenn ein Bild aufgetaucht ist, dann beschreib es: Was passiert in dem Bild? Wo bist du? Wie alt bist du? Wer ist noch da? Was machst du und was macht die andere Person? Was möchtest du gerne tun? Wie geht es dir? Was brauchst du? …

Wie hat sich mein verletzliches, trauriges Kind gefühlt?

....

....

....

Was hat es gebraucht?

....

....

....

Kontaktaufnahme zum verletzlichen, traurigen Kindmodus

Was sind Gemeinsamkeiten und Unterschiede zu meiner heutigen Situation?

....

....

....

....

Was sind meine Bedürfnisse in der heutigen Situation?

....

....

....

....

Wie kann ich in meiner heutigen Situation mit meinen Bedürfnissen umgehen?

....

....

....

....

AB 21 • P

Bedürfnisse erkennen

Aufgabe. Lesen Sie die folgende Geschichte und beantworten Sie danach die darauf folgenden Fragen.

Die Geschichte von der kleinen Emma auf dem Karnevalsumzug

Die kleine Emma ist ganz aufgeregt. Heute ist Rosenmontag und sie geht mit ihren Eltern und den Geschwistern auf den Umzug. Unterwegs bewundern alle ihre tolle Verkleidung, so eine süße Schneeflocke hätte noch keiner gesehen. Der Umzug mit all den Wagen und der Musik ist ganz toll. Emma fängt ganz viele Bonbons, sogar zwei Tüten Chips sind dabei. Es macht viel Spaß, die Bonbons zu sammeln. Nach dem Umzug läuft Emma mit ihrer Familie zum Auto zurück. Unterwegs sieht sie auf der Straße noch ganz viele Bonbons liegen und sammelt sie alle in ihre Tüte. Sie sieht immer mehr und schaut nur noch auf die Straße, ist ganz vertieft und hört nichts mehr und sammelt und sammelt … Die anderen werden Augen machen … Dann schaut sie hoch und ist plötzlich ganz allein, keine Mama, kein Papa und auch die Geschwister sieht sie nirgendwo, nur fremde Menschen überall und sie weiß auch gar nicht, wo sie ist und wo das Auto steht. Emma bekommt plötzlich riesige Angst und schaut überall herum. Sie denkt: »Oh nein, wo sind die alle bloß? Wo soll ich denn jetzt nur hin?« Sie irrt die Straßen auf und ab, ist ganz verzweifelt und setzt sich irgendwann auf einen Treppenabsatz und weint.

Wie fühlt sich die kleine Emma? (Was für Gefühle und Gedanken hat sie? Wie fühlt sich wohl ihr Körper an? Was möchte sie am liebsten tun?)

....

....

....

Was braucht die kleine Emma? Was würde ich für die kleine Emma tun, wenn ich sie so sehen würde?

....

....

Gab es in der letzten Woche Situationen, in denen ich mich genauso gefühlt habe wie die kleine Emma? Wenn ja, welche?

....

....

Was hätte ich da gebraucht?

....

....

INFO 35 • P

Die Grundbedürfnisse von Kindern

Die Erfüllung bestimmter Grundbedürfnisse ist wichtig, damit sich Kinder zu psychisch gesunden Menschen entwickeln können. Folgende Bedürfnisse sind dabei besonders wichtig:

(1) **Sicherheit, »Stabile Basis«:** Kinder brauchen einen zuverlässigen Erwachsenen, auf den sie sich verlassen können. Einen Erwachsenen, der für sie sorgt und ihnen die Möglichkeit gibt, sich in sicherer Umgebung zu entwickeln und zu entfalten.

(2) **Geborgenheit und Verbundenheit mit anderen Menschen:** Kinder brauchen Geborgenheit und Verbundenheit mit anderen und die Möglichkeit, ihre Erfahrungen, Gedanken und Gefühle mit anderen zu teilen.

(3) **Autonomie und Selbstständigkeit:** Kinder brauchen ein sicheres Umfeld, von dem aus sie die Welt entdecken können. Ziel der Entwicklung vom Kind zum Erwachsenen ist es, auf eigenen Füßen zu stehen. Gute Eltern und andere an der Erziehung beteiligte Personen erlauben Kindern schrittweise, sich von ihnen zu lösen, um unabhängige Erwachsene zu werden.

(4) **Anerkennung, Lob und Akzeptanz:** Kinder brauchen Wertschätzung für das, was sie darstellen, um ein starkes Selbstbewusstsein und Selbstachtung entwickeln zu können. Kinder sollten anerkannt und geschätzt werden für das, was sie tun und was sie können. Diese Anerkennung darf nicht ausschließlich an bestimmte Bedingungen (z. B. Leistung) geknüpft werden.

(5) **Freiheit, sich mitzuteilen:** Die Äußerung der eigenen Gedanken, Emotionen und Bedürfnisse muss erlernt und gefördert werden. Sie darf nicht von strengen Regeln unterdrückt werden.

(6) **Realistische Grenzen:** Kinder brauchen Regeln, um in einer Gesellschaft mit anderen zu leben. Sie brauchen das Wissen, wann sie ihren Emotionsausdruck im Umgang mit anderen begrenzen müssen und dies auch bewerkstelligen können. Sie brauchen die Fähigkeit, angemessen mit Fehlern, Niederlagen und Enttäuschungen umzugehen. Sie müssen lernen, dass sie Pflichten haben und manchmal auch langweilige Dinge erledigt werden müssen.

(7) **Liebe und Aufmerksamkeit:** Kinder benötigen Zuwendung, körperliche und emotionale Nähe, Liebe und Aufmerksamkeit.

(8) **Spontaneität, Spaß und Spiel:** Kinder brauchen Freiräume, um spielerisch, ausgelassen, fröhlich und spontan zu sein.

Wurden meine Grundbedürfnisse in meiner Kindheit erfüllt?

Um Ihre heutige Problematik besser zu verstehen, ist es sehr hilfreich zu überprüfen, ob und inwieweit die Grundbedürfnisse für Kinder in Ihrer Kindheit ausreichend befriedigt worden sind. Gehen Sie dazu (für sich oder gemeinsam mit Ihrem Therapeuten) die Liste der Grundbedürfnisse durch. Kreuzen Sie an, ob das Bedürfnis ausreichend erfüllt worden ist. Wenn das Bedürfnis nicht ausreichend erfüllt worden ist, beschreiben Sie das genauer und überprüfen Sie, inwieweit dies Sie heute noch beeinträchtigt.

(1) Sicherheit, »stabile Basis«

Wurde Bedürfnis erfüllt? ☐ Ja ☐ Nein

Bemerkungen:

....

....

Heutige Auswirkungen?

....

....

(2) Geborgenheit und Verbundenheit mit anderen Menschen

Wurde Bedürfnis erfüllt? ☐ Ja ☐ Nein

Bemerkungen:

....

....

Heutige Auswirkungen?

....

....

(3) Autonomie und Selbständigkeit

Wurde Bedürfnis erfüllt? ☐ Ja ☐ Nein

Bemerkungen:

....

....

Wurden meine Grundbedürfnisse in meiner Kindheit erfüllt?

Heutige Auswirkungen?

....

....

(4) Anerkennung, Lob und Akzeptanz

Wurde Bedürfnis erfüllt? ☐ Ja ☐ Nein

Bemerkungen:

....

....

Heutige Auswirkungen?

....

....

(5) Freiheit, sich mitzuteilen

Wurde Bedürfnis erfüllt? ☐ Ja ☐ Nein

Bemerkungen:

....

....

Heutige Auswirkungen?

....

....

(6) Realistische Grenzen

Wurde Bedürfnis erfüllt? ☐ Ja ☐ Nein

Bemerkungen:

....

....

Wurden meine Grundbedürfnisse in meiner Kindheit erfüllt?

Heutige Auswirkungen?

....

....

(7) Liebe und Aufmerksamkeit

Wurde Bedürfnis erfüllt? ☐ Ja ☐ Nein

Bemerkungen:

....

....

Heutige Auswirkungen?

....

....

(8) Spontaneität und Spiel

Wurde Bedürfnis erfüllt? ☐ Ja ☐ Nein

Bemerkungen:

....

....

Heutige Auswirkungen?

....

....

Umgang von Elternmodi und gesundem Erwachsenen mit den Kindmodi

Im Folgenden finden Sie einige wichtige Gefühle, die in den verletzlichen, traurigen Kindmodi sehr häufig auftreten. Überlegen Sie anhand der Fragen, was Kinder brauchen und was ein guter Elternteil tun würde, wenn sie diese Gefühle haben. Überlegen Sie auch, was Kinder absolut nicht brauchen. Das entspricht den problematischen Elternmodi. Übertragen Sie dann diese Informationen auf Ihre heutige Situation und überlegen Sie, was Sie brauchen und was Ihr gesunder Erwachsenenmodus tun würde.

Traurigkeit
Was brauchen Kinder, wenn sie traurig sind? Was würde ein guter Elternteil tun?

....

....

Was brauchen sie nicht?

....

....

Was brauche ich in der heutigen Situation, wenn ich traurig bin?

....

....

Nehmen Sie Kontakt mit Ihrem gesunden Erwachsenen auf und überlegen Sie, wie Sie Ihr Bedürfnis erfüllen können!

....

....

Angst
Was brauchen Kinder, wenn sie Angst haben? Was würde ein guter Elternteil tun?

....

....

Was brauchen sie nicht?

....

....

Umgang von Elternmodi und gesundem Erwachsenen mit den Kindmodi

Was brauche ich in der heutigen Situation, wenn ich Angst habe?

....

....

Nehmen Sie Kontakt mit Ihrem gesunden Erwachsenen auf und überlegen Sie, wie Sie Ihr Bedürfnis erfüllen können!

....

....

Scham
Was brauchen Kinder, wenn sie Scham empfinden? Was würde ein guter Elternteil tun?

....

....

Was brauchen sie nicht?

....

....

Was brauche ich in der heutigen Situation, wenn ich Scham empfinde?

....

....

Nehmen Sie Kontakt mit Ihrem gesunden Erwachsenen auf und überlegen Sie, wie Sie Ihr Bedürfnis erfüllen können!

Einsamkeit
Was brauchen Kinder, wenn sie sich einsam fühlen? Was würde ein guter Elternteil tun?

....

....

Was brauchen sie nicht?

....

....

Umgang von Elternmodi und gesundem Erwachsenen mit den Kindmodi

Was brauche ich in der heutigen Situation, wenn ich mich einsam fühle?

....

....

Nehmen Sie Kontakt mit Ihrem gesunden Erwachsenen auf und überlegen Sie, wie Sie Ihr Bedürfnis erfüllen können!

Umgang mit Fehlern / Schuld
Was brauchen Kinder, wenn sie einen Fehler gemacht haben und sich schuldig fühlen? Was würde ein guter Elternteil tun?

....

....

Was brauchen sie nicht?

....

....

Was brauche ich in der heutigen Situation, wenn ich einen Fehler gemacht habe und mich schuldig fühle?

....

....

Nehmen Sie Kontakt mit Ihrem gesunden Erwachsenen auf und überlegen Sie, wie Sie Ihr Bedürfnis erfüllen können!

Unsicherheit
Was brauchen Kinder, wenn sie sich unsicher fühlen? Was würde ein guter Elternteil tun?

....

....

Was brauchen sie nicht?

....

....

Umgang von Elternmodi und gesundem Erwachsenen mit den Kindmodi

Was brauche ich in der heutigen Situation, wenn ich mich unsicher fühle?

....

....

Nehmen Sie Kontakt mit Ihrem gesunden Erwachsenen auf und überlegen Sie, wie Sie Ihr Bedürfnis erfüllen können!

Weitere Gefühle
Tragen Sie hier weitere für Sie in diesem Zusammenhang relevante Gefühle ein:

....

Was brauchen Kinder, wenn sie sich .... fühlen? Was würde ein guter Elternteil tun?

....

....

Was brauchen sie nicht?

....

....

Was brauche ich in der heutigen Situation, wenn ich mich fühle?

....

....

Nehmen Sie Kontakt mit Ihrem gesunden Erwachsenen auf und überlegen Sie, wie Sie Ihr Bedürfnis erfüllen können!

AB 24 • P

Meine Trostbox

Eine Trostbox ist eine Box, in die man Dinge reinpacken kann, die einen trösten, wenn man traurig ist. Wenn man sehr stark in einem verletzten, traurigen Kindmodus ist, weiß man häufig gar nicht mehr so genau, was einen eigentlich tröstet oder was man braucht. Wenn man dann in seine Trostbox schaut, wird man unweigerlich daran erinnert und es fällt dann leichter, diese Dinge auch zu benutzen. Außerdem hat man sie dann direkt griffbereit. Probieren Sie es doch einmal aus. Allein das Gestalten und Zusammenpacken der Trostbox macht schon Spaß und ist tröstend. Es ist auch ein wichtiger Schritt im gesunden Erwachsenenmodus in die Richtung, Traurigkeit zuzulassen und sich liebevoll um die kindlichen Modi zu kümmern.

1. Schritt: Suchen Sie sich eine Box (z. B. einen Schuhkarton) und gestalten Sie die Box nach Ihren Vorlieben.

2. Schritt: Überlegen Sie, was Sie tröstet, wenn Sie traurig sind und was Sie brauchen, wenn Sie sich in einem verletzten, traurigen Kindmodus befinden. Hier finden Sie einige Anregungen:

- Lieblingskuscheltier
- etwas, was Sie gerne berühren und was sich weich und warm anfühlt, z. B. einen Handschmeichler oder eine Kuscheldecke
- ein besonders schönes Hörspiel
- ein Schaumbad
- das Rezept Ihres Lieblingsessens oder überhaupt etwas zu essen (denn manchmal vergisst man zu essen, wenn man traurig ist)
- Ihren Lieblingstee oder einen schönen Kakao
- die Telefonnummer und ein Bild von einer lieben Freundin (damit Sie daran denken, sie anzurufen)
- Postkarten mit aufmunternden Sprüchen oder Postkarten und Briefe, die Ihnen liebe Menschen geschickt haben oder die Sie sich selbst geschrieben haben
- ein Duftöl, das Sie gerne riechen
- besonders weiche und schöne Taschentücher
- Ihr Lieblingsbuch oder eines, was Sie als Kind gerne gelesen haben und was Sie getröstet hat
- etwas, was Sie zum Lachen bringt, z. B. verrückte Fotos, ein lustiger Film, über den Sie immer viel lachen, ein Comic, ein Witzebuch, lustige Sticker
- schöne Musik
- Fotos vom letzten Urlaub oder einen Reiseführer für den nächsten Urlaub
- Dinge, die Sie mal von jemandem geschenkt bekommen haben
- Muscheln, die Sie an einen Strandspaziergang erinnern
- ein Kinogutschein (vielleicht schaffen Sie es ja, ins Kino zu gehen, wenn Ihnen das guttut)
- ein Tonband von Ihrem Therapeuten
- ein Bild von Ihrem sicheren Ort, wenn es das gibt

Was hilft in den verletzlichen, traurigen Kindmodi?

Alle Menschen kennen die verletzlichen, traurigen Kindmodi. Jeder Mensch braucht dann Sicherheit, Trost und Zuwendung. Was Menschen dabei hilft, ihre Bedürfnisse zu erfüllen oder damit zurechtzukommen, wenn das nicht sofort klappt, ist zum Teil sehr unterschiedlich. In der folgenden Liste finden Sie einige Vorschläge und Strategien, die möglicherweise hilfreich sind. Diese sollen Sie auch anregen, weitere eigene Ideen zu entwickeln.

Schreiben Sie sich danach Ihre ganz individuelle Liste. Sie können dazu Arbeitsblatt 25 verwenden.

Nehmen Sie Kontakt zu Ihrem gesunden Erwachsenen auf!

(1) **Den Modus annehmen und zulassen:** Machen Sie sich bewusst, dass Sie in einem traurigen oder verletzlichen Kindmodus sind. Nehmen Sie die Bedürfnisse, Gefühle und Gedanken so an, wie sie sind. Machen Sie sich die Gründe aus Ihrer eigenen Lebensgeschichte bewusst, warum die Gefühle und Bedürfnisse so intensiv sind. Seien Sie verständnisvoll und wohlwollend mit sich selbst. In Ihre individuelle Liste können Sie an diese Stelle einen hilfreichen Satz zur Selbstvalidierung schreiben (z. B. »Bei allem, was ich erlebt habe, ist es verständlich, dass ich mich jetzt so traurig und allein fühle. Ich werde jetzt gut auf mich aufpassen!«).

(2) **Für sich selbst sorgen:** Kümmern Sie sich um die Bedürfnisse Ihres verletzlichen traurigen Kindes und sorgen Sie gut für es. Schließen Sie die Augen, spüren Sie nach und fragen Sie sich, warum Sie sich gerade traurig und verletzt fühlen und was Sie jetzt eigentlich brauchen und wollen. Welche Bedürfnisse sind in der momentanen Situation nicht befriedigt und an welche Situationen in Ihrer Kindheit erinnert Sie das? Welche Bedürfnisse können Sie sich heute vielleicht viel besser erfüllen, als dies in Ihrer Kindheit möglich gewesen wäre? Trösten Sie Ihr verletzliches, trauriges Kind, wenn das Bedürfnis nicht sofort erfüllbar ist und schützen Sie es vor dem strafenden Modus. Tragen Sie in Ihre individuelle Liste ein, auf was Sie besonders achten müssen.

(3) **Selbstinstruktionskarte:** Schreiben Sie sich eine Selbstinstruktionskarte (s. INFO 67).

(4) **Tröstende Imaginationen:** In Imaginationsübungen können heilende, tröstende Bilder gefunden werden, wenn Sie als Erwachsene, oder auch andere »gute Erwachsene«; z. B. Ihre Lieblingstante, ein guter Freund oder Ihr Therapeut, sich um das verletzliche Kind kümmern. Dabei ist es wichtig, die Gefühle des verletzlichen Kindes zu verstehen und seine Bedürfnisse zu erfüllen. Auch die Imagination vom »Sicheren Ort« oder zum »Inneren Helfer« (s. AB 15 und AB 67) können hierbei helfen.

(5) **Tröstende Symbole:** Symbole (z. B. Kuscheltiere, Kinderfoto, kleine Figuren, Postkarten, Muscheln oder ein schöner Stein) helfen dabei, sich immer wieder daran zu erinnern, auf das verletzliche, traurige Kind zu achten und es zu versorgen.

(6) **Dysfunktionale Elternmodi stoppen:** Häufig meldet sich, wenn ein Kindmodus aktiviert ist, direkt auch ein dysfunktionaler Elternmodus, der die Situation noch unerträglicher macht. Es ist sehr wichtig, gegen diese negative innere Stimme vorzugehen. Sie hilft dem verletzlichen Kind nicht dabei, besser über sich zu denken. Das Kind braucht Unterstützung und Trost, um mit dieser schwierigen Situation umzugehen. Tragen Sie an diese Stelle eine hilfreiche Selbstinstruktion ein, die hilft, Elternmodi zu stoppen (z. B. »Du hilfst mir nicht! Ich höre dir nicht mehr zu und konzentriere mich auf Dinge, die mir gut tun!«).

Was hilft in den verletzlichen, traurigen Kindmodi?

(7) Soziales Netz: Nehmen Sie im angemessenen Rahmen Kontakt zu Menschen auf, die Ihnen guttun und denen Sie vertrauen. Wenn Sie nur auf eine Person fokussiert sind, bauen Sie sich auch andere soziale Kontakte auf und verbringen Sie Zeit mit anderen netten Personen. Überlegen Sie eventuell mit Ihrem Therapeuten zusammen, wer das sein kann oder wie man das macht.

(8) Trostbox: Was tröstet Sie, wenn Sie traurig sind? Schauen Sie in Ihre Trostbox. In die Trostbox kann man Gegenstände packen, die das verletzliche, traurige Kind trösten (z. B. eine liebe Postkarte von einer Freundin, ein Kuscheltier etc.). Wenn Sie noch keine Trostbox haben, dann gestalten Sie sich eine. Im Arbeitsblatt 24 »Meine Trostbox« finden Sie viele Vorschläge und Anregungen.

(9) Es sich mit sich selbst gemütlich machen: Gestalten Sie sich die Zeit mit sich selbst angenehm. Hier sind einige Ideen:

- in die Badewanne gehen
- Kakao mit Sahne machen
- Milch mit Honig oder einen schönen Tee aus meiner Lieblingstasse trinken
- DVD schauen, die mich tröstet, z. B. Kinderfilm
- Comics lesen
- in die Sonne gehen
- in die Kirche gehen
- Tanzen
- Musik hören, die mir hilft
- Spazieren gehen
- mit Musik auf Kopfhörern in den Wald gehen, dort laut schreien
- Gitarre oder anderes Instrument spielen
- Wohnung umstellen, neu dekorieren
- mich in meine Lieblingsdecke einmummeln
- Briefe oder Mails an Therapeuten oder Freunde schreiben
- Gedanken aufschreiben oder Gedichte verfassen
- Kerzen, Kamin anmachen
- mir etwas Schönes kochen
- Drachen steigen lassen
- Hörspiel hören
- in den Zoo gehen
- mich mit dem Haustier beschäftigen
- ans Meer, an den See, in die Berge fahren

Meine individuelle Liste: Was hilft in den verletzlichen, traurigen Kindmodi?

Nehmen Sie Kontakt zu Ihrem gesunden Erwachsenen auf!

(1) Selbstvalidierung

....

....

....

(2) Für sich selbst sorgen: Was brauche ich jetzt?

....

....

....

(3) Selbstinstruktionskarte

....

....

....

(4) Meine tröstende Imagination

....

....

....

(5) Mein Trostsymbol

....

....

....

Meine individuelle Liste: Was hilft in den verletzlichen, traurigen Kindmodi?

(6) Meine Selbstinstruktion, um dysfunktionale Elternmodi zu stoppen

....

....

....

(7) Soziales Netz: Wen kann ich anrufen? Mit wem kann ich mich treffen? Wer tut mir gut, wenn ich im Modus des verlassenen, verletzten Kindes bin? (z. B. Freunde, Familie, Kollegen, Therapeut, Betreuer)

Name: .... Telefonnummer ....

Name: .... Telefonnummer ....

Name: .... Telefonnummer ....

(8) Trostbox: Was tröstet mich, wenn ich traurig bin? (z. B. mein Lieblings-Kinderbuch, ein schönes Foto mit jemandem, den ich gern habe und bei dem ich mich sicher fühle, mein Lieblingstee etc.)

....

....

....

(9) Es sich mit sich selbst gemütlich machen: Welche Aktivitäten helfen mir, wenn ich im Modus des verlassenen, verletzten Kindes bin? Was tut mir gut?

....

....

....

Die ärgerlichen, wütenden Kindmodi

Ärgerliche Kindmodi treten auf, wenn man den Eindruck hat, dass eigene Bedürfnisse nicht genug berücksichtigt werden und man sich ungerecht behandelt fühlt. Im Vordergrund stehen Gefühle wie Ärger, Wut oder Trotz. Bedürfnisse werden dann häufig in einer übermäßigen oder unangemessenen Form ausgedrückt, z. B. durch Wutanfälle, Trotz, Beleidigungen, Forderungen oder Vorwürfe, von denen sich andere vor den Kopf gestoßen fühlen.

Oft ist das zugrunde liegende Bedürfnis durch das Verhalten in den ärgerlichen Kindmodi für andere nicht ersichtlich und auch der Betroffene selbst weiß häufig nicht, welches Bedürfnis verletzt wurde. Die zugrunde liegenden Bedürfnisse sind normal und es ist auch normal, ärgerlich zu werden, wenn sie nicht erfüllt werden. Lediglich das Verhalten, mit dem dies in den ärgerlichen Kindmodi zum Ausdruck kommt, ist häufig unangemessen und führt nicht zur Bedürfniserfüllung, sondern zu mehr Problemen mit anderen Menschen.

Die Verbindung zu den verletzlichen, traurigen Kindmodi

Oft steckt hinter der Wut aus dem ärgerlichen Kindmodus ein anderes Gefühl aus einem verletzlichen, traurigen Kindmodus, meist Traurigkeit, Enttäuschung, Angst oder Scham. In den ärgerlichen Kindmodi fühlen sich Menschen häufig nicht so schwach wie in den verletzlichen Kindmodi, sie haben im Gegenteil manchmal sogar ein Gefühl von Macht und Stärke und schaffen Dinge, die sie sich sonst nie zutrauen würden. Häufig haben sie aber keinen Bezug mehr zu ihren Bedürfnissen.

Wie entstehen die ärgerlichen, wütenden Kindmodi?

Die ärgerlichen, wütenden Kindmodi entstehen wie die verletzlichen Kindmodi, wenn wichtige Grundbedürfnisse nicht erfüllt werden. Häufig haben Menschen mit stark ausgeprägten ärgerlichen Kindmodi wenig Sicherheit, Liebe und viel Ungerechtigkeit und Vernachlässigung erfahren. Oft hat der Ausdruck von Ärger zu großen Schwierigkeiten geführt oder war ganz verboten. Fast immer fehlten Vorbilder, die einen angemessenen Umgang mit Ärger vorgelebt haben: Eltern oder andere Erziehungsberechtigte schluckten Ärger selbst hinunter oder wurden im Gegenteil extrem wütend. Häufig berichten gerade Menschen mit starken trotzigen oder ärgerlich-trotzigen Kindmodi, dass wichtige Bezugspersonen, häufig die Eltern, ihnen nicht ausreichend Autonomie gewährt haben.

Die Angst vor Wut und der Kreislauf des »Runterschluckens« der Wut

Viele Menschen haben aufgrund der oben beschriebenen Erfahrungen große Angst vor Wut und versuchen, Ärger nicht zuzulassen oder »runterzuschlucken«. Da man Ärger aber nicht ewig ohne Probleme unterdrücken kann, entlädt er sich häufig durch »Wutexplosionen«, die zu erneuten negativen Erfahrungen mit dem Ausdruck von Ärger für die Person führen (z. B. Schwierigkeiten in zwischenmenschlichen Beziehungen). In den Elternmodi wertet die Person sich anschließend für Ausdruck von Ärger ab. Die Überzeugung »Ich kann mit Ärger nicht umgehen« wird bestätigt und die Angst vor Ärger steigt, sodass die Person neuen Ärger erneut unterdrücken wird.

Die ärgerlichen, wütenden Kindmodi

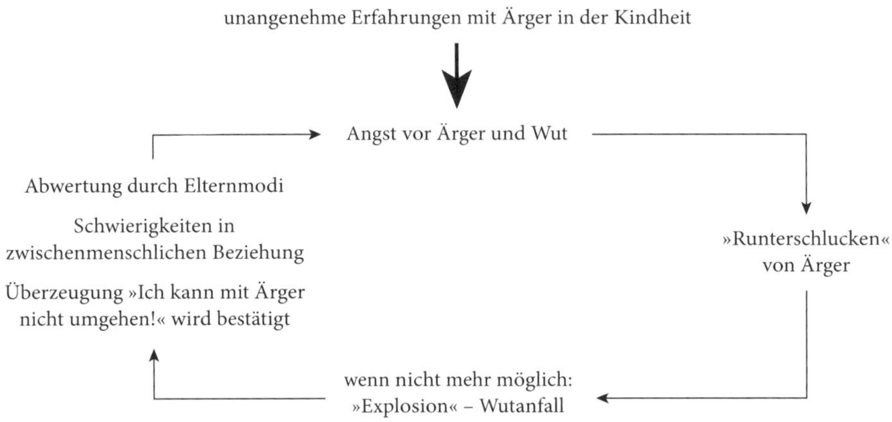

Ziele der schematherapeutischen Behandlung in Bezug auf ärgerliche Kindmodi

(1) Ärgerliche Kindmodi zulassen: Es ist sehr wichtig, die ärgerlichen Kindmodi und die Gefühle von Ärger und Wut zuzulassen und auszudrücken. Zum einen zeigen Ärger und Wut uns, dass etwas passiert ist, was unsere Bedürfnisse verletzt hat und dass unsere Bedürfnisse wichtig sind. Und zum anderen ist es sehr wichtig, die Angst vor Ärger und Wut zu verlieren. Diese Gefühle brauchen ihren Platz.

(2) Das dahinter liegende Bedürfnis, Gefühl erspüren: Ärger hat eine sehr wichtige Signalfunktion. Er zeigt Menschen, dass ihre Bedürfnisse verletzt wurden oder dass jemand über ihre Grenzen gegangen ist. Oft liegt hinter dem Ärger noch ein anderes Gefühl aus den verletzlichen Kindmodi. Wenn diese Bedürfnisse und Gefühle wahrgenommen werden, kann der Betroffene sich im gesunden Erwachsenenmodus um die kindlichen Modi kümmern, sie beruhigen und versorgen.

(3) Einen adäquaten Ärgerausdruck trainieren: Häufig haben Menschen mit intensiven ärgerlichen Kindmodi nie gelernt, mit Ärger umzugehen, entweder weil es in der Kindheit verboten war, ärgerlich zu sein oder weil es keine Modelle gab, an denen sie sich hätten orientieren können. Sie konnten deshalb nicht lernen, dass es ganz normal ist, hin und wieder ärgerlich zu sein. Ein wichtiges Ziel ist es deshalb, Ärger zuzulassen und Fertigkeiten im Umgang mit Ärger zu trainieren.

Die Geschichte vom kleinen Tobias, der nicht mitspielen durfte

Aufgabe. Lesen Sie die folgende Geschichte und beantworten Sie danach die darauf folgenden Fragen.

Dem kleinen Tobias ist heute schrecklich langweilig. Sein älterer Bruder Flo hat einige Freunde zu Besuch und hat keine Zeit, mit Tobias zu spielen. Jetzt sitzen sie gerade am Wohnzimmertisch und spielen ein spannend aussehendes Spiel mit vielen bunten Figuren auf einem aufregenden Spielbrett. Tobias setzt sich erst einige Minuten still dazu. Flo sagt: »Was willst du hier? Geh doch in dein Zimmer.« Tobias antwortet: »Ich will auch mitspielen!« Daraufhin meint Flo: »Nein, das geht nicht, dazu bist du noch zu klein. Jetzt lass uns in Ruhe und verzieh dich.« Tobias wird sehr wütend und schreit: »Du bist gemein!« Dann wirft er mit einem Ruck das Spielbrett vom Tisch und alle Figuren fliegen durchs Zimmer.

Wie fühlt sich der kleine Tobias? (Was für Gefühle und Gedanken hat er? Wie fühlt sich wohl sein Körper an?)

....

....

....

Warum ist der kleine Tobias so wütend? Welches Bedürfnis und welches Gefühl verstecken sich hinter dem Wutausbruch?

....

....

....

Bekommt der kleine Tobias durch sein Verhalten das, was er braucht?

....

....

....

Was würde ich für den kleinen Tobias tun, wenn ich dabei gewesen wäre?

....

....

....

Die Geschichte vom kleinen Tobias, der nicht mitspielen durfte

Gab es in der letzten Woche Situationen, in denen ich mich ähnlich gefühlt habe wie der kleine Tobias? Wenn ja, welche?

....

....

....

Was hätte ich da gebraucht? Welches Gefühl lag bei mir hinter der Wut?

....

....

....

Hat mein Verhalten mir geholfen, das Bedürfnis zu erfüllen? ....

Wenn nein, welches Verhalten hätte mir dabei geholfen?

....

....

....

Kontaktaufnahme zum ärgerlichen, wütenden Kindmodus

Eine gute Möglichkeit, den ärgerlichen Kindmodus noch besser kennen und verstehen zu lernen, besteht darin, sich in der Imagination in eine Situation aus den letzten Wochen zu begeben, in der Ihr ärgerlicher Kindmodus wieder einmal aufgetreten ist. Die folgende Imaginationsübung hilft Ihnen herauszufinden, warum Sie in dieser Situation so wütend geworden sind, welche Bedürfnisse bedroht waren und ob auch verletzliche Kindmodi eine Rolle gespielt haben. Es wird dann eine »Gefühls-Brücke« in die Vergangenheit geschlagen, um die Wurzeln des ärgerlichen Kindmodus, seine Gefühle und Bedürfnisse zu erkennen und besser zu verstehen. Mit diesem Wissen können Sie sich auch im Hier und Jetzt besser um Ihre Kindmodi kümmern. Machen Sie die unten beschriebene Übung zunächst gemeinsam mit Ihrem Therapeuten und beantworten Sie dann die darauf folgenden Fragen. Wenn Sie sich in der Imagination in einem Kindmodus befinden, wird Sie Ihr Therapeut mit »du« ansprechen, damit Sie sich besser in die damalige Situation hineinversetzen können. In dieser Imaginationsübung wird deshalb beim Moduswechsel in den kindlichen Modus ebenfalls die Anrede gewechselt.

Übungsanleitung

Nehmen Sie eine bequeme Körperhaltung ein und schließen Sie Ihre Augen. Wenn das zu unangenehm für Sie ist, dann fixieren Sie einen festen Punkt im Raum. Entspannen Sie sich und achten Sie auf Ihre Atemzüge. Nun versetzen Sie sich in eine Situation, in der Sie kürzlich waren und in der der Modus des ärgerlichen Kindes besonders intensiv war. Versetzen Sie sich genau in diese Situation hinein und beschreiben Sie, was passiert und wie es sich anfühlt. Welche Gefühle spüren Sie? Wie intensiv sind die Gefühle? Spüren Sie zusätzlich Gefühle wie Traurigkeit, Einsamkeit, Zurückweisung oder Enttäuschung? Fühlen Sie sich ungerecht behandelt? Wenn ja, von wem? Was ist genau passiert? Wenn Sie die Gefühle ganz deutlich spüren, löschen Sie die aktuelle Situation vor Ihrem inneren Auge und gehen Sie anhand Ihrer Gefühle in Ihre Vergangenheit zurück. Warten Sie ab, ob ein Bild oder eine Erinnerung aus Ihrer Kindheit auftaucht, in der Sie sich genauso gefühlt haben. Drängen Sie sich nicht, schauen Sie einfach, was kommt. Wenn ein Bild aufgetaucht ist, dann beschreib es: Was passiert in dem Bild? Wo bist du? Wie alt bist du? Wer ist noch da? Was machst du und was macht die andere Person? Was möchtest du gerne tun? Wie geht es dir? Was brauchst du? …

Wie hat sich mein ärgerliches Kind gefühlt?

………

………

War auch ein verletzlicher Kindmodus da? Welche Gefühle spielten dabei eine Rolle?

………

………

Kontaktaufnahme zum ärgerlichen, wütenden Kindmodus

Was waren die Bedürfnisse?

....

....

Gab es Gemeinsamkeiten und Unterschiede zwischen früherer und heutiger Situation?

....

....

....

Was sind meine Bedürfnisse in der heutigen Situation?

....

....

....

Wie kann ich in meiner heutigen Situation mit meinen Bedürfnissen umgehen?

....

....

....

Viele Menschen mit intensiven kindlichen Modi berichten, dass Ärger und Wut kaum noch auftreten, sobald es dem verletzlichen Kind-Modus besser geht – ohne dass sie viel unternehmen mussten, um Wut und Ärger direkt zu reduzieren. Insofern sollten Sie immer prüfen, ob vor dem ärgerlichen Kindmodus ein verletzlicher Kindmodus aufgetreten ist und dann Übungen für die Versorgung des verletzlichen Kindes anwenden.

Ein wütender Kindmodus kann dabei sehr nützlich sein – von ihm können Sie sehr deutlich lernen, wann Ihre Bedürfnisse zu stark in den Hintergrund getreten sind.

Gefühle und Bedürfnisse hinter der Wut erkennen

Aufgabe. Lesen Sie die folgenden Situationen, in denen Menschen in ärgerlichen, wütenden Kindmodi beschrieben sind. Üben Sie die Bedürfnisse und Gefühle, die hinter der Wut stecken, zu erkennen, und schätzen Sie ein, ob die Bedürfnisse durch das Verhalten der betroffenen Person erfüllt werden. Überlegen Sie dann, was ein hilfreicheres Verhalten gewesen wäre.

Situation 1

Ruth ist mit ihrer Freundin zum Kino verabredet und freut sich schon sehr auf den Film. Eine Stunde, bevor sie losgehen möchte, ruft die Freundin an und sagt ab. Als sie erklären möchte, warum sie nicht kann, unterbricht sie Ruth und schreit ins Telefon: »Auf dich kann man sich einfach nicht verlassen. Immer lässt du mich im Stich! Ich will nichts mehr mit dir zu tun haben!« Sie knallt den Hörer auf.

Welches Bedürfnis steckt dahinter?

....

....

Welches Gefühl liegt hinter der Wut?

....

....

Wird das Bedürfnis durch das Verhalten von Ruth erfüllt?

....

....

Was wäre ein hilfreicheres Verhalten für Ruth gewesen?

....

....

....

Gefühle und Bedürfnisse hinter der Wut erkennen

Situation 2

Stefan hat seine praktische Führerscheinprüfung und irgendwie läuft es nicht ganz so, wie er sich das vorgestellt hat. Die »blöde Ampel springt einfach auf Rot um« und »es sind nur Sonntagsfahrer unterwegs«. Als der Prüfer ihn bittet, rechts ran zu fahren und ihm sagt, dass er durchgefallen ist, fühlt er sich ungerecht behandelt und sagt: »Sie haben sie doch nicht mehr alle. Das ist ja völlig überzogen. Ich werde mich bei Ihrer Dienststelle über Sie beschweren!« Er steigt aus dem Auto, knallt die Tür und tritt noch einmal gegen den Reifen, dabei stößt er sich den großen Zeh an.

Welches Bedürfnis steckt dahinter?

....

....

Welches Gefühl liegt hinter der Wut?

....

....

Wird das Bedürfnis durch das Verhalten von Stefan erfüllt?

....

....

Was wäre ein hilfreicheres Verhalten für Stefan gewesen?

....

....

....

Gefühle und Bedürfnisse hinter der Wut erkennen

Situation 3

Jonas hat mit viel Liebe zum Detail den 50. Geburtstag seiner Mutter vorbereitet. Er hat sich einige Reden, Diashows und Spiele überlegt. Als er sich zwei Wochen vorher noch mal mit den Geschwistern zusammensetzt, um die Planung zu besprechen, sagen diese, dass es viel zu viel Programm sei und die Leute doch auch mal durchatmen müssten. Jonas wird sehr wütend und sagt: »Ihr habt ja gar keine Ahnung, wieviel Zeit das gekostet hat. Ihr interessiert euch doch sowieso nur für euch selbst. Macht doch euren Kram allein. Ich habe eh keine Lust auf die Feier!« Er knüllt das von ihm geschriebene Programm zusammen, wirft es auf den Tisch und verlässt das Zimmer.

Welches Bedürfnis steckt dahinter?

....

....

Welches Gefühl liegt hinter der Wut?

....

....

Wird das Bedürfnis durch das Verhalten von Jonas erfüllt?

....

....

Was wäre ein hilfreicheres Verhalten für Jonas gewesen?

....

....

....

Eigene Situationen: Gefühle und Bedürfnisse hinter der Wut erkennen

Meist handelt es sich bei Menschen immer wieder um ähnliche Situationen, in denen ihr wütender Kindmodus auftritt, und um dieselben Bedürfnisse, die bedroht sind. Wenn Sie diese Muster für sich durchschaut haben, können Sie anfangen, ein anderes, für Sie gesünderes und wirkungsvolleres Verhalten in diesen Situationen zu trainieren. Dieses Arbeitsblatt hilft Ihnen, diese Muster zu entdecken.

Aufgabe. Beschreiben Sie eine typische Situation, vielleicht aus der letzten Woche, in der Ihr wütender Kindmodus aufgetreten ist und wie Sie reagiert haben. Beantworten Sie dann die darauf folgenden Fragen. Schauen Sie sich auf diese Weise einige Situationen, in denen Sie in den wütenden Kindmodus gekommen sind, an und überprüfen Sie, ob es auch bei Ihnen ein bestimmtes Muster gibt.

Auslösende Situation

....

....

....

Meine Reaktion

....

....

....

Welche Bedürfnisse wurden bedroht?

....

....

....

Waren andere Gefühle hinter der Wut? Wenn ja, welche?

....

....

....

Eigene Situationen: Gefühle und Bedürfnisse hinter der Wut erkennen

Was hätte ich mir gewünscht?

....

....

....

Hat mein Verhalten mich meinen Wünschen und Bedürfnissen näher gebracht? Hat es zu meinen Zielen und Werten gepasst?

....

....

....

Wenn nein, was wäre ein hilfreicheres Verhalten für mich gewesen?

....

....

....

Wann und wie probiere ich es aus?

....

....

....

AB 30 • P

Frühwarnsymptome des wütenden Kindmodus

Häufig hat man das Gefühl, dass Ärger ganz plötzlich ganz intensiv da ist und man mitten im wütenden Kindmodus ist. Die Handlungen folgen schneller, als man schauen kann. Meist lassen sich jedoch bei genauer Beobachtung Frühwarnzeichen für den wütenden Kindmodus entdecken. Wenn Sie diese Frühwarnzeichen kennen, fällt es leichter, den wütenden Kindmodus bereits dann wahrzunehmen, wenn der Ärger noch nicht ganz so intensiv ist. Sie können dann reagieren, bevor sich die Wut weiter aufbaut und Sie kaum noch Kontrolle haben. Es fällt dann leichter, einen adäquaten Ärgerausdruck zu trainieren und mit etwas Übung schaffen Sie es, einen »kühlen Kopf« zu bewahren. Das ist nicht nur für Sie von Vorteil, sondern auch für Ihre Beziehungen zu anderen Menschen. Trainieren Sie Ihren Ärger auszudrücken, solange er noch relativ schwach ist.

Frühwarnzeichen zeigen sich auf vier Ebenen: Gedanken, Gefühle, Körperreaktionen und Verhaltensimpulse. Überlegen Sie, welches Ihre Frühwarnzeichen sind und tragen Sie diese in die folgende Liste ein.

Gedanken (z. B. »Ich hab die Schnauze voll«, »Ich bin euch doch scheißegal«)

....

....

....

Gefühle (z. B. leichter Ärger)

....

....

....

Körperreaktionen (z. B. Anspannung in den Schultern, Zähne zusammenbeißen)

....

....

....

Verhaltensimpulse (z. B. etwas kaputt machen, jemanden anschreien)

....

....

....

Was hilft in den ärgerlichen, wütenden Kindmodi?

Alle Menschen kennen ärgerliche, wütende Kindmodi und das ist gut so. Schließlich zeigen uns die ärgerlichen Modi, dass unsere Bedürfnisse verletzt oder bedroht sind und rebellieren dagegen. Oft ist aber das Verhalten unpassend oder überzogen, sodass wir damit gar nicht der Erfüllung unserer Bedürfnisse und Wünsche näherkommen, sondern häufig noch mehr Probleme als vorher bekommen. In der folgenden Liste finden Sie einige Vorschläge und Strategien, die möglicherweise hilfreich sind, wenn Sie im Modus des ärgerlichen oder wütenden Kindes sind. Diese sollen Sie auch anregen, weitere eigene Ideen zu entwickeln.

Schreiben Sie sich danach Ihre eigene, ganz individuelle Liste.

Nehmen Sie Kontakt zu Ihrem gesunden Erwachsenen auf!

(1) **Ärgerliche Kindmodi zulassen:** Die Gefühle von Ärger und Wut brauchen ihren Raum. Es ist deshalb sehr wichtig, diese Gefühle anzunehmen und zuzulassen. Sie haben wichtige Information für Sie und deshalb sollten Sie sie auch ernst nehmen. Außerdem ist es sehr wichtig, dass Sie Ihre Ängste vor Ärger verlieren, wenn diese bei Ihnen eine Rolle spielen. Im Übrigen hilft es ohnehin nichts, Ärger langfristig zu unterdrücken. Er sucht sich immer einen Weg: Entweder durch eine »Explosion« in den wütenden Kindmodi oder durch unterdrückten Ärger, wenn Sie beispielsweise eine andere Person nicht mehr richtig anschauen können, Ihre Antworten immer kürzer und schnippischer werden, weil Sie eigentlich sauer sind, es aber nicht so richtig zeigen können. Oder dadurch, dass Sie in einem Elternmodus den Ärger gegen sich selbst richten. Alle diese Wege sind nicht gesund und helfen Ihnen nicht, Ihre Bedürfnisse zu befriedigen. Lassen Sie Ihren Ärger also zu. Die Therapie ist ein sicherer Ort, das zu trainieren.

(2) **Auf Frühwarnzeichen achten:** Achten Sie auf die ersten Anzeichen des ärgerlichen Kindmodus (Gedanken, Gefühle, Körperreaktionen und Verhaltensimpulse). Je früher Sie den Modus erkennen, umso leichter wird es Ihnen fallen, den Ärger angemessen auszudrücken.

(3) **Das hinter dem Ärger liegende Bedürfnis und Gefühl erspüren:** Das wütende Kind hat eine wichtige Botschaft für Sie: Bedürfnisse sind bedroht! Prüfen Sie, um welche Bedürfnisse es sich handelt und was Sie eigentlich brauchen. Oft steckt hinter dem Modus des wütenden Kindes ein verletzlicher Kindmodus. Wenn es dem verletzlichen Kindmodus besser geht, reduzieren sich meist automatisch die Ärgergefühle, ohne dass man sie direkt angehen muss. Alle Strategien, die zur Versorgung der verletzlichen Kindmodi dienen, sind ebenfalls hilfreich.

(4) **Selbstinstruktionskarte:** Schreiben Sie sich eine Selbstinstruktionskarte (s. INFO 67 *Selbstinstruktionskarten*) für die typischen Situationen, in denen Ihr ärgerlicher Kindmodus auftritt.

(5) **Kurze Pausen einbauen, durchatmen:** In unserer Gesellschaft ist es nur sehr selten notwendig, dass wir sofort reagieren. Verschaffen Sie sich also Zeit! Manchmal genügt schon eine kurze Pause, wenn Sie merken, dass der wütende Kindmodus sich meldet. So können Sie zum Beispiel zweimal tief durchatmen, sich strecken, mit den Schultern kreisen, in einer Besprechung kurz aufstehen, um ein Fenster zu öffnen oder sich für einen kurzen Moment die Ohren und Augenbrauen Ihres Gegenübers ganz genau anschauen. Sie können sich dann etwas beruhigen und Klarheit darüber gewinnen, was Sie in der Situation eigentlich brauchen und erreichen wollen.

Was hilft in den ärgerlichen, wütenden Kindmodi?

(6) **Beruhigende Symbole:** Für viele Menschen ist es hilfreich, einen Gegenstand (z. B. einen glatten Stein, den sie in der Hosentasche tragen können), ein Bild (z. B. von spiegelglattem, ruhigem Meer) oder ein bestimmtes Lied zu finden, das sie mit Gelassenheit und Ruhe verbinden. Wenn Sie in eine kritische Situation kommen, können Sie sich mit einem kurzen Griff an die Hosentasche oder indem Sie sich in Gedanken das Lied oder das Bild vorstellen, wieder gelassener werden.

(7) **Beruhigende Imaginationen:** Sie können Imaginationsübungen durchführen, um zu erspüren, was Sie in bestimmten Situationen brauchen, in denen Ihr ärgerlicher Kindmodus auftritt, und dann in der Imagination ausprobieren, was Ihnen hilft. Wenn es beispielsweise um Gefühle von Ausgeschlossensein und Ablehnung geht, die häufig bei Ihnen Wut auslösen, können Sie sich in der Imagination vorstellen, dass eine gute Freundin hinter Ihnen steht und fürsorglich die Hand auf Ihre Schulter legt.

(8) **Einen angemessenen Ärgerausdruck trainieren:** Es ist ganz normal, dass man, wenn man nie wirklich gelernt hat, mit Ärger umzugehen, diese Fertigkeit üben muss. Die Therapie ist ein guter Ort dafür. Sie können dies in Rollenspielen oder mit Verhaltensexperimenten üben, die Sie mit Ihrem Therapeuten absprechen. Eine weitere Möglichkeit besteht darin, alternative Handlungen zunächst in der Imagination auszuprobieren.

(9) **Dysfunktionale Elternmodi stoppen:** Häufig meldet sich, wenn ein ärgerlicher Kindmodus aktiviert ist, direkt dabei oder danach auch ein dysfunktionaler Elternmodus. Es ist sehr wichtig, gegen diese negative innere Stimme vorzugehen! Sie hilft nicht dabei, Ängste vor Ärger abzubauen oder adäquat damit umzugehen. Sie verhindert, dass man auf die eigenen Bedürfnisse achten kann und führt nur dazu, dass man sich in oder nach der Situation noch schlechter fühlt. Überlegen Sie sich lieber, wie ein guter Elternteil mit einem wütenden Kind umgehen würde, und üben Sie, sich in dieser Form auch sich selbst gegenüber zu verhalten.

(10) **Körperliche Anspannung loswerden:** Manchmal ist man ärgerlich und man weiß nicht, warum. Oder man kann das, was man will und braucht, nicht bekommen. Oder der Ärger ist so stark, dass man ihn nicht kontrollieren kann. Oft hilft es dann erstmal, die körperliche Anspannung im sicheren Rahmen loszuwerden. Hier sind einige Ideen, wie Sie das machen können:

- Joggen oder Fahrradfahren gehen, Squash oder eine andere körperliche Betätigung
- laute Musik hören und dazu tanzen
- Telefonbücher oder Pappkartons zerreißen
- kalt duschen
- einen langen Spaziergang machen
- Tauziehen

Die impulsiven, undisziplinierten Kindmodi

In den impulsiven, undisziplinierten Kindmodi sehen Menschen nur die eigenen Bedürfnisse und Wünsche und wollen diese sofort erfüllt haben. Sie denken dabei nicht an die Bedürfnisse anderer oder langfristige negative Konsequenzen.

Im **Modus des impulsiven Kindes** stehen dabei vor allem der Drang, etwas unbedingt sofort haben oder tun zu wollen, und das daraus folgende impulsive Verhalten im Vordergrund. Impulsives Verhalten bedeutet Handeln aus dem Moment heraus, ohne darüber nachzudenken. Man schafft es beispielsweise nicht, darauf zu verzichten, sich etwas zu kaufen, was man gerade haben will, obwohl man es sich nicht leisten kann. Andere impulsive Handlungen können beispielsweise auch mit Drogen- oder Alkoholkonsum, ungeplantem und / oder ungeschütztem Sex, Essanfällen oder Ähnlichem einhergehen. Gemeinsam ist diesen Verhaltensweisen die »ungebremste« Bedürfnisbefriedigung. Ein Außenbeobachter würde möglicherweise den Kopf schütteln und das Verhalten für unnötig und unangemessen halten. Man selbst könnte sich später, mit etwas zeitlichen Abstand, »in den Hintern beißen« dafür, dass man so impulsiv gehandelt hat.

Im **undisziplinierten Kindmodus** haben Menschen große Schwierigkeiten, sich an Regeln zu halten und Pflichten zu übernehmen. Sie haben eine sehr geringe Frustrationstoleranz und Schwierigkeiten, Dinge durchzuhalten, wenn sie ihnen langweilig oder lästig sind (z. B. Routineaufgaben oder häusliche Pflichten). Dadurch bleiben unter Umständen wichtige Dinge liegen oder werden immer wieder aufgeschoben und der Betroffene kann bestimmte Ziele in seinem Leben nicht verwirklichen. Natürlich fällt es fast allen Menschen ab und an schwer, lästige Dinge zu erledigen. Bei Menschen mit starkem undisziplinierten Kindmodus ist dies jedoch ein chronisches und stark ausgeprägtes Problem. Manchmal wird in diesem Zusammenhang auch von »Aufschieberitis« (wiss. Begriff: Prokrastination) gesprochen.

Beiden Modi ist gemeinsam, dass sie sich an kurzfristigen Dingen orientieren und sehr stark von Wollen und Nicht-Wollen dominiert werden. Bei beiden Modi führt dies langfristig zu Problemen mit Ihren Mitmenschen und dazu, dass Sie auf längere Sicht Ihre Ziele und Werte nicht erreichen.

Wie entstehen die impulsiven, undisziplinierten Kindmodi?

Die impulsiven, undisziplinierten Kindmodi entstehen wie alle Kindmodi, wenn wichtige Grundbedürfnisse in der Kindheit nicht erfüllt werden. Hierbei stehen vor allem die Bedürfnisse nach Autonomie und realistischen Grenzen im Vordergrund. Häufig spielt auch schwere Vernachlässigung in der Kindheit eine Rolle. Menschen mit starken impulsiven, undisziplinierten Kindmodi kommen oft aus chaotischen Familienverhältnissen, waren in der Kindheit auf sich allein gestellt und haben niemanden gehabt, der sie zu Durchhaltevermögen angehalten, Grenzen gesetzt oder auf die Einhaltung wichtiger Regeln geachtet hat. Manchmal wurden Menschen mit starken impulsiven, undisziplinierten Kindmodi in der Kindheit auch sehr verwöhnt, durften vieles und mussten nur sehr selten unangenehme Dinge erledigen, weil diese ihnen immer von anderen abgenommen wurden. Auch hier gab es einen Mangel an Grenzen und Kinder konnten nicht lernen, dass es auch wichtig sein kann, unangenehme Dinge zu erledigen.

Möglicherweise haben auch wichtige Bezugspersonen impulsives, undiszipliniertes Verhalten vorgelebt und dies wurde von den Kindern übernommen (Modelllernen).

Die impulsiven, undisziplinierten Kindmodi

Ziele der schematherapeutischen Behandlung in Bezug auf impulsive, undisziplinierte Kindmodi

(1) **Impulsive, undisziplinierte Kindmodi erkennen und den Ursprung verstehen:** Zunächst steht im Vordergrund, dass Sie ein Gespür dafür kriegen, wann impulsive, undisziplinierte Modi auftreten und diese erkennen. Überlegen Sie mit Ihrem Therapeuten gemeinsam, wo diese Modi ihren Ursprung haben. Machen Sie sich bewusst, dass Ihr Bedürfnis oder Ihr Wunsch absolut in Ordnung ist, aber dass Ihr Verhalten häufig zu intensiv ist und dann langfristig zu Schwierigkeiten für Sie führt.

(2) **Atempausen einplanen, an langfristige Folgen und Ziele denken:** Ein wichtiges Ziel in Bezug auf die impulsiven, undisziplinierten Modi besteht darin, dass Sie üben, mehr Zeit zu gewinnen, wenn Sie in diesen Modi sind, um Ihre Handlungen gezielter planen zu können. Wenn Sie den Modus bewusst wahrnehmen, atmen Sie erst einmal tief durch und überlegen Sie dann, wie Sie sich verhalten wollen, was Ihr Verhalten für Folgen hat (auch langfristig!) und ob es Ihren Zielen und Werten entspricht.

(3) **Vor- und Nachteile des Modus abwägen:** Ein weiterer Schwerpunkt besteht darin, sich über die Vor- und Nachteile dieser Modi klar zu werden und zu überlegen, ob und in welchen Bereichen man etwas verändern möchte. Anschließend sollen alternative Verhaltensweisen und Durchhaltevermögen in den entsprechenden Bereichen trainiert werden.

AB 31 • P

Impulsive, undisziplinierte Kindmodi: Vor- und Nachteile abwägen

Dieses Arbeitsblatt hilft Ihnen dabei, sich über kurz- und langfristige Vor- und Nachteile dieser Modi bewusst zu werden. Sie können anschließend entscheiden, ob und in welchen Bereichen Sie an einer Veränderung arbeiten möchten. Sie können dieses Arbeitsblatt für einen bestimmten Modus (z. B. das undisziplinierte Kind) oder auch für ein konkretes Verhalten (z. B. Abwasch stehen lassen oder impulsives Einkaufen) ausfüllen.

Diesen Modus bzw. dieses konkrete Verhalten möchte ich mir anschauen:

	Vorteile	**Nachteile**
kurzfristig		
langfristig		

Was ist für mich der wichtigste Grund (oder die wichtigsten Gründe, max. 3), der dafür spricht, das Verhalten zu verändern oder beizubehalten?

....

....

....

In welchen Bereichen möchte ich mein Verhalten verändern? Was ist für mich realistisch und fair?

....

....

....

Impulsive, undisziplinierte Kindmodi reduzieren

Mein Veränderungsplan

Welches konkrete Verhalten aus dem Modus möchte ich verändern?

....

In welchen Situationen möchte ich dieses Verhalten reduzieren?

....

....

....

....

Ich möchte dieses Verhalten ändern, weil ... *(tragen Sie die für Sie wichtigsten Nachteile ein)*:

....

....

....

....

Welches Verhalten möchte ich stattdessen anwenden (gesunder Erwachsenenmodus)?

....

....

....

....

Was sind die nächsten wichtigen Schritte für eine Veränderung meines Verhaltens? Was kann ich in fairer und realistischer Weise schaffen? Was werde ich konkret tun?

....

....

....

....

Impulsive, undisziplinierte Kindmodi reduzieren

Was kann mir dabei helfen, diese Schritte umzusetzen? (z. B. hilfreiche Selbstinstruktion, an Belohnung denken, an meine Freundin denken)?

....

....

....

....

So belohne ich mich für eine gelungene Veränderung:

....

....

....

Was hilft in den impulsiven, undisziplinierten Kindmodi?

In der folgenden Auflistung finden Sie einige Vorschläge und Strategien, die möglicherweise hilfreich sind, wenn Sie sich in einem impulsiven, undisziplinierten Kindmodus befinden. Diese sollen Sie auch anregen, weitere eigene Ideen zu entwickeln.

Schreiben Sie sich danach Ihre eigene, ganz individuelle Liste.

Nehmen Sie Kontakt zu Ihrem gesunden Erwachsenen auf!

(1) **Impulsive, undisziplinierte Kindmodi bewusst wahrnehmen:** Überlegen Sie sich die typischen Erkennungsmerkmale, an denen Sie merken, dass Sie in einem impulsiven, undisziplinierten Kindmodus sind und üben Sie, den Modus bewusst wahrzunehmen. Machen Sie sich bewusst, dass Ihre Wünsche und Bedürfnisse in Ordnung sind, aber dass sie nicht immer sofort erfüllt werden können – überprüfen Sie Ihr Verhalten.

(2) **Erst nachdenken, dann handeln, Zeit gewinnen:** Es ist nur selten notwendig, dass Sie sofort handeln. Verschaffen Sie sich also etwas Zeit und denken Sie über die Folgen Ihres Verhaltens für sich und andere nach. Überprüfen Sie, ob Ihr Verhalten zu Ihren Zielen und Werten passt. Manchmal genügt schon eine kurze Pause, wenn Sie merken, dass die impulsiven, undisziplinierten Kindmodi sich melden. So können Sie zum Beispiel zweimal tief durchatmen, in einer Besprechung kurz aufstehen, um ein Fenster zu öffnen oder erst einmal einen Spaziergang machen. Häufig ist es auch gerade für Menschen mit starken impulsiven, undisziplinierten Kindmodi sehr hilfreich, eine Nacht über eine Entscheidung zu schlafen (z. B. »Wenn ich die Schuhe morgen immer noch will, dann kann ich sie mir kaufen«).

(3) **Vor- und Nachteile abwägen:** Werden Sie sich der Vor- und Nachteile der impulsiven, undisziplinierten Kindmodi oder eines bestimmten Verhaltens, das Sie in diesen Modi häufig anwenden, bewusst. Denken Sie immer auch an die langfristigen Konsequenzen und überlegen Sie, ob Sie die Bedürfnisse anderer verletzen. Treffen Sie dann eine Entscheidung, ob Sie und in welchen Bereichen Sie Ihr Handeln verändern wollen.

(4) **Veränderungsplan:** Erarbeiten Sie einen realistischen Veränderungsplan, bei dem Sie Schritt für Schritt vorgehen. Setzen Sie sich dabei faire Ziele, die Sie auch erreichen können. Wenn man sich allzu hohe Ziele vornimmt, ist man nur frustriert, wenn es nicht klappt und gibt schnell auf. Planen Sie deshalb so, dass Sie die Ziele erreichen und dann mehr Schwung haben, weiter dabeizubleiben.

(5) **Belohnungen überlegen:** Planen Sie in Ihren Veränderungsplan Belohnungen ein, wenn Sie ein Ziel erreicht haben. Es ist sehr schwer, eingefahrene Verhaltensmuster zu ändern. Sie sollten sich deshalb bei jedem Schritt ermutigen und Ihre Bemühungen anerkennen.

(6) **Schwierige Situationen vorher planen:** Überlegen Sie sich, bevor Sie Situationen entgegentreten, in denen Sie häufig in die impulsiven, undisziplinierten Kindmodi kommen, kleine Tricks, wie Sie selbst bei impulsiven Verhalten gestoppt werden oder es nicht durchführen können (z. B. zum Einkaufen nur begrenzt Geld mitnehmen und EC-Karte zuhause lassen oder vorher mit der Freundin, mit der man auf die Party geht, absprechen, dass man zusammen einen antialkoholischen Abend macht).

Was hilft in den impulsiven, undisziplinierten Kindmodi?

(7) **Auf Alkohol und Drogen verzichten:** Alkohol und Drogen führen bei allen Menschen dazu, dass sie weniger Kontrolle über ihr Verhalten haben. Für Menschen mit starken impulsiven, undisziplinierten Kindmodi, die auch ohne Substanzen schon Schwierigkeiten haben, die Kontrolle über ihre Impulse zu behalten, ist es deshalb besonders wichtig, ganz auf Alkohol und Drogen zu verzichten.

(8) **Selbstinstruktionskarte:** Schreiben Sie sich eine Selbstinstruktionskarte für die typischen Situationen, in denen die impulsiven, undisziplinierten Kindmodi auftreten. (z. B. »Denk an die langfristigen Konsequenzen!« Oder: »Erstmal eine Nacht drüber schlafen!«)

(9) **Beruhigende Symbole:** Für viele Menschen ist es hilfreich, einen Gegenstand (z. B. einen glatten Stein, den sie in der Hosentasche tragen können), ein Bild (z. B. von spiegelglattem, ruhigem Meer) oder ein bestimmtes Lied zu finden, das sie mit Gelassenheit und Ruhe verbinden. Wenn Sie in eine kritische Situation kommen, können Sie mit einem kurzen Griff an die Hosentasche oder indem Sie sich in Gedanken das Lied oder das Bild vorstellen, wieder gelassener werden.

(10) **Dysfunktionale Elternmodi stoppen:** Seien Sie nicht so hart mit sich! Es ist schon eine tolle Leistung, dass Sie sich eingestehen, dass Sie manchmal verwöhnt oder undiszipliniert sind und entschieden haben, dass Sie daran arbeiten wollen. Oft meldet sich, wenn die impulsiven, undisziplinierten Kindmodi doch wieder das Steuer in einer Situation übernommen haben, direkt danach ein dysfunktionaler Elternmodus. Es ist sehr wichtig, gegen diese negative innere Stimme vorzugehen. Sie hilft nicht dabei, das Verhalten in den Griff zu kriegen und führt nur dazu, dass man sich nach der Situation noch schlechter fühlt. Überlegen Sie sich lieber, was ein guter Elternteil machen würde, und üben Sie, sich in dieser Form auch sich selbst gegenüber zu verhalten.

6 Die problematischen Elternmodi

Nach einem allgemeinen Teil, der für alle Elternmodi verwendet werden kann, werden in diesem Kapitel entsprechend der Untergruppen der dysfunktionalen Elternmodi drei weitere Modi näher betrachtet: der strafende Elternmodus, der leistungsfordernde Modus und der emotional fordernde Modus.

Arbeits- und Informationsmaterial

Allgemeiner Teil zu den problematischen Elternmodi

INFO 41 Die problematischen Elternmodi
In diesem Informationsblatt wird ein Überblick über die problematischen Elternmodi gegeben und eine Untergliederung in die drei o. g. Untergruppen mit Darstellung der typischen Merkmale eingeführt.

AB 33 Die problematischen Elternmodi – Teil 1: Den Modus erkennen
Mit diesen Arbeitsblättern werden die typischen Erkennungsmerkmale für jeden für den Patienten relevanten Elternmodus herausgearbeitet. Dadurch wird die bewusste Wahrnehmung der Modi geschult.

AB 34 Die problematischen Elternmodi – Teil 2: Umgang mit dem Modus
Diese Arbeitsblätter bieten eine Vorlage, den Umgang mit verschiedenen Modi zu diskutieren: Es werden die zum Modus gehörigen Bedürfnisse erfragt und überprüft, ob das Bedürfnis durch das Verhalten im Modus erreicht wird. Vor- und Nachteile des Modus werden abgewogen und unter Bezugnahme auf den gesunden Erwachsenenmodus ein funktionaler Handlungsplan für jeden problematischen Modus erarbeitet.

AB 35 Problematische Elternmodi identifizieren
Diese Imaginationsübung sollte immer zunächst in therapeutischer Begleitung stattfinden. Sie kann zu Beginn der Therapie diagnostisch eingesetzt werden, aber auch schon frühzeitig wirkungsvoll durch ein »Rescripting«, in dem der Elternmodus bekämpft wird und das Kind beschützt wird, ergänzt werden. Natürlich kann diese Imagination auch verändert werden: So sind Imaginationen, in denen Patienten gebeten werden, sich in eine unangenehme Situation in ihrer Kindheit mit einem Elternteil zu versetzen und diese genau zu beschreiben, häufig sehr hilfreich, um die problematischen Elternmodi und ihren Ursprung zu verstehen. Dies sollte dann mit allen an der Erziehung beteiligten Personen, in jedem Fall aber mit beiden Eltern, separat durchgeführt werden.

AB 36 Botschaften der problematischen Elternmodi identifizieren
Dieses Arbeitsblatt bietet eine Vorlage, ein Inventar der dysfunktionalen Botschaften aus den Elternmodi aufzunehmen und den biografischen Ursprung zu diskutieren. Es ist sehr wichtig, diese Botschaften und ihren Ursprung gut zu verstehen, damit sie gezielt bekämpft und entkräftet werden können.

AB 37 Botschaften der Elternmodi überprüfen
In diesem Arbeitsblatt wird einerseits der Einfluss der Botschaften im heutigen Leben und die auslösenden Situationen, in denen die Botschaften aktiv werden, erfasst, anderseits wird überprüft, ob die Regeln heute noch hilfreich sind. Das Commitment des Patienten für die Arbeit an der Veränderung wird eingeholt. Gleichzeitig wird der sogenannte »gute Elternmodus« eingeführt und als Teil des gesunden Erwachsenen definiert.

AB 38 Botschaften der Elternmodi verändern
In diesem Arbeitsblatt werden alternative, gesündere Botschaften des gesunden Erwachsenenmodus erarbeitet, die die Botschaften der problematischen Elternmodi ersetzen sollen.

AB 39 Fakten sammeln, die den problematischen Elternmodi widersprechen
In diesem Arbeitsblatt sollen Fakten zusammengetragen werden, die zeigen, dass der Elternmodus unrecht hat. Hierbei kann die gesamte Vergangenheit des Patienten durchforstet werden und auch Schulberichte, Befragungen von Personen, die den Patienten schon als Kind kannten oder Kinderfotos können sehr wirkungsvoll eingesetzt werden. Gleichzeitig sollen dem Elternmodus widersprechende Aussagen von Menschen, die der Patient schätzt, gesammelt werden. Ziel ist dann, den Patienten auf diese Aussagen zu fokussieren und den Einfluss der Elternmodi zu dämpfen.

AB 40 Den problematischen Elternmodus auf den Stuhl setzen
Dieses Arbeitsblatt soll Patienten helfen, den Stuhldialog in ihr tägliches Leben zu übertragen und so den Einfluss der Elternmodi zu mindern. Es ist sicherlich hilfreich, zunächst tatsächlich einen Stuhldialog in der Therapiesitzung durchzuführen, damit der Patient versteht, worum es geht. Der Therapeut kann zudem zunächst eine Audioaufnahme, auf die er die erarbeiten Botschaften zur Bekämpfung des Elternmodus spricht, mitgeben.

AB 41 Das Gegenteil von dem tun, was die problematischen Elternmodi sagen
Dieses Arbeitsblatt erklärt zunächst die Einflussmöglichkeiten, die der Patient über sein Verhalten auf den Modus hat, wenn er genau das Gegenteil dessen tut, was der Modus vorgibt. Es bietet eine Vorlage für jeden Elternmodus und beinhaltet viele Beispiele, an denen sich der Patient orientieren kann.

Der strafende Modus

INFO 42 Der strafende Modus
In diesem Informationsblatt wird ein Überblick über den strafenden Modus gegeben und seine Entstehungsbedingungen erklärt. Die Ziele der Schematherapie in Bezug auf diesen Modus werden dargestellt.

AB 42 Den strafenden Modus bekämpfen
Dieses Arbeitsblatt sollte eingesetzt werden, um das Commitment des Patienten zu stärken, da die Arbeit an dysfunktionalen Elternmodi oft zunächst abgelehnt wird. Es ist wichtig, die Gründe zu verstehen, aus denen heraus Patienten sich weigern, den Modus zu bekämpfen. Häufig spielen dabei Angst, Schuldgefühle oder die Überzeugung, dass Selbstbestrafung für die Verhaltenssteuerung essentiell sei, eine wichtige Rolle.

INFO 43 Was hilft, um den strafenden Modus zu bekämpfen?
In diesem Informationsblatt sind Strategien und Vorschläge zusammengefasst, die helfen können, den strafenden Modus zu bekämpfen. Jeder Patient sollte sich eine individuelle Liste anlegen.

Der leistungsfordernde Modus

INFO 44 Der leistungsfordernde Modus
In diesem Informationsblatt wird ein Überblick über den leistungsfordernden Modus gegeben und seine Entstehungsbedingungen erklärt. Die Ziele der Schematherapie in Bezug auf diesen Modus werden dargestellt.

INFO 45 Der Teufelskreis im leistungsfordernden Modus
Dieses Informationsblatt erklärt den Teufelskreis des Perfektionismus im fordernden Modus und stellt den Zusammenhang mit den anderen problematischen Modi dar.

AB 43 Der leistungsfordernde Modus – Kosten-Nutzen-Rechnung

Der leistungsfordernde Modus wird nicht ganz so intensiv bekämpft wie der strafende Modus. Hier ist es eher wichtig, mit dem Patienten zu besprechen, wie er gesündere Überzeugungen in Bezug auf Arbeit und Leistung erarbeiten sowie eine Balance zwischen Arbeit und Vergnügen etablieren kann. Damit der Patient sich überhaupt bereit erklärt, daran zu arbeiten, muss eine Kosten-Nutzen-Analyse durchgeführt werden – denn der leistungsfordernde Modus hat oft sehr viele Vorteile und wird durch die Umgebung intensiv positiv verstärkt.

INFO 46 Was unterscheidet den leistungsfordernden Modus vom gesunden Erwachsenenmodus?

In diesem Informationsblatt werden die Unterschiede zwischen den beiden Modi dargestellt. Der Patient kann so unterscheiden lernen, in welchem Modus er sich befindet.

INFO 47 Was hilft im leistungsfordernden Modus?

In diesem Informationsblatt sind Strategien und Vorschläge zusammengefasst, die im leistungsfordernden Modus helfen können. Jeder Patient sollte sich eine individuelle Liste mit den für ihn wirksamen Strategien anlegen.

Der emotional fordernde Modus

INFO 48 Der emotional fordernde Modus

Hier wird ein Überblick über den emotional fordernden Modus gegeben und seine Entstehungsbedingungen erklärt. Die Ziele der Schematherapie in Bezug auf diesen Modus werden dargestellt.

AB 44 Der Verantwortungskuchen

Dieses Arbeitsblatt hilft Verantwortung und Schuld zu relativieren. Es kann auch hervorragend für den strafenden Modus eingesetzt werden.

INFO 49 Was hilft, um den emotional fordernden Modus zu bekämpfen?

In diesem Informationsblatt sind Strategien und Vorschläge zusammengefasst, die helfen können, den emotional fordernden Modus zu bekämpfen. Jeder Patient sollte sich eine individuelle Liste anlegen.

Die problematischen Elternmodi

In problematischen Elternmodi setzen Menschen sich unter starken Druck, gestatten sich keine eigenen Bedürfnisse, finden sich selbst und ihre Gefühle lächerlich oder werten sich auf andere Weise stark ab. Alle Menschen kennen solche Modi. Dies kann z. B. wie eine innere Stimme sein, die einen permanent abwertet, jeden Fehler unter die Nase reibt und immer wieder sagt, dass man nicht klug oder attraktiv genug ist, um seine Ziele zu verwirklichen oder einen ohne Erbarmen antreibt, ohne Pause zu arbeiten.

Dabei ist der Name »Elternmodi« ein wenig irreführend, weil er so klingt, als ob die eigenen Eltern daran schuld seien, dass man sich nicht gut annehmen kann. Bei vielen Menschen ist es auch tatsächlich so, dass die Eltern eine wichtige Rolle für diesen Modus gespielt haben. In der Regel war es aber nicht das gesamte Verhalten der Eltern, das das Problem verursacht hat, sondern bestimmte Anteile davon. Dies kann bestimmte Botschaften oder Verhaltensweisen der Eltern betreffen, die man als Kind direkt gehört und gespürt hat; oder indirekte Botschaften und Erfahrungen, die man gelernt hat; oder Verhaltensweisen, die die Eltern vorgelebt haben (Modelllernen). Auch Erfahrungen mit anderen Menschen als den Eltern können Auslöser für problematische Elternmodi sein. Dies kann unangenehme Erfahrungen mit allen an der Erziehung beteiligten Personen betreffen, zum Beispiel Großeltern, Onkel, Tanten, Kindermädchen, Lehrer oder Trainer im Sportverein, aber auch Geschwister und gleichaltrige Klassenkameraden, die die Betroffenen als Kinder geärgert, ausgelacht oder ausgeschlossen haben.

Es lassen sich drei problematische Elternmodi unterscheiden:

Der strafende Modus. Dieser Modus ist geprägt von Selbsthass, Selbstkritik und starken Selbstabwertungen. Typischerweise ist ein strafender Modus wie eine innere Stimme, die die eigene Person abwertet. Häufig sind es sehr absolute und generalisierende Botschaften, die von dem strafenden Elternmodus ausgehen, wie z. B. »Du warst schon immer …«, »du wirst nie …« oder »du bist absolut …«, gefolgt von negativen Aussagen wie »dumm«, »schlecht« oder »hässlich«. Menschen bestrafen sich auch tatsächlich in diesem Modus oder erlauben sich nicht, sich selbst etwas Gutes zu tun.

Der leistungsfordernde Modus. In diesem Modus haben Menschen den Anspruch, in beruflichen oder schulischen oder anderen Leistungssituationen perfekte Leistungen zu erzielen und keinerlei Fehler zu machen. Gerade bei Frauen findet sich häufig auch ein ausgeprägter fordernder Elternmodus in Bezug auf ihre Figur und ihr Gewicht. Wenn es zu einem Misserfolg oder Fehler kommt, gehen die Betroffenen sehr hart mit sich ins Gericht und halten sich für einen Versager.

Der emotional fordernde Modus. Bei diesem Elternmodus stehen Anforderungen an das Verhalten in Beziehungen im Vordergrund. Menschen in diesem Modus fühlen sich verpflichtet, sich für andere aufzuopfern und immer dafür zu sorgen, dass es anderen gut geht. Sie haben Schwierigkeiten, eigene Bedürfnisse, Wünsche und Rechte anzusprechen oder Grenzen in Beziehungen zu setzen. Es darf in diesem Modus keine Freude empfunden werden, wenn es anderen schlecht geht. Wenn Menschen mit einen starken emotional fordernden Modus dessen Anforderungen nicht gerecht werden, erleben sie typischerweise intensive Schuld- und Schamgefühle, verbunden mit Selbstvorwürfen wegen übermäßigem Egoismus.

Die problematischen Elternmodi – Teil 1: Den Modus erkennen

Kreuzen Sie an, für welchen Elternmodus Sie dieses Arbeitsblatt ausfüllen:

☐ strafend ☐ leistungsfordernd ☐ emotional fordernd

Mein Name für diesen Modus: ....

Woran erkenne ich, dass ich mich in diesem Elternmodus befinde?

Was sind die typischen **Auslöser**?

....

....

....

....

Welche **Gefühle** habe ich typischerweise in diesem Modus?

....

....

....

....

Welche automatischen **Gedanken** habe ich typischerweise in diesem Modus?

....

....

....

....

Welche **Erinnerungen und Bilder** sind beteiligt / werden ausgelöst?

....

....

....

Die problematischen Elternmodi – Teil 1: Den Modus erkennen

Wie fühlt sich mein **Körper** typischerweise in diesem Modus an?

....

....

....

....

Welches **Verhalten** zeige ich typischerweise in diesem Modus?

....

....

....

....

Wechsle ich häufig in einen **anderen Modus**, wenn ich in diesem Elternmodus bin? In welchen?

....

....

....

....

AB 34 • P

Die problematischen Elternmodi – Teil 2: Umgang mit dem Modus

Kreuzen Sie an, für welchen Elternmodus Sie dieses Arbeitsblatt ausfüllen:

☐ strafend ☐ leistungsfordernd ☐ emotional fordernd

Mein Name für diesen Modus: ....

Was brauche ich, wenn ich mich in diesem Elternmodus befinde? Welches Bedürfnis habe ich?

....

....

....

Wird mein zugrunde liegendes Bedürfnis durch mein tatsächliches Verhalten erfüllt?

....

....

Gibt es Vor- oder Nachteile, wenn ich mich in diesem Modus befinde? Welche?

Vorteile	Nachteile
....	....
....	....
....	....
....	....
....	....
....	....

Was kann ich machen, wenn ich in diesem Modus bin? Was würde mein gesunder Erwachsenenmodus tun?

....

....

....

Problematische Elternmodi identifizieren

Imaginationsübungen zu den problematischen Elternmodi sind eine gute Möglichkeit, um diese zu identifizieren und ihren Ursprung zu verstehen. Sie sollten diese Imaginationsübung zu Beginn aber immer mit Ihrem Therapeuten durchführen, da Sie sich in frühe Situationen hineinversetzen, in denen Sie abgewertet, bestraft oder missbraucht wurden. Unter Umständen kann Sie das in eine sehr negative Stimmung versetzen, aus der Sie ohne Hilfe vielleicht schwer herauskommen. Ihr Therapeut kann Sie dabei unterstützen.

In dieser Übung sollen Sie über ein Gefühl aus den letzten Wochen, das Sie einem problematischen Elternmodus zuordnen, eine Brücke in die Vergangenheit bauen, um die Wurzeln dieses Gefühls und Ihre Bedürfnisse zu erkennen und besser zu verstehen. Mit diesem Wissen können Sie sich auch im Hier und Jetzt besser vor Ihren Elternmodi schützen und um Ihre Kindmodi kümmern. Beantworten Sie dann die darauf folgenden Fragen.

Übungsanleitung

Nehmen Sie eine bequeme Körperhaltung ein und schließen Sie Ihre Augen. Wenn das zu unangenehm für Sie ist, dann fixieren Sie einen festen Punkt im Raum. Entspannen Sie sich und nehmen Sie einen tiefen Atemzug. Nun versetzen Sie sich in eine Situation aus den letzten Tagen, in der ein problematischer Elternmodus ganz intensiv war. Vielleicht eine Situation, in der Sie sich ganz stark unter Druck gefühlt haben oder sich als besonders ungeliebt, minderwertig und fehlerhaft empfunden haben. Oder in der Sie sich besonders stark gezwungen gefühlt haben, etwas Bestimmtes zu tun, das sie eigentlich nicht tun wollten. Versetzen Sie sich genau in diese Situation hinein und beschreiben Sie, was passiert und wie es sich anfühlt. Wenn Sie das Gefühl ganz deutlich spüren, löschen Sie die aktuelle Situation vor Ihrem inneren Auge und gehen Sie anhand Ihres Gefühls in Ihre Vergangenheit zurück. Warten Sie ab, ob ein Bild oder eine Erinnerung auftaucht, in der Sie sich vielleicht ähnlich gefühlt haben. Drängen Sie sich nicht, schauen Sie einfach, was kommt. Wenn ein Bild aufgetaucht ist, dann beschreiben Sie es. Was passiert in dem Bild? Wo sind Sie? Wie alt sind Sie? Wer ist noch da? Was machen Sie und was macht die andere Person? Was fühlen Sie und was möchten Sie gerne tun? Wie geht es Ihnen? Was brauchen Sie?

Beantworten Sie nach der Imaginationsübung die folgenden Fragen:

Welche Gefühle standen im Vordergrund? Und um welchen problematischen Elternmodus handelt es sich am ehesten? (Beim strafenden Modus stehen eher Scham, Selbsthass und Wut auf sich selbst, beim leistungsfordernden Modus eher Angst vor Versagen und Fehlern und beim emotional fordernden Modus eher Schuld und Scham im Vordergrund)

....

....

....

Problematische Elternmodi identifizieren

Welche Botschaften hat mir mein problematischer Elternmodus vermittelt?

....

....

....

Kommt mir der Tonfall bekannt vor? Habe ich etwas zum biografischen Ursprung meines Elternmodus herausgefunden?

....

....

....

Sind diese Botschaften für mich heute noch sinnvoll?

....

....

....

Wie ging es meinem verletzlichen Kindmodus? Was habe ich gefühlt? Was hätte ich gebraucht?

....

....

....

Botschaften der problematischen Elternmodi identifizieren

Wie lauten meine Elternbotschaften und wo kommen sie her?
Die Forderungen oder Vorwürfe, die von problematischen Elternmodi kommen, können ziemlich unterschiedliche Inhalte haben. Es ist wichtig, dass Sie den genauen Charakter Ihres Elternmodus kennen lernen. Notieren Sie dazu zunächst die typischen Botschaften Ihrer Elternmodi und ordnen Sie sie dem passenden Elternmodus zu. Sie müssen nicht für jeden Elternmodus eine Botschaft finden, bei den meisten Menschen sind nicht alle drei Modi vorhanden. Überlegen Sie dann, an wen Sie diese Botschaft erinnert oder ob Sie jemanden aus Ihrer Vergangenheit kennen, der nach einer ähnlichen Botschaft gehandelt hat und von dem Sie sie per Modelllernen vielleicht übernommen haben.

Es ist sicher nicht ganz leicht, diese unangenehmen Botschaften schwarz auf weiß geschrieben zu sehen und zu überlegen, wo sie herkommen. Allerdings ist es wichtig, dass Sie Ihren Elternmodus so gut wie möglich kennenlernen, um ihn zu bekämpfen.

Der strafende Modus

Mein Name für diesen Modus: ....

Botschaften meines strafenden Elternmodus: (z. B. »Du bist doch nur peinlich!«, »Stell dich nicht so an, du Weichei!«, »Du machst alles falsch! Versager!«)

....

....

An welche Person erinnert mich diese Botschaft?

....

Mit welchen Erinnerungen ist diese Botschaft verbunden?

....

....

Gibt es jemanden, von dem ich sie vielleicht durch Modelllernen übernommen habe? Wenn ja, wen?

....

Mein leistungsfordernder Modus

Mein Name für diesen Modus: ....

Botschaften meines leistungsfordernden Modus: (z. B. »Wenn es nicht perfekt ist, ist es nichts wert!«, »Du musst dich mehr anstrengen!«, »Du darfst dir keine Fehler erlauben.«)

....

....

Botschaften der problematischen Elternmodi identifizieren

An welche Person erinnert mich diese Botschaft?

....

Mit welchen Erinnerungen ist diese Botschaft verbunden?

....

....

Gibt es jemanden, von dem ich sie vielleicht durch Modelllernen übernommen habe? Wenn ja, wen?

....

Mein emotional fordernder Modus

Mein Name für diesen Modus: ....

Botschaften meines emotional fordernden Elternmodus: (z. B. »Du musst dich um die anderen kümmern!«, »Es muss allen gut gehen!«, »Stell deine Bedürfnisse nicht so in den Vordergrund, das ist egoistisch!«)

....

....

An welche Person erinnert mich diese Botschaft?

....

Mit welchen Erinnerungen ist diese Botschaft verbunden?

....

....

Gibt es jemanden, von dem ich sie vielleicht durch Modelllernen übernommen habe? Wenn ja, wen?

....

AB 37 • P

Botschaften der Elternmodi überprüfen

Tragen Sie in die Tabelle die Botschaften aus Ihrer Kindheit und Jugend ein. Überlegen Sie, welchem Modus Sie diese Botschaften zuordnen würden. Nicht alle Lebensregeln gehören automatisch zu den problematischen Elternmodi. Es gibt auch hilfreiche Regeln und Botschaften, die Sie sozusagen in einem »guten Elternmodus« internalisiert haben (z. B. »Es ist wichtig, dass du auf dich achtest!«). Solche »guten« Botschaften sind nach dem schematherapeutischen Konzept Teil des gesunden Erwachsenenmodus und sollen selbstverständlich beibehalten werden.

Schätzen Sie dann ein, wie stark diese Botschaft noch heute wirksam ist, in welchen Situationen sie auftritt, ob sie für Sie heute noch hilfreich ist und ob Sie Ihren Einfluss mindern möchten.

Botschaft	**Modus**	**Einfluss heute (0 = überhaupt nicht mehr – 100 = sehr stark)**	**In welchen Situationen wird diese Botschaft heute noch aktiv?**	**Ist diese Botschaft heute für mich noch hilfreich?**	**Möchte ich den Einfluss dieser Regel mindern?**
Bsp.: »Wer etwas nur für sich selbst tut, ist egoistisch«	Emotional fordernder Modus	Bedeutung heute: 87	Wenn ich mir etwas gönnen möchte, z. B. ein teures Kleidungsstück oder ein paar Stunden für mich alleine	Nein	Ja

Botschaften der Elternmodi verändern

Alternative Botschaften des gesunden Erwachsenenmodus
Überlegen Sie, wie Sie die Botschaften, die zu Ihren problematischen Elternmodi gehören, durch alternative Lebensregeln Ihres gesunden Erwachsenen ersetzen könnten. Am Anfang der Liste finden Sie zwei Beispiele. Versuchen Sie diese durch Ihre eigenen Beispiele zu ergänzen.

Botschaft der problematischen Elternmodi	Alternative Botschaft des gesunden Erwachsenenmodus
Wenn du dich nicht um andere kümmerst, bist du ein schlechter Mensch!	Es ist völlig okay, sich zuerst um sich selbst zu kümmern.
Erst die Arbeit, dann das Vergnügen!	Es ist absolut in Ordnung, sich schöne Dinge zu gönnen.

AB 39 • P

Fakten sammeln, die den problematischen Elternmodi widersprechen

Die problematischen Elternmodi sind sehr hartnäckig und wollen an der Macht bleiben. Sie versuchen deshalb alles, um Sie davon zu überzeugen, dass ihre Botschaften wahr sind. So entwickelt man häufig etwas, das in der Psychologie »selektive Wahrnehmung« genannt wird. Das bedeutet, dass einem nur noch Dinge auffallen, die diese negative Vorannahme bestätigen. Außerdem werden neutrale Ereignisse dann häufig negativ interpretiert – sozusagen ein »Tunnelblick«, der alles so auswertet, als hätte der problematische Elternmodus recht.

Versuchen Sie, Argumente und Fakten dafür zusammenzustellen, warum Ihre Elternmodi im Unrecht sind. Diese Aufgabe wird Ihnen vielleicht zunächst nicht leichtfallen, aber geben Sie nicht gleich auf. Dem Elternmodus zu widersprechen erfordert viel Übung und Mut! Wenn Sie merken, dass es Ihnen zu schwer fällt, kann es eine große Hilfe sein, gemeinsam mit einer vertrauten Person die Botschaften des Elternmodus zu überprüfen.

Fakten, die dem Elternmodus widersprechen

Nennen Sie wichtige Fakten, die zeigen, dass Ihr Elternmodus im Unrecht ist.

Erfahrungen:

....

....

....

....

....

Aussagen von Menschen, die mir wichtig sind: *(Schreiben Sie hier Aussagen von wichtigen Menschen auf, die den Elternmodi widersprechen. Wenn Sie diese Menschen schätzen, sollten Sie deren Meinung auch ernst nehmen!)*

....

....

....

....

....

AB 40 • P

Den problematischen Elternmodus auf den Stuhl setzen

Wenn ein problematischer Elternmodus sehr stark ist, ist es wichtig, dass Sie ihn zunächst benennen. Treten Sie dann einen Schritt zurück und stellen Sie sich vor, wie Sie den Modus von sich abtrennen und auf einen Stuhl setzen. Sie können das in der Vorstellung tun oder tatsächlich durchführen. Nun haben Sie ein wenig Abstand von ihm.

Was kann mein gesunder Erwachsenenmodus zu dem Elternmodus auf dem Stuhl sagen, damit er weniger Einfluss auf mich hat? Was würden gute Freunde oder mein Therapeut zu dem Modus sagen? (Beispiele: »Hör sofort auf. Du redest nur Mist! Du hast keinen Einfluss mehr auf mich! Ich höre dir nicht mehr zu und mache ganz genau das Gegenteil von dem, was du mir sagst! Ohne dich geht es mir besser! Hau ab!)

....

....

....

....

....

Nehmen Sie nun alle Kraft aus Ihrem gesunden Erwachsenenmodus und tun Sie etwas, um den Elternmodus loszuwerden. Stellen Sie den Stuhl vor die Tür. Werfen Sie den Elternmodus raus! Sperren Sie ihn auf dem Klo ein oder verbannen Sie ihn auf eine einsame Insel in der Südsee …

Was will ich tun?

....

....

....

....

....

Das Gegenteil von dem tun, was die problematischen Elternmodi sagen

Die problematischen Elternmodi gehen mit bestimmten Gedanken, Gefühlen und Verhaltensmustern einher, die sich gegenseitig beeinflussen. Gedanken und Gefühle lassen sich nicht so schnell beeinflussen wie Verhalten. Sie können im Grunde sofort entscheiden, Ihr Verhalten zu verändern und genau das Gegenteil dessen tun, was der Elternmodus Ihnen einredet. Mit der Zeit werden sich durch verändertes Verhalten auch Ihre Gedanken und Gefühle verändern. Dann hat Ihr gesunder Erwachsenenmodus das Steuer wieder in der Hand.

Bedenken Sie, dass es sich am Anfang immer ungewohnt und verboten anfühlt, wenn Sie sich in Ihrem Verhalten dem Elternmodus widersetzen. Sie werden sich anfangs wahrscheinlich sogar schuldig fühlen, Angst oder ein schlechtes Gewissen haben. Es ist sehr wichtig, sich von diesen Gefühlen nicht irritieren zu lassen und weiterzumachen. Diese Gefühle und der Einfluss der Elternmodi werden mit der Zeit geringer werden.

Überlegen Sie nun für jeden wichtigen Elternmodus, welches Verhalten er Ihnen vorgibt und wie das Gegenteil davon aussehen könnte.

Der strafende Modus: ....

Typisches Verhaltensmuster des strafenden Elternmodus: *(z. B. mich bestrafen; Selbstverletzung; auf dem Boden schlafen; nicht zum Bewerbungsgespräch gehen, weil er sagt, ich sei zu dumm für den Job; nicht mit einem Mann / einer Frau flirten, weil er mir einredet, ich sei zu hässlich; nicht ins Kino gehen oder nicht zur Therapie gehen, weil er meint, ich hätte es nicht verdient …)*

....

....

....

....

Was bedeutet es für diesen Modus, das Gegenteil zu tun? – Wie kann ich dann handeln? *(in keinem Fall mich selbst bestrafen oder verletzen, sondern z. B. auf mich und meine Bedürfnisse achten, im Bett schlafen, mir etwas Gutes tun, ins Kino, zum Bewerbungsgespräch und zur Therapie gehen, flirten …)*

....

....

....

....

Das Gegenteil von dem tun, was die problematischen Elternmodi sagen

Der strafende Modus: ....

Typisches Verhaltensmuster des leistungsfordernden Elternmodus: *(z. B. Arbeiten, Arbeiten, Arbeiten, keine Vergnügungen und keine Pause)*

....

....

....

Was bedeutet es für diesen Modus, das Gegenteil zu tun? – Wie kann ich dann handeln? *(z. B. Pausen machen, Zeit für angenehme Aktivitäten und Freunde, Unvollkommenheiten stehen lassen, sich belohnen)*

....

....

....

Mein emotional fordernder Modus: ....

Typische Verhaltensmuster aus dem emotional fordernden Elternmodus: *(z. B. mich um alle kümmern, es anderen recht machen, eigene Bedürfnisse und Wünsche zurückstellen, unangenehme Aufgaben für andere erledigen, mich den Wünschen anderer unterordnen)*

....

....

....

Was bedeutet es für diesen Modus, das Gegenteil zu tun? – Wie kann ich dann handeln? *(z. B. meine Bedürfnisse äußern, »Nein« sagen, die Verantwortung für die Stimmung und das Verhalten von anderen an sie selbst abgeben)*

....

....

....

Der strafende Modus

Im strafenden Modus werten Menschen sich extrem ab, beschimpfen sich vielleicht sogar. Sie empfinden starke Wut auf sich selbst, Selbsthass, Schuld und Scham, eventuell sogar Ekel in Bezug auf sich selbst. Häufig bestrafen sich Menschen im strafenden Modus für Fehler oder den Ausdruck von Gefühlen und Bedürfnissen sehr hart, z. B. durch Selbstverletzungen, Fasten oder andere Entsagungen. Bedürfnisse und Wünsche sind nicht erlaubt und werden nicht beachtet. Menschen haben in diesem Modus große Schwierigkeiten, sich um sich selbst zu kümmern. Der strafende Modus richtet sich gegen alle kindlichen Modi. Typische Botschaften des strafenden Modus sind z. B. »Du bist nichts wert!« »Du machst alles falsch, du Versager!«, »Reiß dich mal zusammen, du Weichei!«, »Du hast nichts Gutes verdient. Du hast kein Recht auf deine Bedürfnisse!«, »Mit dir will keiner was zu tun haben!« oder »Du musst bestraft werden!«

Wie entsteht der strafende Modus?

Sehr häufig findet sich emotionaler, körperlicher oder sexueller Missbrauch in den Biografien von Menschen mit starken strafenden Elternmodi. Dies sind Situationen, in denen die Grundbedürfnisse von Kindern stark frustriert werden. Kinder lernen dann keine gesunden Konzepte von sich und ihrer Umwelt, sondern prägen sich im strafenden Modus ungesunde Botschaften und Regeln ein.

In der folgenden Aufzählung werden verschiedene Arten von Missbrauch und Vernachlässigung, die zur Ausbildung von ausgeprägten strafenden Modi führen, erklärt.

- **Sexueller Missbrauch:** Kinder werden für sexuelle Handlungen missbraucht. Dies führt aus vielerlei Gründen zu strafenden Modi: Kinder schämen sich oft sehr für die Ereignisse und halten sich für schuldig. Oft wird ihnen dies auch von den Tätern vermittelt. Zudem glauben missbrauchte Kinder häufig, dass sie keine bessere Behandlung verdient hätten und deshalb schlechte Menschen sein müssen.
- **Körperlicher Missbrauch:** Damit ist gemeint, dass Kinder geschlagen werden oder ihnen auf andere Weise Schmerzen zugefügt werden. Manchmal sind Eltern oder Bezugspersonen, die Kinder schlagen, vor allem leicht erregbar und geraten schnell in Rage. Menschen berichten aber auch von körperlichem Missbrauch, der eher sadistisch ist – d. h., der Täter hat offensichtlich Vergnügen daran, das Kind zu misshandeln. Dies hinterlässt in aller Regel ganz besonders schwere psychische Narben und führt zu sehr starken strafenden Elternmodi. Auch unter Klassenkameraden oder anderen gleichaltrigen Bezugspersonen kann körperlicher Missbrauch auftreten und psychische Leiden nach sich ziehen.
- **Emotionaler Missbrauch:** Dies umfasst zum einen, wenn Kinder abgewertet, beschimpft oder herabgesetzt werden. Auch wenn Kinder, nachdem sie etwas falsch gemacht haben, über längere Zeit nicht beachtet werden und nicht mit ihnen gesprochen wird, ist dies eine Form von emotionalem Missbrauch. Zum anderen ist damit gemeint, dass Kinder in extremer Weise von ihren Eltern emotional benutzt werden. Zum Beispiel, indem Elternteile Kindern über sexuelle Probleme des anderen Elternteils erzählen, indem sie ihnen Schuldgefühle einreden für Probleme in der Beziehung, indem sie mit Suizidandrohungen das Haus verlassen und das Kind verzweifelt zurücklassen etc.

Der strafende Modus

- **Vernachlässigung:** Wenn Kinder vernachlässigt werden, bedeutet das, dass sich niemand gut und liebevoll um sie kümmert. Sie bekommen beispielsweise nicht genug Nahrung, Kleidung, Trinken, Wärme, Aufmerksamkeit, Trost oder Liebe oder Eltern verschwinden über Tage und kehren irgendwann ohne Begründung zurück. Kinder lernen häufig daraus, dass sie es nicht wert sind, dass man sich um sie kümmert und verinnerlichen dies im strafenden Modus.
- **Andere schwere Strafen:** Auch andere Formen von Strafen wie z. B. vor die Tür gesperrt zu werden, nicht an Mahlzeiten teilnehmen zu dürfen, ohne Licht in den Keller gesperrt zu werden, führen zur Ausbildung von intensiven strafenden Modi.
- **Mobbing:** Mobbing, vor allem durch Klassenkameraden oder Gleichaltrige, kann eine extreme und langwierige Form von Missbrauch darstellen. Die Botschaften von Klassenkameraden brennen sich oft tief in die Erinnerung ein und speisen den strafenden Modus.

Vielen Menschen mit starkem strafenden Modus wurde in der Kindheit vermittelt, dass Bestrafungen eine wirksame Methode sind, um ihr Verhalten angemessen zu steuern und Fehler zu vermeiden. Diese fälschliche Annahme überdauert ins Erwachsenenleben und hält den strafenden Modus aufrecht.

Ziele der Schematherapie in Bezug auf den strafenden Modus

> Hauptziel der Schematherapie in Bezug auf den strafenden Modus: den strafenden Modus bekämpfen!

Der strafende Modus hat keinerlei positive Wirkung oder Vorteile für die Betroffenen, sondern führt nur dazu, dass sie sich schämen oder schuldig fühlen und permanent unter Druck sind. Selbststeuerung durch Selbstbestrafung ist eine besonders ineffektive Methode, mit sich selbst umzugehen. Sie führt nicht dazu, dass Betroffene ihre Ziele besser erreichen. Der strafende Modus verhindert auch, dass neue Fertigkeiten gelernt werden. Er muss also dringend bekämpft werden und durch neue hilfreiche Werte und Normen im gesunden Erwachsenenmodus ersetzt werden.

AB 42 • P

Den strafenden Modus bekämpfen

Was spricht dafür und was spricht dagegen?
Dieses Arbeitsblatt hilft Ihnen dabei, sich über die Vor- und Nachteile, die das Bekämpfen des strafenden Modus mit sich bringt, bewusst zu werden. Entscheiden Sie danach, ob Sie daran arbeiten wollen, den Einfluss des strafenden Modus zu reduzieren und wenn ja, wo Sie beginnen wollen.

Was spricht dagegen, den strafenden Modus zu bekämpfen?	**Was spricht dafür, den strafenden Modus zu bekämpfen?**

Gehen Sie nun die von Ihnen aufgeführten Argumente durch und überlegen Sie, ob diese kurzfristig oder langfristig wirksam sind. Kennzeichnen Sie die Argumente mit Ⓚ für kurzfristig und Ⓛ für langfristig.

Was ist für mich der wichtigste Grund (oder die wichtigsten Gründe, max. 3), der dafür spricht, den strafenden Modus zu bekämpfen oder beizubehalten?

....

....

....

In welchen Bereichen möchte ich beginnen, meinen strafenden Modus zu bekämpfen?

....

....

....

Was hilft, um den strafenden Modus zu bekämpfen?

In der folgenden Liste finden Sie einige Vorschläge und Strategien, die möglicherweise hilfreich sind, um den strafenden Modus zu bekämpfen. Diese sollen Sie anregen, weitere eigene Ideen zu entwickeln.

Schreiben Sie sich danach Ihre ganz individuelle Liste.

Nehmen Sie Kontakt zu Ihrem gesunden Erwachsenen auf!

(1) **Den Modus bewusst wahrnehmen:** Überlegen Sie sich die typischen Erkennungsmerkmale für den strafenden Modus und üben Sie, den Modus bewusst wahrzunehmen. Nur wenn Sie den Modus wahrnehmen, können Sie ihn bekämpfen.

(2) **Treten Sie einen Schritt zurück und setzen Sie den Modus auf einen Stuhl:** Trennen Sie den Modus von sich und nehmen Sie Abstand, indem Sie sich vorstellen, wie Sie ihn auf einen Stuhl setzen und einen Schritt zurücktreten. Machen Sie sich seine Entstehungsgeschichte bewusst und verdeutlichen Sie sich, dass es heute eine andere Situation ist und er keine Macht mehr über Sie hat.

(3) **Sicherheit schaffen:** Schaffen Sie Sicherheit für sich, indem Sie Kontakt zu Menschen aufnehmen, die Ihnen gut tun oder an Ihren sicheren Ort gehen.

(4) **Das Gegenteil von dem tun, was der strafende Modus sagt:** Handeln Sie genau so, dass Sie das Gegenteil von dem tun, was der strafende Modus Ihnen befiehlt. Sorgen Sie gut für sich!

(5) **Perspektivenwechsel:** Überlegen Sie, was Sie einem anderen Menschen, den Sie gerne haben, sagen würden oder raten würden, wenn er in Ihrer Situation wäre. Verhalten Sie sich genauso sich selbst gegenüber.

(6) **Positive Selbstinstruktionen:** Schreiben Sie sich eine Karte mit einer positiven Selbstinstruktion für solche Situationen, z. B. »Stopp, das ist mein strafender Anteil! Ich darf mir Hilfe holen! Ich bin es wert! Es gibt viele Leute, die mich gerne mögen und mir gerne helfen.«

(7) **Einsatz von Symbolen oder Tonaufnahmen:** Für viele Menschen ist es hilfreich, einen Gegenstand (z. B. ein Stoppschild, ein kleines Stofftier oder ein Foto) bei sich zu tragen, als Symbol oder Erinnerung, dass sie dem strafenden Modus nicht zuhören und sich lieber an positive Stimmen oder Gedanken erinnern wollen. Sie können auch schöne Karten oder kleine Geschenke von lieben Menschen einsetzen, die Sie daran erinnern, dass Sie ein wertvoller Mensch sind und der strafende Modus absolut unrecht hat. Auch Tonaufnahmen können in solchen Situationen sehr hilfreich sein. Diese können von Therapeuten in der Stunde gemacht werden, Sie können Freunde bitten, Ihnen etwas Nettes aufzusprechen, oder Sie tun das im gesunden Erwachsenenmodus selbst!

(8) **Imaginationen von Menschen, die dem strafenden Modus widersprechen:** Sie können Imaginationsübungen durchführen, in denen Sie sich vorstellen, wie Ihr gesunder Erwachsenenmodus, Ihr Therapeut oder andere Ihnen wichtige Menschen dem strafenden Modus widersprechen, Ihnen Ihre Angst nehmen und Sie unterstützen, auf Ihre Bedürfnisse zu achten. Wenn Sie möchten, stellen Sie sich vor, wie Sie beispielsweise die Hand auf die Schulter gelegt bekommen und sich gestärkt fühlen oder wie die Person den strafenden Modus bekämpft und Sie beschützt. Was brauchen Sie in der Imagination?

Was hilft, um den strafenden Modus zu bekämpfen?

(9) Sich ablenken: Manchmal kann es ganz gut sein, sich erst einmal abzulenken und die Anspannung zu regulieren. Hierzu können Aktivitäten wie Joggen oder Spazierengehen, Rätsel oder Sudoku lösen, kalt duschen, Musik hören, Telefonieren, Schaukeln, Putzen oder ganz viele Luftballons aufblasen helfen.

(10) Unterstützung holen: Gerade am Anfang ist es oft noch schwierig, den strafenden Modus allein zu bekämpfen. Sie dürfen und sollen sich Unterstützung dazu holen. Überlegen Sie, wen Sie in diesen Situationen anrufen können oder wie Sie sonst Kontakt zu sicheren Personen aufnehmen können.

INFO 44 • T P

Der leistungsfordernde Modus

Im leistungsfordernden Modus haben Menschen den Anspruch, alles perfekt und ohne Fehler zu machen. Sie fordern v.a. in Beruf, Studium, Ausbildung oder Sport höchste Leistungen von sich und erlauben sich kaum Ruhepausen. Sie haben den Anspruch, immer effektiv zu sein und stellen Erfolg, Arbeit und Disziplin weit über Spaß, Freude und Erholung.

Ein weiterer typischer Bereich, in dem der leistungsfordernde Modus auftritt, ist das Aussehen und besonders die Figur und das Gewicht einer Person. Jemand mit einem stark leistungsfordernden Modus in diesem Bereich verlangt von sich ständige Disziplin bei Essen und Sport. Das Essen eines Desserts am Abend wird z.B. mit exzessivem Sport am nächsten Tag »geahndet«. Typische Botschaften des leistungsfordernden Modus sind z.B. »Erst die Arbeit, dann das Vergnügen!«, »Du musst alles hundertprozentig machen!« oder »Du musst der / die Beste, Dünnste, Schnellste … sein!«, »Nur wenn du Leistung zeigst, bist du etwas wert!«

Wie entsteht der leistungsfordernde Modus?
Häufige Erfahrungen, die zur Ausbildung von ausgeprägten leistungsfordernden Modi führen, sind:

- Eltern oder Lehrer, die sehr viel Wert auf gute Noten und Leistung legen
- Liebesentzug, wenn keine guten Leistungen gezeigt werden (z.B. wenn eine Mutter sehr enttäuscht reagiert und an dem Tag kaum mit dem Kind spricht, wenn es eine 3 geschrieben hat)
- Belohnung von Leistung und wenig Lob oder Zuwendung in anderen Situationen
- insgesamt wenig Zuwendung, sodass das Kind über Leistung versucht, überhaupt ein wenig Liebe zu bekommen, selbst wenn das gar nicht funktioniert (nach dem Motto: »Irgendwann muss es doch genug sein!«)
- Tätigkeit in leistungsorientierten Systemen, in denen man immer weiter nach oben getrieben wird, z.B. Leistungssport oder Musik
- Modelllernen: Eltern oder andere wichtige Personen haben selbst sehr hohe Leistungsorientierung vorgelebt und sich kaum Zeit und Raum für Entspannung und Vergnügen gegönnt. Kinder können diese Maßstäbe übernehmen, selbst wenn Eltern ihnen mehrfach sagen, dass gute Noten nicht alles im Leben sind

In unserer Gesellschaft werden Leistungen in Beruf, Sport oder auch beim Aussehen belohnt und gefördert. Der leistungsfordernde Modus wird unter anderem dadurch aufrechterhalten.

Ziele der Schematherapie in Bezug auf den leistungsfordernden Modus

(1) Den Modus bewusst wahrnehmen
(2) Seine Botschaften identifizieren und relativieren
(3) Kosten und Nutzen des Modus abwägen
(4) Dabei auf verletzliche, traurige Kindmodi achten, denen es mit diesem Modus sehr schlecht gehen kann
(5) Umgang mit Fehlern und Misserfolg trainieren, denn Fehler sind etwas Normales
(6) Unterschiede zum gesunden Erwachsenenmodus verstehen
(7) Gute Balance zwischen Arbeit und Freizeit finden

INFO 45 • P

Der Teufelskreis im leistungsfordernden Modus

Der Selbstwert ist bei Menschen mit einem ausgeprägten leistungsfordernden Modus stark von der Erreichung von Zielen abhängig. Ziele müssen hoch, ehrgeizig und persönlich fordernd sein. Die Auswertung, ob ein Ziel erreicht wurde, ist dichotom, also »Ziel erreicht« oder »Ziel nicht erreicht«. Zwischenschritte oder Teilerfolge werden nicht gesehen (»Alles-oder-Nichts-Denken«). Wenn ein Ziel erreicht wurde, erfolgt eine kurze positive Verstärkung (Zufriedenheit mit sich selbst), die das System aufrechterhält, danach wird das Ziel überprüft und als nicht mehr persönlich fordernd genug bewertet – ein neues Ziel wird angestrebt. Bei Nichterreichen von Zielen, Misserfolg oder Fehlern gehen Menschen im leistungsfordernden Modus sehr hart mit sich ins Gericht und werten dies als Versagen, dadurch wird der Selbstwert destabilisiert. Um ihn wieder zu stabilisieren, werden erneut fordernde Ziele festgelegt. Dieser Teufelskreis ist in der Abbildung verdeutlicht. Im fordernden Modus arbeitet man also wie ein Hamster im Laufrad.

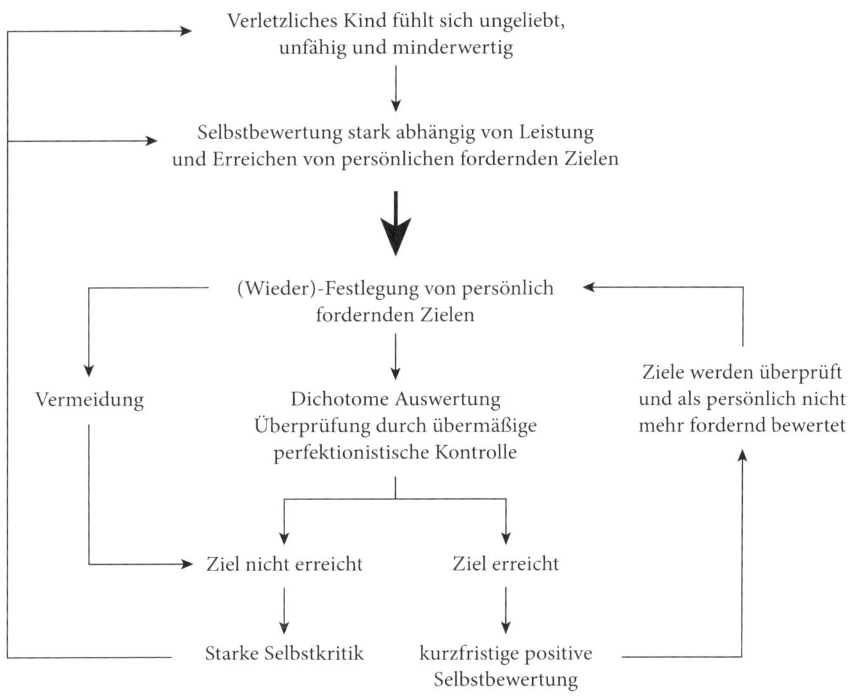

Der Zusammenhang mit den anderen problematischen Modi

In den verletzlichen Kindmodi haben Menschen mit starken leistungsfordernden Modi eine ausgeprägte Angst vor Fehlern und Misserfolg. Sie fühlen sich ungeliebt, unfähig und minderwertig. Mit dem Bewältigungsmodus der übermäßigen perfektionistischen Kontrolle versuchen sie deshalb, Fehler und Unvollkommenheiten durch Detailgenauigkeit, zwanghaftes Überprüfen, exzessives Planen und Vorbereiten zu vermeiden. Dies beansprucht sehr viel Zeit und macht es wahrscheinlicher, dass Fehler entdeckt werden, sodass einerseits der Modus als notwendig erachtet wird und andererseits Ziele häufiger nicht erreicht werden. Dies führt dazu, dass der leistungsfordernde Modus die Person erneut antreibt. Manchmal wird der Druck dann zu hoch und der Bewältigungsmodus der Vermeidung aktiviert.

AB 43 • P

Der leistungsfordernde Modus – Kosten-Nutzen-Rechnung

Dieses Arbeitsblatt hilft Ihnen dabei, sich der Nutzen und Kosten, die dieser Modus mit sich bringt, bewusst zu werden. Sie können anschließend entscheiden, ob und in welchen Bereichen Sie an einer Veränderung arbeiten möchten.

Nutzen **Vorteile des leistungsfordernden Modus**	**Kosten** **Nachteile des leistungsfordernden Modus**
....	....
....	....
....	....
....	....
....	....
....	....
....	....
....	....
....	....

Was ist für mich der wichtigste Grund (oder die wichtigsten Gründe, max. 3), der dafür spricht, den Modus zu verändern oder beizubehalten?

....

....

....

In welchen Bereichen möchte ich mein Verhalten verändern? Was ist für mich realistisch und fair?

....

....

....

Was unterscheidet den leistungsfordernden Modus vom gesunden Erwachsenenmodus?

Die Unterscheidung zwischen dem leistungsfordernden Modus und dem gesunden Erwachsenenmodus ist nicht immer ganz leicht. Hohe Leistungsansprüche, zielorientiertes Arbeiten, gesunde Selbstkritik und Ehrgeiz helfen, Ziele zu erreichen und besondere Leistungen zu erbringen. Dies kann sich positiv auf das Selbstwertgefühl auswirken und wird in unserer Gesellschaft belohnt und gefördert. Solange es dem Betroffenen damit gut geht, ist dies auch in Ordnung. Die folgende Tabelle fasst einige wichtige Unterscheidungsmerkmale zwischen dem leistungsfordernden Modus und dem gesunden Erwachsenenmodus zusammen.

Merkmal	Leistungsfordernder Modus	Gesunder Erwachsenenmodus (mit hohen Zielen und gesundem Ehrgeiz)
Umgang mit Fehlern und Misserfolg	große Angst vor Fehlern, Übergang in perfektionistische Kontrolle; heftige Abwertung der gesamten Person, wenn doch Fehler auftreten; »Schuld« wird immer bei sich gesucht, kann Unvollkommenheiten nicht stehenlassen	ärgert sich kurz über Fehler, aber keine globale Selbstabwertung; weiß, dass Fehler zum Leben dazugehören, lernt aus Fehlern; Akzeptanz von Unvollkommenheit als Notwendigkeit von Lernprozessen
Festlegung von Zielen	Ziele müssen persönlich fordernd und hoch sein, wenig Zwischenziele, viele Ziele entsprechend allgemeinen Erwartungen	Ziele sind realistisch und erreichbar, werden in Einzelschritte aufgeteilt, begrenzte Anzahl von Zielen entsprechend der eigenen Werte
Auswertung von Zielen	dichotome Auswertung (Alles oder nichts), nur Endergebnis zählt	Teilerfolge werden gewertet und belohnt, nicht ausschließlich das Endergebnis, Leistungen können in einem Spektrum eingeordnet werden; weiß auch die Anstrengung zu schätzen, wenn Endziel nicht erreicht wurde
Beachtung von Bedürfnissen und Wünschen	keine Beachtung von Bedürfnissen und Wünschen, Diktatur von »müssen« und »sollen«	eigene Bedürfnisse und Wünsche werden beachtet und mit eigenen und äußeren Erwartungen abgestimmt (Balance zwischen »wollen« und »müssen«)
Verhältnis zwischen Arbeit und Freizeit, Erfolg und Freude	keine Zeit für Freizeit, Pausen, Freunde, wenig Freude, nur Leistung und Arbeit zählt	ausgewogene Balance zwischen Arbeit und Freizeit, kann Pausen machen, nimmt sich Zeit für andere Dinge
Flexibilität, Spontaneität	ist nicht flexibel bei Planänderungen, wenig Spontaneität	flexibel, kann sich gut an Planänderungen anpassen, ist spontan

Was unterscheidet den leistungsfordernden Modus vom gesunden Erwachsenenmodus?

Merkmal	Leistungsfordernder Modus	Gesunder Erwachsenenmodus (mit hohen Zielen und gesundem Ehrgeiz)
Flexibilität, Spontaneität	ist nicht flexibel bei Planänderungen, wenig Spontaneität	flexibel, kann sich gut an Planänderungen anpassen, ist spontan
Körperliche Symptome, Grübeln und sich sorgen	Schlafstörungen, körperliche Anspannung, häufiges Druckgefühl, Kopf- oder Rückenschmerzen, grübelt und sorgt sich viel	normaler Schlaf, keine körperlichen Symptome, kaum Gedankenkreisen
Umgang mit Stärken und Schwächen	akzeptiert seine Schwächen nicht, redet Stärken eher klein, denkt, überall perfekt sein zu müssen	ist sich seiner Stärken und Schwächen bewusst, akzeptiert sie, muss nicht in allen Bereichen Leistung erbringen

Was hilft im leistungsfordernden Modus?

In der folgenden Liste finden Sie einige Vorschläge und Strategien, die möglicherweise hilfreich sind, wenn Sie im leistungsfordernden Modus sind. Diese sollen Sie anregen, weitere eigene Ideen zu entwickeln.

Schreiben Sie sich danach Ihre eigene Liste.

Nehmen Sie Kontakt zu Ihrem gesunden Erwachsenen auf!

(1) **Den Modus bewusst wahrnehmen:** Überlegen Sie sich die typischen Erkennungsmerkmale für diesen Modus und üben Sie, den Modus bewusst wahrzunehmen.

(2) **Botschaften überprüfen und relativieren:** Erarbeiten Sie die typischen Botschaften Ihres leistungsfordernden Modus und überlegen Sie, wo diese ihren biografischen Ursprung haben. Wie hilfreich sind diese Botschaften heute noch für Sie? Bekämpfen Sie dann diese Botschaften und erarbeiten Sie alternative Lebensregeln.

(3) **Kosten-Nutzen-Abwägung:** Überlegen Sie, welchen Nutzen dieser Modus für Sie hat und was er Sie auf der anderen Seite kostet. Entscheiden Sie dann, ob und in welchen Bereich Sie diesen Modus verändern wollen.

(4) **Auf die Kindmodi achten:** Achten Sie darauf, wie es Ihnen in den verletzlichen Kindmodi geht. Diese leiden häufig sehr unter dem permanenten Druck, ihre Bedürfnisse werden kaum erfüllt und sie haben große Angst vor Fehlern.

(5) **Unterschiede zum gesunden Erwachsenenmodus verstehen**: Erarbeiten Sie den Unterschied zwischen »gesundem Ehrgeiz« und den Regeln und Auflagen des leistungsfordernden Modus. Der leistungsfordernde Modus muss reduziert werden, da er Ihnen verbietet, eigene Bedürfnisse zuzulassen oder Ihnen immer wieder vorschreibt, über Ihre Grenzen zu gehen, ohne dabei auf den Ausgleich zu achten.

(6) **Umgang mit Fehlern und Misserfolg trainieren:** Es ist sehr wichtig, Erfahrungen mit Fehlern und Unvollkommenheiten zu machen und dabei den fordernden Modus zu bekämpfen und den traurigen Kindmodus zu trösten und zu beruhigen. Machen Sie hierzu Verhaltensexperimente, bei denen Sie z. B. Dinge absichtlich nicht perfekt erledigen.

(7) **Alles-oder-Nichts-Denken aufheben:** Bewerten Sie nicht nur das Endergebnis, sondern lernen Sie, auch Teilerfolge zu sehen und Leistungen in einem Spektrum einzuschätzen. Beachten Sie nicht nur das Ergebnis, sondern schätzen Sie auch Ihre Anstrengungen und Bemühungen.

(8) **Balance zwischen Arbeit und Freizeit:** Es ist ein wichtiges Ziel in Bezug auf den leistungsfordernden Modus, eine Balance zwischen Arbeit, Leistung und Anstrengung auf der einen Seite sowie Freizeit, Entspannung und angenehmen Aktivitäten auf der anderen Seite zu finden. Um die richtige Mischung für sich selbst herauszufinden, braucht man etwas Training. Üben Sie, Pausen einzulegen und sich Zeit für angenehme Aktivitäten und Kontakte zu anderen Menschen zu nehmen.

Was hilft im leistungsfordernden Modus?

(9) Einsatz von Symbolen, Karten oder Briefen an sich selbst: Für viele Menschen ist es hilfreich, einen Gegenstand (z. B. ein Stoppschild, einen Stein oder eine Muschel) bei sich zu tragen als Symbol oder Erinnerung, dass man dem Elternmodus nicht mehr zuhören möchte. So kann ein kleines Stoppschild auf dem Schreibtisch daran erinnern, Grenzen zu setzen und nicht alle Aufgaben anzunehmen. Auch Karten oder Briefe, die man selbst oder andere für einen geschrieben haben, können sehr wirkungsvoll daran erinnern, dem Elternmodus entgegengesetzt zu handeln (z. B. Karte mit »Mach mal eine Pause« oder »Denk an deine Bedürfnisse!«)

(10) Imaginationen von Menschen, die dem leistungsfordernden Modus widersprechen: Sie können Imaginationsübungen durchführen, in denen Sie sich vorstellen, wie Ihr gesunder Erwachsenenmodus, Ihr Therapeut oder andere Ihnen wichtige Menschen dem leistungsfordernden Modus widersprechen, Ihnen Ihre Angst vor Fehlern nehmen und Sie unterstützen, auf Ihre Bedürfnisse und Entspannung zu achten. Was brauchen Sie in der Imagination, um den Einfluss des leistungsfordernden Modus zu schwächen?

INFO 48 • T P

Der emotional fordernde Modus

Im emotional fordernden Modus haben Menschen den Eindruck, dass sie sehr viel Verantwortung für andere Menschen tragen und sich immer um andere kümmern müssen. Sie fühlen sich verpflichtet, den Bedürfnissen anderer nachzukommen und dafür zu sorgen, dass es allen gut geht. Sie selbst haben große Schwierigkeiten, eigene Bedürfnisse oder Wünsche durchzusetzen und empfinden sich als »egoistisch«, wenn sie das dennoch tun. Auch das Aussprechen von Kritik oder das Setzen von Grenzen in Beziehungen fällt ihnen sehr schwer. Hierbei geht es nicht um die Angst vor Verlassenwerden wie z. B. im Bewältigungsmodus der Unterwerfung, sondern vielmehr darum, den Ansprüchen des emotional fordernden Modus nicht gerecht zu werden. Betroffene empfinden dann ein intensives Gefühl von Schuld und Scham (englisch: »guilt-inducing-mode«). Typische Botschaften des emotional fordernden Modus sind z. B.: »Du musst dich um … kümmern!«, »Bedürfnisse ansprechen ist egoistisch!«, »Deine Gefühle könnten andere belasten, also nimm Rücksicht!« oder »Du bist verantwortlich dafür, dass es deiner Familie gut geht!«

Wie entsteht der emotional fordernde Modus?

Bei emotional fordernden Elternmodi sind die folgenden biografischen Ursachen typisch:

- **Psychische Erkrankung der Eltern, zu frühe Verantwortungsaufgaben:** Häufig haben Menschen mit emotional fordernden Modi Eltern, die an einer psychischen Erkrankung, häufig Depressionen, litten. Sie haben schon früh als Kinder gelernt, sich für die Stimmung und das Wohlergehen anderer verantwortlich zu fühlen und darauf Rücksicht zu nehmen. Das Kind wird so viel zu früh in die Rolle eines Erwachsenen gedrängt. Dies nennt man »Parentifizierung«. Ähnliches kann passieren, wenn ein Kind sich zu früh und zu intensiv um seine Geschwister oder die demente Großmutter kümmern muss, oder wenn es nach der Scheidung der Eltern als »Seelentröster« dienen muss.
- **Modelllernen:** Ein Kind hat sich früh von anderen Familienmitgliedern abgeschaut, dass ein bestimmtes Beziehungsverhalten eingehalten wird, um einem bestimmten Familienmitglied Genüge zu tun (z. B. musste dem Opa immer vorgespielt werden, dass man sich unglaublich freut, wenn er kommt).
- Wenn sich Familienmitglieder bzw. das betroffene Kind nicht stark an den Bedürfnissen oder Launen anderer orientiert hat, stand Bedrohung im Raum (z. B. musste immer die Stimmung des Vaters abgepasst werden, besonders wenn er betrunken war. Man durfte ihm gegenüber nicht die Meinung sagen, weil er sonst sehr jähzornig werden konnte).

Ziele der Schematherapie in Bezug auf den emotional fordernden Modus

(1) Den Modus bewusst wahrnehmen
(2) Seine Botschaften identifizieren und relativieren
(3) Den emotional fordernden Modus bekämpfen
(4) Eigene Bedürfnisse und Wünsche wahrnehmen und ansprechen, Grenzen setzen

AB 44 • P

Der Verantwortungskuchen

Tragen Sie in das folgende Kreisdiagramm alle Einflüsse ein, die zu einem bestimmten Ereignis geführt haben, für das Ihr problematischer Elternmodus Ihnen die Schuld oder Verantwortung zuschiebt. Treten Sie einen Schritt zurück und überlegen Sie zunächst, welche Personen und Aspekte einen Einfluss auf das Ereignis hatten. Danach weisen Sie bitte jeder Person und jedem Aspekt einen prozentualen Anteil der »Schuld« oder Verantwortung zu und zeichnen Sie den Anteil in Form von einem Kuchenstück in das Kreisdiagramm ein. Setzen Sie zuletzt Ihr eigenes »Kuchenstück« ein.

Diese Übung kann Ihnen helfen, Ihren Einfluss auf das Geschehen realistisch zu betrachten und Ihre problematischen Elternmodi abzuschwächen.

Was hilft, um den emotional fordernden Modus zu bekämpfen?

In der folgenden Liste finden Sie einige Vorschläge und Strategien, die möglicherweise hilfreich sind, um den emotional fordernden Modus zu bekämpfen. Diese sollen Sie anregen, weitere eigene Ideen zu entwickeln.

Schreiben Sie sich danach Ihre individuelle Liste.

Nehmen Sie Kontakt zu Ihrem gesunden Erwachsenen auf!

(1) **Den Modus bewusst wahrnehmen:** Überlegen Sie sich die typischen Erkennungsmerkmale für diesen Modus und üben Sie, ihn bewusst wahrzunehmen. Nur wenn Sie den Modus wahrnehmen, können Sie ihn bekämpfen.

(2) **Treten Sie einen Schritt zurück und setzen Sie den Modus auf einen Stuhl:** Trennen Sie den Modus von sich ab und nehmen Sie Abstand, in dem Sie sich vorstellen, wie Sie ihn auf einen Stuhl setzen und einen Schritt zurücktreten. Machen Sie sich seine Entstehungsgeschichte bewusst und dass das nicht fair ist, wie Sie sich jetzt fühlen. Sie tragen nicht die Verantwortung für alle. Jeder ist für sich selbst verantwortlich.

(3) **Das Gegenteil von dem tun, was der emotional fordernde Modus sagt:** Handeln Sie genau so, dass Sie das Gegenteil von dem tun, was der emotional fordernde Modus von Ihnen verlangt. Das bedeutet, dass Sie sich von der ganzen Verantwortung und der Schuld freimachen. Grenzen Sie sich in Beziehungen ab und sagen Sie Nein, wenn Sie etwas nicht tun wollen. Sprechen Sie Ihre eigenen Bedürfnisse und Wünsche an. Es ist Ihr gutes Recht!

(4) **Perspektivenwechsel:** Überlegen Sie, was Sie einem anderen Menschen, den Sie gern haben, sagen würden oder raten würden, wenn er in Ihrer Situation wäre. Verhalten Sie sich genauso sich selbst gegenüber. Würden Sie ihm die ganze Schuld und Verantwortung zuschieben?

(5) **Verantwortungskuchen:** Treten Sie einen Schritt zurück und beurteilen Sie möglichst objektiv, wie groß Ihr Anteil an Schuld oder Verantwortung tatsächlich ist. Hierzu können Sie das **AB 44** »Der Verantwortungskuchen« nutzen.

(6) **Positive Selbstinstruktionen:** Schreiben Sie sich eine Karte mit einer positiven Selbstinstruktion für solche Situationen, z. B. »Das ist mein emotional fordernder Modus, der mir dieses Schuldgefühl einredet. Ich habe das gleiche Recht wie alle anderen auf meine Bedürfnisse und Wünsche. Ich bin nicht für das Verhalten der anderen verantwortlich!«

(7) **Einsatz von Symbolen, Tonbandaufnahmen anhören:** Für viele Menschen ist es hilfreich, einen Gegenstand (z. B. ein Stoppschild, ein kleines Stofftier oder ein Foto) bei sich zu tragen, als Symbol oder Erinnerung, dass sie daran denken, den emotional fordernden Modus zu begrenzen und nicht mit dem Schuldgefühl zu handeln. Sie können auch schöne Karten oder kleine Geschenke von lieben Menschen einsetzen, die Sie daran erinnern, Kontakt zu Ihrem gesunden Erwachsenenmodus aufzunehmen. Auch Tonbandaufnahmen können in solchen Situationen sehr hilfreich sein. Diese können vom Therapeuten in der Stunde gemacht werden oder Sie können Freunde bitten, Ihnen etwas Hilfreiches für diese Situationen aufzusprechen. Oder Sie tun das im gesunden Erwachsenenmodus selbst!

Was hilft, um den emotional fordernden Modus zu bekämpfen?

(8) **Imaginationen von Menschen, die die Schuld und die Verantwortung von Ihnen nehmen:** Sie können Imaginationsübungen durchführen, in denen Sie sich vorstellen, wie Ihr gesunder Erwachsenenmodus, Ihr Therapeut oder andere Ihnen wichtige Menschen den emotional fordernden Modus in seine Grenzen weisen und die ganze Last der Schuld und Verantwortung von Ihnen nehmen und Sie ermutigen, auf Ihre eigenen Bedürfnisse, Wünsche und Grenzen zu achten. Überlegen Sie, was Sie brauchen und lassen Sie es in der Imagination geschehen. Sie können auch Ihren »Inneren Helfer« (z. B. eine gute Freundin) imaginieren und schauen, was er Ihnen sagen wird.

(9) **Unterstützung holen:** Rufen Sie jemanden an, dem Sie vertrauen und mit dem Sie eine Realitätsüberprüfung machen können, ob Sie wirklich die Verantwortung oder Schuld an der aktuellen Situation haben. Oft ist es gut, von jemandem, der nicht involviert ist, zu hören, wie er die Lage einschätzt.

7 Die problematischen Bewältigungsmodi

Nach einem allgemeinen Teil, der für alle Bewältigungsmodi verwendet werden kann, sind die Materialien in diesem Kapitel entsprechend der Untergruppen der dysfunktionalen Bewältigungsmodi in drei Teile untergliedert:
(1) Der Bewältigungsmodus der Unterwerfung
(2) Der Bewältigungsmodus der Vermeidung
(3) Der Bewältigungsmodus der Überkompensation

Arbeits- und Informationsmaterial

Allgemeiner Teil zu allen Bewältigungsmodi

INFO 50 Die problematischen Bewältigungsmodi
In diesem Arbeitsblatt wird ein Überblick über die problematischen Bewältigungsmodi gegeben und eine Untergliederung in die drei o. g. Untergruppen mit Darstellung der typischen Merkmale eingeführt.

AB 45 Die problematischen Bewältigungsmodi – Teil 1: Den Modus erkennen
Mit diesem Arbeitsblatt können die typischen Erkennungsmerkmale für jeden für den Patienten relevanten Bewältigungsmodus herausgearbeitet werden. Dadurch wird die bewusste Wahrnehmung der Modi geschult.

AB 46 Die problematischen Bewältigungsmodi – Teil 2: Umgang mit dem Modus
Dieses Arbeitsblatt bietet eine Vorlage, den Umgang mit verschiedenen Modi zu diskutieren: Es werden die zum Modus gehörigen Bedürfnisse erfragt und überprüft, ob das Bedürfnis durch das Verhalten im Modus erreicht wird. Vor- und Nachteile des Modus werden abgewogen und unter Bezugnahme auf den gesunden Erwachsenenmodus ein funktionaler Handlungsplan für jeden problematischen Modus erarbeitet.

AB 47 Bewältigungsmodi erkennen
In diesem Arbeitsblatt werden drei typische Beispiele für Bewältigungsmodi geschildert. Die Patienten sollen die jeweiligen Modi identifizieren.

INFO 51 Der biografische Ursprung von Bewältigungsmodi
In diesem Informationsblatt wird der biografische Ursprung der Bewältigungsmodi erklärt.

AB 48 Wie sind die Bewältigungsmodi bei mir entstanden?
Anhand der Fragen dieses Arbeitsblattes können mit dem Patienten mögliche Hypothesen für den Ursprung seiner Bewältigungsmuster diskutiert werden.

AB 49 Bewältigungsstrategien früher und heute
Dieses Arbeitsblatt hilft einerseits, den Ursprung von Bewältigungsstrategien zu verstehen und ist deshalb sehr validierend für Patienten. Anderseits kann es eingesetzt werden, um zu überprüfen, ob die Bewältigungsstrategie heute noch wirksam und hilfreich ist. Dadurch kann das Commitment für die Arbeit an der Veränderung verbessert werden.

AB 50 Alte Bewältigungsstrategien hinterfragen
Dieses Arbeitsblatt bietet eine Anleitung, die Vor- und Nachteile eines bestimmten Bewältigungsmodus oder einer Strategie gegeneinander abzuwägen. Anschließend soll eine Entscheidung getroffen werden, ob und in welchen Bereichen das Verhalten verändert werden soll.

AB 51 Bewältigungsmodi reduzieren
Dieses Arbeitsblatt bietet eine Vorlage für einen konkreten Veränderungsplan für die jeweils anstehende Woche. Wichtig sind realistische Ziele und angemessene Belohnungen. Dieses Arbeitsblatt kann jede Woche aufs Neue ausgefüllt werden.

AB 52 Den Bewältigungsmodus in konkreten Situationen überprüfen
Dieses Arbeitsblatt hilft dabei, Vor- und Nachteile in konkreten Situationen zu verstehen und Handlungsalternativen zu erarbeiten.

INFO 52 Teufelskreis Bewältigungsmodi in Beziehungen
Dieses Informationsblatt verdeutlicht den Teufelskreis von dysfunktionalen Kind- und Elternmodi und den Bewältigungsmodi in Beziehungen. Für den Patienten sollte sein eigener Teufelskreis mit den vorherrschenden Ängsten aus den Kindmodi, Botschaften aus den Elternmodi, dem Verhalten und den Folgen aus den Bewältigungsmodi erarbeitet werden. Der Ausstieg aus dem Teufelskreis besteht darin, in hilfreichen Beziehungen andere Verhaltensmuster zu trainieren und schädliche Beziehungen zu beenden.

AB 53 Wie kann ich erkennen, ob meine Beziehung hilfreich oder schädlich ist?
Hier wird ein Kriterienkatalog vorgestellt, anhand dessen mit dem Patienten darüber diskutiert werden kann, ob seine Beziehungen hilfreich oder schädlich sind.

AB 54 Eigene aggressive Verhaltensmuster in Beziehungen erkennen
Anhand dieses Arbeitsblattes können mit dem Patienten möglichst im Rahmen einer empathischen Konfrontation eigene ungünstige Verhaltensmuster in Beziehungen überprüft werden. Ein Bezug zum Modusmodell sollte hergestellt werden.

INFO 53 Was unterscheidet die Bewältigungsmodi vom Modus des gesunden Erwachsenen?
Mithilfe dieses Informationsblattes können die Unterschiede zwischen den genannten Modi mit dem Patienten diskutiert werden

Spezieller Teil zu einzelnen Bewältigungsmodi

Zu jeder der drei Untergruppen (Unterwerfung, Vermeidung, Überkompensation) gibt es jeweils drei Informations- bzw. Arbeitsblätter:

INFO Der Bewältigungsmodus der Unterwerfung / Vermeidung / Überkompensation
In diesem Informationsblatt wird ein Überblick über den Modus gegeben und seine Entstehungsbedingungen erklärt. Die Ziele der Schematherapie in Bezug auf diesen Modus werden dargestellt.

AB Typische Verhaltensweisen aus dem Bewältigungsmodus der Unterwerfung / Vermeidung/ Überkompensation
In diesem Arbeitsblatt werden typische Verhaltensweisen aus dem Modus aufgezählt. Der Patient soll überprüfen, was auf ihn zutrifft.

INFO Was hilft, den Bewältigungsmodus der Unterwerfung / Vermeidung / Überkompensation zu reduzieren?
In diesem Informationsblatt sind Strategien und Vorschläge zusammengefasst, die helfen können, den Bewältigungsmodus zu reduzieren. Jeder Patient sollte sich eine individuelle Liste anlegen.

AB 57 Typische Situationen, in denen der Bewältigungsmodus der Vermeidung auftritt
In diesem Arbeitsblatt werden typische Angstsituationen aufgezählt. Der Patient soll überprüfen, in welchen Situationen Vermeidung bei ihm auftritt.

INFO 57 Dissoziation
Dieses Informationsblatt erklärt den Begriff der Dissoziation und Erkennungsmerkmale von Dissoziation. Es werden antidissoziative Fertigkeiten vorgestellt, die mit dem Patienten vertieft werden können.

Die problematischen Bewältigungsmodi

Durch die problematischen Eltern- und Kindmodi werden intensive emotionale Schmerzen ausgelöst. Grundsätzlich haben Menschen verschiedene Möglichkeiten, mit solchen emotionalen Belastungen umzugehen. In der Psychologie wird dabei von *Bewältigung* gesprochen. Jeder Mensch hat seine eigenen Methoden zur Bewältigung von emotionalen Schmerzen, die er meist schon früh in der Kindheit gelernt hat. Es werden drei Arten von Bewältigungsmustern unterschieden. Diese lassen sich den drei uralten Überlebensstrategien zuordnen, die man auch im Tierreich findet, wenn ein Tier sich bedroht fühlt:

(1) Unterwerfung (sich fügen oder erstarren),
(2) Vermeidung (Flucht) und
(3) Überkompensation (kämpfen).

Welche der drei Bewältigungsstrategien angewendet werden und in welcher Form genau, ist individuell sehr unterschiedlich und von den auslösenden Bedingungen abhängig. Jeder Mensch wird in einer jeweiligen Situation die Bewältigungsstrategie anwenden, von der er sich den meisten Erfolg bzw. den geringsten Aufwand und Schaden verspricht und zu der er sich befähigt fühlt. Diese Einschätzung ist wiederum von seinen bisherigen Erfahrungen bestimmt.

Wenn Menschen ausgelöst durch die problematischen Eltern- und Kindmodi intensive unangenehme Gefühle wie Angst, Hoffnungslosigkeit, Wut, Traurigkeit, Schuld oder Scham empfinden, so kommt es häufig zu einem Moduswechsel in einen Bewältigungsmodus. Dadurch werden die unangenehmen Emotionen abgedämpft und der Schmerz gemildert. Die Bewältigungsmodi haben häufig schon in der Kindheit, wenn die Betroffenen der Situation ausgeliefert waren, ohne sie verändern zu können, dabei geholfen, mit der Situation zurechtzukommen und den emotionalen Schmerz zu ertragen. Sie haben sich deshalb tief »eingebrannt«, werden immer wieder »abgerufen« und es fällt es vielen Menschen schwer, sie aufzugeben. Die Bewältigungsmodi haben jedoch auch einige Nachteile: So wird der Zugang zu den Emotionen und Bedürfnissen verhindert und es können keine neuen Strategien im Umgang mit intensiven Emotionen oder Problemen erlernt werden. Außerdem gibt es sehr häufig Probleme in zwischenmenschlichen Beziehungen, die wiederum zu unangenehmen, intensiven Emotionen führen und damit erneut den Bewältigungsmodus auslösen. Das ist ein Teufelskreis. Viele Menschen fühlen sich deshalb im Bewältigungsmodus sehr allein.

Der erste Schritt, um aus diesem Teufelskreis auszubrechen und um neue emotionale Reaktionen zu erlernen, besteht darin zu erkennen, welche Bewältigungsstrategien man selbst anwendet.

Im Folgenden sind die verschiedenen Bewältigungsstrategien erklärt. Überprüfen Sie für sich, welche Strategien Sie anwenden. Dabei ist es durchaus normal, dass bei einer Person in verschiedenen Situationen auch verschiedene Bewältigungsmechanismen auftreten.

Die problematischen Bewältigungsmodi

(1) Unterwerfung (sich fügen oder erstarren)
In diesem Bewältigungsmodus handeln Menschen so, als wären die Botschaften der Eltern- und Kindmodi vollkommen wahr und ordnen sich ihnen unter. Sie sind häufig passiv und unterwürfig, handeln auch gegen ihre eigenen Interessen und Bedürfnisse. Sie versuchen Konflikte und Zurückweisungen zu vermeiden und verhalten sich so, wie sie glauben, dass die andere Person es sich wünscht. In diesem Modus suchen Menschen häufig Rückversicherungen. Sie erlauben anderen Menschen, sie zu kontrollieren und sie schlecht zu behandeln, verharren vielleicht sogar in missbräuchlichen Beziehungen. Aus Hoffnungslosigkeit unternehmen sie nichts, um die eigenen gesunden Bedürfnisse zu erfüllen.

(2) Vermeidung (Flucht)
In diesem Bewältigungsmodus vermeiden Menschen die Auseinandersetzung mit Gefühlen und Problemen. Dies machen sie zum Beispiel, indem sie Situationen vermeiden, in denen Gefühle ausgelöst werden könnten, nicht über Gefühle und Probleme sprechen, Gefühle mit Alkohol oder Drogen abdämpfen oder sich durch intensives Arbeiten, Computerspielen, Tagträumen, Fernsehschauen oder Essen davon ablenken.

(3) Überkompensation (kämpfen)
Überkompensation bedeutet, dass jemand ein Defizit im Übermaß ausgleicht. In diesem Bewältigungsmodus verhalten sich Menschen so, als sei genau das Gegenteil der Botschaften der problematischen Eltern- und Kindmodi wahr. Auch Überkompensation kann in verschiedenen Formen auftreten; gemeinsam ist ihnen allen, dass der Betroffene damit die Situation kontrolliert und beherrscht. Andere bekommen kaum Chancen, sich gegen ihn durchzusetzen. Meist fühlt sich das für den Betroffenen kurzfristig angenehm an, andere finden es hingegen eher unsympathisch.

Formen der Überkompensation sind zum Beispiel, betont selbstbewusst aufzutreten, eigene Stärken herauszustellen und zu betonen oder andere anzugreifen, bevor diese einen verletzen können. Auch übermäßige Kontrolle auf Fehler, vermehrtes Misstrauen anderen gegenüber oder stark aufmerksamkeitssuchendes Verhalten gehören zur Überkompensation.

Jeder Mensch wendet Bewältigungsstrategien an. Diese sind nicht grundsätzlich falsch und schlecht. Manchmal ist der Einsatz einer Bewältigungsstrategie sogar empfehlenswert. So ist es beispielsweise sinnvoll, wenn Sie bei einem Hausbrand aus Angst vor dem Feuer vermeiden, noch einmal in das Haus zu gehen, um Ihre Fotoalben zu retten, oder wenn Sie sich in einem Gespräch mit Ihrem Chef »unterwerfen«, indem Sie eine unangenehme Aufgabe übernehmen, die er Ihnen aufträgt.

Zum Problem wird ein Bewältigungsmodus erst dann, wenn er dazu führt, dass Sie mit ihm Ihre Bedürfnisse schlechter erfüllen können als ohne ihn. Dies wäre z. B. der Fall, wenn Sie grundsätzlich den Kontakt zu Menschen meiden, mit denen Sie in letzter Zeit einen Konflikt hatten – selbst wenn es für Sie wichtige Menschen sind, z. B. Partner oder gute Freunde. Dann sorgt die vermeidende Bewältigung zwar wahrscheinlich auch dafür, dass Sie kurzfristig weniger negative Gefühle erleben; sie schadet jedoch langfristig auch Ihren wichtigen Beziehungen und Sie können nicht lernen, mit Konflikten umzugehen.

Die problematischen Bewältigungsmodi – Teil 1: Den Modus erkennen

Kreuzen Sie an, für welchen Bewältigungsmodus Sie dieses Arbeitsblatt ausfüllen:

☐ Unterwerfung ☐ Vermeidung ☐ Überkompensation

Mein Name für diesen Modus: ....

Woran erkenne ich, dass ich mich in diesem Modus befinde?

Was sind die typischen **Auslöser**?

....

....

....

....

Welche **Gefühle** habe ich typischerweise in diesem Modus?

....

....

....

....

Welche automatischen **Gedanken** habe ich typischerweise in diesem Modus?

....

....

....

....

Welche **Erinnerungen und Bilder** sind beteiligt / werden ausgelöst?

....

....

....

Die problematischen Bewältigungsmodi – Teil 1: Den Modus erkennen

Wie fühlt sich mein **Körper** typischerweise in diesem Modus an?

....

....

....

....

Welches **Verhalten** zeige ich typischerweise in diesem Modus?

....

....

....

....

Wechsle ich häufig in einen **anderen Modus**, wenn ich in diesem Bewältigungsmodus bin?
In welchen?

....

....

....

....

AB 46 • P

Die problematischen Bewältigungsmodi – Teil 2: Umgang mit dem Modus

Kreuzen Sie an, für welchen Bewältigungsmodus Sie dieses Arbeitsblatt ausfüllen:

☐ Unterwerfung ☐ Vermeidung ☐ Überkompensation

Mein Name für diesen Modus: ....

Was brauche ich, wenn ich mich in diesem Bewältigungsmodus befinde? Welches Bedürfnis habe ich?

....

....

....

Wird mein zugrunde liegendes Bedürfnis durch mein tatsächliches Verhalten erfüllt?

....

....

Gibt es Vor- oder Nachteile, wenn ich mich in diesem Modus befinde? Welche?

Vorteile	Nachteile
....	....
....	....
....	....
....	....
....	....
....	....

Was kann ich machen, wenn ich in diesem Modus bin? Was würde mein gesunder Erwachsenenmodus tun?

....

....

....

Bewältigungsmodi erkennen

Aufgabe. Lesen Sie die folgenden Beispiele und überlegen Sie, welcher Bewältigungsmodus aktiv ist. Es können auch mehrere Bewältigungsmodi in einem Beispiel aktiv sein. Ordnen Sie jedem Bewältigungsmodus eine Farbe zu und unterstreichen Sie die dazugehörigen Textpassagen in dieser Farbe (z. B. Grün für Unterwerfung, Blau für Vermeidung, Rot für Überkompensation). Vielleicht erkennen Sie ja auch noch andere Modi.

Beispiel

Steffi P. hat starke Ängste, von anderen Personen negativ eingeschätzt und bewertet zu werden. Ihre größte Befürchtung ist es, in Verlegenheit gebracht zu werden, sodass alle sehen können, wie unsicher sie ist. Wenn sie abends mit ihren Freundinnen weggeht, trifft sie sich meist schon am frühen Abend zum »Vorglühen« mit Sekt. Wenn Sie dann unterwegs ist, ist sie meist der Mittelpunkt der ganzen Clique. Sie flirtet offensiv mit Männern und reißt einen Spruch nach dem anderen. Sie wirkt dann so cool, dass viele Männer sich in ihrer Gegenwart verunsichert fühlen.

Welche Bewältigungsmodi haben Sie entdeckt? Woran haben Sie den Modus erkannt?

....

....

....

Haben Sie noch andere Modi entdeckt? Wenn ja, welche?

....

....

....

Beispiel

Thomas K. macht Abitur und die Prüfungen stehen kurz bevor. Er glaubt von sich selbst, dass er zu dumm ist und egal, wie viel er lernen wird, ohnehin durchfallen wird. Auch in den Unterrichtsstunden fühlt er sich total unwohl, als ob alle ihn angucken würden und denken würden, dass er ein Versager sei. Mit der Zeit geht er immer weniger in den Unterricht und bleibt zuhause. Dort spielt er Computer, surft im Internet und schaut Fernsehen. Immer häufiger kifft er auch, dann ist ihm wenigstens alles egal.

Bewältigungsmodi erkennen

Welche Bewältigungsmodi haben Sie entdeckt? Woran haben Sie den Modus erkannt?

....

....

....

Haben Sie noch andere Modi entdeckt? Wenn ja, welche?

....

....

....

Beispiel

Manuel S. ist Krankenpflegeschüler und gibt sich sehr viel Mühe, sich um seine Patienten zu kümmern. Auch bei den Kollegen ist er sehr beliebt, weil er häufig Extraschichten übernimmt und immer einspringt, wenn jemand einmal keine Zeit hat. Manuels Freundin ist darüber wenig begeistert und er hat große Angst, sie zu verlieren. Er gibt sich deshalb zuhause große Mühe, es für sie besonders schön zu machen und hält jede Minute für sie frei. Er macht den gesamten Haushalt, kauft ihr regelmäßig Blumen. Wenn die beiden zusammen etwas unternehmen, dann immer das, was sie gern machen möchte.

Welche Bewältigungsmodi haben Sie entdeckt? Woran haben Sie den Modus erkannt?

....

....

....

Haben Sie noch andere Modi entdeckt? Wenn ja, welche?

....

....

....

INFO 51 • T P

Der biografische Ursprung von Bewältigungsmodi

Menschen entwickeln Bewältigungsmodi, um mit den emotionalen Schmerzen aus den problematischen Eltern- und Kindmodi umzugehen. Es steht also auch hier eine Verletzung von Grundbedürfnissen in der Kindheit, die zur Ausbildung der problematischen Eltern- und Kindmodi führt, auf der ersten Stufe. Welchen Bewältigungsmodus eine Person entwickelt, wird im Wesentlichen durch zwei Dinge beeinflusst:

(1) **Modelllernen:** Kinder beobachten die Menschen in ihrem Umfeld und übernehmen deren Verhaltensweisen für sich selbst. Dies ist eine ganz natürliche Form des Lernens. Es bedeutet, dass ein Kind häufig den Bewältigungsmodus übernimmt, den die Eltern oder andere Personen für eine bestimmte Situation vorgelebt haben. Wenn also beispielsweise die Mutter eigene Bedürfnisse und Gefühle immer zurückgestellt hat, so kann es sein, dass auch das Kind später vor allem den Bewältigungsmodus der Unterwerfung anwendet.

(2) **Bester Schutz vor unangenehmen Gefühlen:** Wenn im Umfeld eines Kindes viele unangenehme Emotionen ausgelöst werden und das Kind sich bedroht, angegriffen oder abgelehnt fühlt, aber die Situation nicht verändern kann, weil es eben ein Kind ist, muss es sich ein »Schutzschild« zulegen. Der Bewältigungsmodus, der sich entwickelt, besteht dann aus der Strategie, die den besten Schutz vor unangenehmen Emotionen für das Kind geboten hat und mit der es am wenigsten Schwierigkeiten in der Umsetzung hatte. Dieser Modus wird auch später sofort ausgelöst, wenn sich der Betroffene in irgendeiner Weise bedroht fühlt, auch wenn realistisch gesehen gar keine Bedrohung vorhanden ist.

Häufig liegt eine Kombination von beiden Faktoren vor.

AB 48 • P

Wie sind die Bewältigungsmodi bei mir entstanden?

Die folgenden Fragen können Ihnen dabei helfen, herauszufinden, wie Ihr Bewältigungsmodus entstanden ist.

Welchen Bewältigungsmodus möchte ich mir anschauen?

....

Seit wann kenne ich diesen Modus?

....

Wann und warum war der Modus für mich hilfreich?

....

....

Was hat er mir früher an Vorteilen gebracht?

....

....

....

Wie haben andere auf mich reagiert, wenn ich den Bewältigungsmodus gezeigt habe? Wie haben andere reagiert, wenn ich ihn nicht gezeigt habe?

....

....

....

Gab es in meinem Umfeld jemanden, der ähnliche Strategien angewendet hat wie ich in meinem Bewältigungsmodus?

....

....

Wie sind meine Eltern oder andere für meine Erziehung wichtige Personen mit unangenehmen Gefühlen (z. B. Wut, Angst oder Scham) umgegangen? Gibt es da Parallelen zu meinem Verhalten?

....

Bewältigungsstrategien früher und heute

Vor- und Nachteile abwägen

Dieses Arbeitsblatt hilft Ihnen dabei, den Ursprung von alten Bewältigungsstrategien zu verstehen und zu überprüfen, ob die Bewältigungsstrategie heute weiterhin hilfreich ist.

Diese Bewältigungsstrategie bzw. diesen Modus möchte ich mir anschauen:

....

	Vorteile	**Nachteile**
früher		
heute		

An welchen Stellen möchte ich mein Verhalten heute verändern?

....

....

....

....

....

AB 50 • P

Alte Bewältigungsstrategien hinterfragen

Vor- und Nachteile abwägen

Diese Bewältigungsstrategie bzw. diesen Modus möchte ich überprüfen:

....

Vorteile	Nachteile

Gehen Sie nun die von Ihnen aufgeführten Vor- und Nachteile durch und überlegen Sie, ob diese kurzfristig oder langfristig wirksam sind. Kennzeichnen Sie die Argumente mit Ⓚ für kurzfristig und Ⓛ für langfristig.

Was ist für mich der wichtigste Grund (oder die wichtigsten Gründe, max. 3), der dafür spricht, das Verhalten zu verändern oder beizubehalten?

....

....

....

In welchen Bereichen möchte ich mein Verhalten verändern?

....

....

....

AB 51 • P

Bewältigungsmodi reduzieren

Konkret werden: Mein Veränderungsplan für die nächste Woche
Dieses Arbeitsblatt kann sie dabei unterstützen, Ihren Bewältigungsmodus abzubauen und Ihren gesunden Erwachsenenmodus zu stärken, indem Sie neues Verhalten trainieren. Fangen Sie doch gleich in der nächsten Woche damit an!

Woche vom .... **bis** ....

Welche(n) Bewältigungsstrategie(-modus) möchte ich diese Woche verändern?

....

Welches Verhalten möchte ich stattdessen anwenden (gesunder Erwachsenenmodus)?

....

....

Was gibt es nächste Woche voraussichtlich für Situationen, in denen ich mein neues Verhalten trainieren kann? Oder welche Situationen kann ich aufsuchen, um mein neues Verhalten zu trainieren?

....

....

....

Was werde ich konkret wann tun? Wie genau möchte ich mich verhalten?

....

....

Was kann mir dabei helfen, diese Schritte umzusetzen (z. B. hilfreiche Selbstinstruktion, Innerer Helfer etc.)?

....

....

So belohne ich mich für eine gelungene Veränderung:

....

....

....

AB 52 • P

Den Bewältigungsmodus in konkreten Situationen überprüfen

Das folgende Arbeitsblatt hilft Ihnen dabei, Vor- und Nachteile der Bewältigungsmodi in konkreten Situationen zu verstehen und Handlungsalternativen zu entwickeln.

Welche Situation hat den Bewältigungsmodus ausgelöst?

In welchem Bewältigungsmodus war ich und wie habe ich mich verhalten?

....

....

....

....

Ursprung des Verhaltens:

....

....

....

Konsequenzen des Bewältigungsverhaltens:

☹ = negativ	☺ = positiv
....	....
....	....
....	....
....	....
....	....

Was wäre ein besserer Handlungsplan für die Zukunft? Was rät mir mein gesunder Erwachsenenmodus?

....

....

....

INFO 52 • P

Teufelskreis Bewältigungsmodi in Beziehungen

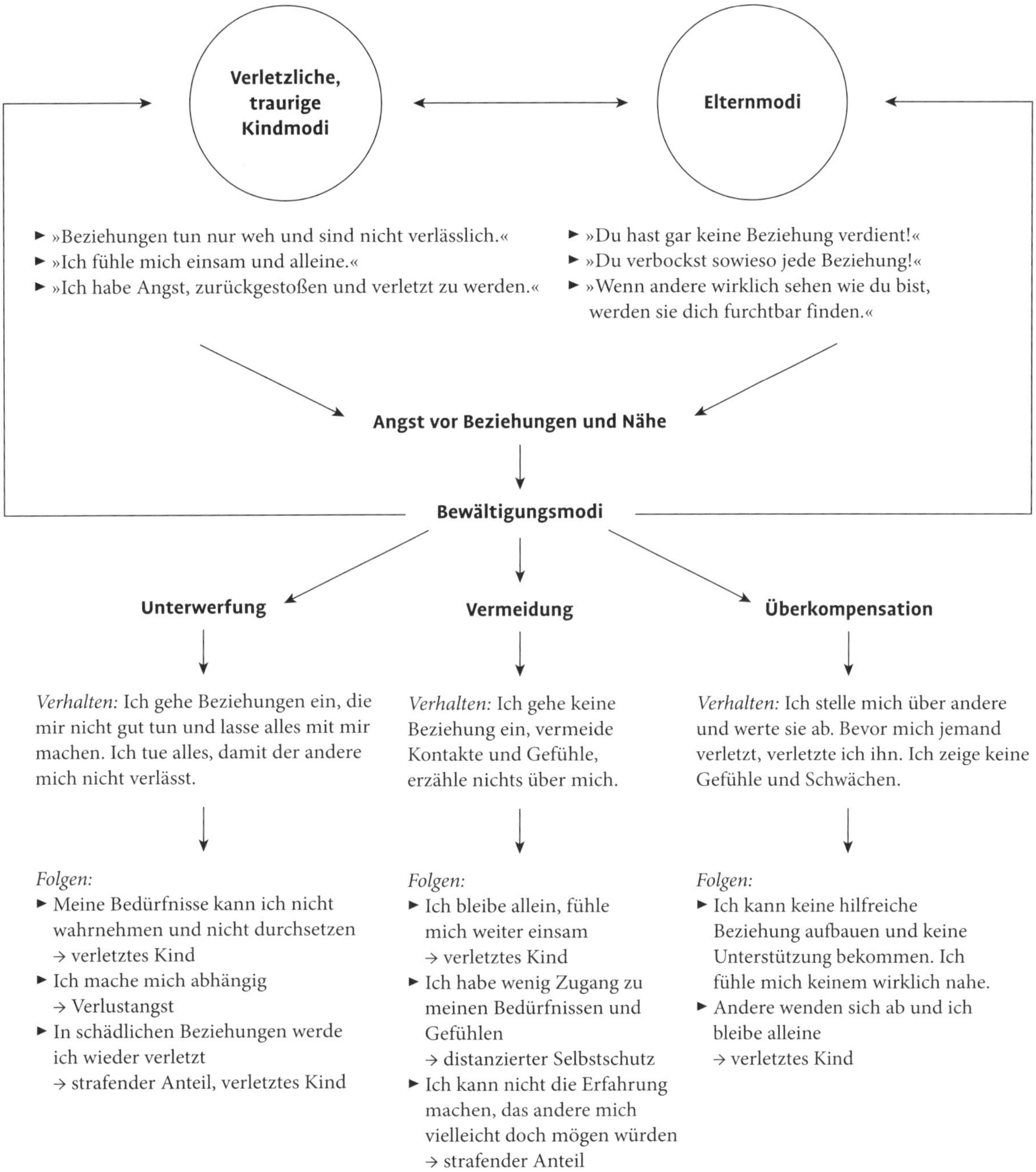

Ausstieg aus dem Teufelskreis:

- Erkennen, welche Beziehungen hilfreich und welche schädlich sind
- Schädliche Beziehungen beenden
- Hilfreiche Beziehungen fördern und üben, sich schrittweise zu öffnen, eigene Bedürfnisse anzusprechen und Schwächen zu zeigen

Wie kann ich erkennen, ob meine Beziehung hilfreich oder schädlich ist?

Es ist gar nicht so leicht, zu erkennen, ob eine Beziehung hilfreich oder schädlich ist, vor allem dann nicht, wenn man nie gelernt hat, wie eigentlich der Umgang in Beziehungen sein sollte. Natürlich gibt es hierfür keine ganz festen Regeln, denn jedem ist etwas anderes in einer Beziehung wichtig. Es gibt aber einige Merkmale dafür, ob eine Beziehung schädlich oder hilfreich ist. Diese sind in der folgenden Liste aufgeführt. Kreuzen Sie an, welche Merkmale auf Sie und Ihre Beziehung zutreffen. Das Wort Partner steht hier übrigens für jeden Beziehungspartner, es gilt also auch für freundschaftliche oder familiäre Beziehungen zu Männern und Frauen.

Gefahrensignale, die darauf hinweisen, dass die Beziehung schädlich für Sie ist

- ☐ Mein Partner wird häufig gewalttätig gegenüber mir oder anderen.
- ☐ Mein Partner verliert oft die Kontrolle und es passieren dann Dinge, die mir Angst machen (z. B. wirft er / sie mit Gegenständen nach mir oder er / sie wird sehr wütend).
- ☐ Mein Partner fordert mich häufig zu Dingen auf oder zwingt mich, Dinge zu tun, die ich nicht will (z. B. zum Sex oder bestimmten sexuellen Praktiken).
- ☐ Mein Partner kritisiert mich hart, beschimpft oder beleidigt mich häufig, auch wenn andere dabei sind.
- ☐ Mein Partner vermittelt mir häufig den Eindruck, dass ich nichts kann und nichts wert bin.
- ☐ Wenn ich mich nicht so verhalte, wie mein Partner es möchte, ignoriert er / sie mich häufig oder droht damit, mich zu verlassen (z. B. spricht er / sie dann einige Zeit nicht mehr oder nur wenig mit mir oder beachtet mich auf andere Weise nicht).
- ☐ Mein Partner interessiert sich nicht für meine Bedürfnisse und Wünsche.
- ☐ Mein Partner redet fast die ganze Zeit und hört mir nicht zu.
- ☐ Ich kann mich auf meinen Partner auch in schwierigen Situationen nicht verlassen.
- ☐ Mein Partner nutzt meine Schwächen aus.
- ☐ Mein Partner lügt mich und andere häufig an oder er betrügt, um das zu bekommen, was er will.
- ☐ Mein Partner akzeptiert meine Grenzen nicht.
- ☐ Das Geben und Nehmen in unserer Beziehung ist nicht ausgeglichen.
- ☐ Bei Kompromissen ziehe fast immer ich den Kürzeren.
- ☐ Mein Partner vermittelt mir häufig den Eindruck, dass meine Gedanken, Bedürfnisse oder Emotionen falsch oder unwichtig sind (er / sie sagt z. B. »Hör auf zu heulen und stell dich nicht so an!«)
- ☐ Wenn etwas schiefgeht oder es Schwierigkeiten gibt, weist mir mein Partner häufig die Schuld dafür zu oder erzeugt auf andere Weise ein Schuldgefühl bei mir.

Wie kann ich erkennen, ob meine Beziehung hilfreich oder schädlich ist?

Signale, die dafür sprechen, dass die Beziehung hilfreich für Sie ist

- ☐ Mein Partner nimmt sich Zeit für mich, wenn ich ihn brauche.
- ☐ Mein Partner hört mir zu.
- ☐ Mein Partner interessiert sich für das, was ich mache und brauche.
- ☐ Mein Partner respektiert es, wenn ich etwas nicht tun will.
- ☐ Ich kann meinem Partner vertrauen.
- ☐ Mein Partner ist ehrlich und offen zu mir.
- ☐ Ich fühle mich in der Beziehung sicher und wohl.
- ☐ Das Geben und Nehmen in unserer Beziehung ist ausgeglichen.
- ☐ Wir unterstützen uns gegenseitig.
- ☐ Mein Partner akzeptiert mich im Großen und Ganzen so, wie ich bin.
- ☐ Mein Partner nimmt Rücksicht auf meine Bedürfnisse und Wünsche.
- ☐ Mein Partner kümmert sich um mich, wenn ich krank bin.
- ☐ Mein Partner ist warmherzig und lieb zu mir.
- ☐ Wir können zusammen lachen.
- ☐ Wir verbringen gerne Zeit miteinander.
- ☐ Bei Kompromissen gibt jeder mal nach. Das hält sich in etwa die Waage.
- ☐ Mein Partner akzeptiert, wenn ich eine andere Meinung habe.

Weitere Signale, die mir in der Beziehung aufgefallen sind:

....

....

Denken Sie daran: Damit die Bewältigungsmodi reduziert werden können, brauchen die Kindmodi Sicherheit. Es ist deshalb nicht möglich, neue Strategien im Umgang mit anderen Menschen zu erlernen, wenn Sie sich in einer schädlichen Beziehung befinden. Es kann sehr schwer sein, schädliche Beziehungen zu beenden. Besprechen Sie deshalb mit Ihrem Therapeuten, wie Sie weiter vorgehen wollen.

Wenn Sie sich in einer hilfreichen Beziehung befinden, so üben Sie, schrittweise mehr Bedürfnisse und Wünsche anzusprechen und der anderen Person Ihre Gefühle zu zeigen.

Wenn es aktuell keine sichere Beziehung in Ihrem Leben gibt, dann trainieren Sie zunächst mit Ihrem Therapeuten und arbeiten Sie mit ihm zusammen an dem Aufbau von neuen Beziehungen.

AB 54 • P

Eigene aggressive Verhaltensmuster in Beziehungen erkennen

Es ist oft auch hilfreich, sich zu überlegen, welche ungünstigen Muster man selbst in Beziehungen zeigt – oft treten ungünstige Verhaltensmuster auf, weil man große Angst hat, etwas falsch zu machen, oder sich mit etwas überfordert fühlt. Überprüfen Sie anhand der folgenden Liste, welche Verhaltensmuster Sie in Beziehungen anwenden. Überlegen Sie anschließend, wie Sie diese Verhaltensweisen in das Modusmodell einordnen können.

☐ Ich werde manchmal aggressiv, v. a. wenn mir alles zu viel ist.

☐ Mein Partner kann sich in schwierigen Situationen nicht immer auf mich verlassen, z. B. weil ich mich selbst davon überfordert fühle.

☐ Wenn ich unter Druck stehe, verliere ich oft die Kontrolle und es passieren Dinge, die meinem Partner Angst machen (z. B. werfe ich mit Gegenständen nach ihr / ihm oder werde sehr wütend).

☐ Ich fordere meinen Partner manchmal zu Dingen auf oder zwinge ihn Dinge zu tun, die er / sie nicht will, weil ich sie mir so sehr wünsche.

☐ Ich kritisiere meinen Partner oft hart, beschimpfe oder beleidige sie / ihn, auch wenn andere dabei sind.

☐ Wenn mein Partner sich nicht so verhält, wie ich es möchte, weiß ich mir oft nicht zu helfen und ignoriere sie / ihn häufig oder drohe damit, ihn / sie zu verlassen (z. B. spreche ich dann einige Zeit nicht mehr oder nur wenig mit ihr / ihm oder beachte sie / ihn auf andere Weise nicht).

☐ Ich bin oft so belastet, dass ich gar nicht mehr auf die Bedürfnisse und Wünsche meines Partners eingehen kann. Ich habe dann Schwierigkeiten, ihr / ihm zuzuhören und rede viel mehr von meinen eigenen Problemen.

☐ Ich nutze die Schwächen meines Partners aus, damit er mich nicht verletzen kann.

☐ Wenn ich keinen anderen Weg finde, das zu bekommen, was ich brauche, lüge ich meinen Partner und andere an oder betrüge sie.

☐ Ich habe Schwierigkeiten, ein »Nein« meines Partners zu akzeptieren. Ich denke dann häufig, dass sie / er mich nicht mehr mag.

☐ Wenn etwas schiefgeht oder es Schwierigkeiten gibt, weise ich meinem Partner häufig die Schuld dafür zu oder erzeuge auf andere Weise ein Schuldgefühl bei ihm.

Weitere ungünstige Verhaltensmuster, die mir aufgefallen sind:

....

....

....

....

Was unterscheidet die Bewältigungsmodi vom Modus des gesunden Erwachsenen?

Die Unterscheidung zwischen den Bewältigungsmodi und dem Modus des gesunden Erwachsenen ist nicht immer ganz leicht. Der Einsatz von Bewältigungsstrategien ist manchmal sogar gut und gesund. Ein Problem mit den Bewältigungsmodi tritt erst dann auf, wenn Menschen nicht flexibel entscheiden können, ob sie eine Bewältigungsstrategie einsetzen wollen, sondern der Bewältigungsmodus automatisiert abläuft und die Betroffenen nicht aus ihm herauskommen oder wenn das Verhalten im Bewältigungsmodus wichtige Ziele und Werte bedroht.

Die folgende Tabelle fasst einige wichtige Unterscheidungsmerkmale zusammen, wie man die Bewältigungsmodi vom gesunden Erwachsenenmodus abtrennt. Überlegen Sie, wo Sie sich einordnen würden.

Merkmal	Bewältigungsmodi	Modus des gesunden Erwachsenen
Umgang mit Gefühlen	Gefühle werden nicht bewusst wahrgenommen, sondern stereotyp »weggedrückt«, wichtige Informationen können nicht verwertet werden	Gefühle werden wahrgenommen und akzeptiert, man bekommt daher wichtige Informationen über sich selbst und die Umwelt, flexibler Umgang mit Gefühlen, dabei Einsatz unterschiedlicher Bewältigungsstrategien
Umgang mit Bedürfnissen	Bedürfnisse werden nicht bewusst wahrgenommen und können dadurch auch nicht erfüllt werden	Bedürfnisse werden wahrgenommen und akzeptiert, dadurch Handeln entsprechend Bedürfniserfüllung möglich, wenn Bedürfnisse nicht erfüllbar sind, kann dies akzeptiert werden und der Betroffene kann sich trösten
Kontrolle und Verantwortung	Unflexible Verhaltensweisen in Bezug auf Kontrolle und Verantwortungsübernahme, vermeidet Verantwortung und Kontrolle, lässt sich kontrollieren oder übernimmt immer Kontrolle und kann Verantwortung nicht abgeben	Kann Verantwortung und Kontrolle übernehmen, aber auch abgeben, wenn benötigt, ist flexibel und berücksichtigt eigene Interessen und die anderer
Kontakt zu anderen Menschen	Fühlt sich von anderen abhängig, isoliert, fremd, bedroht oder kontrolliert. Schwierigkeiten mit Nähe in Beziehungen, wenig enge hilfreiche Beziehungen, Schwierigkeiten zu unterscheiden, was hilfreiche und was schädliche Beziehungen sind, Beziehungen sind oft sehr ungleich	Kann in hilfreichen Beziehungen anderen Menschen vertrauen und Nähe zulassen, spricht Bedürfnisse an, entscheidet sich gegen schädliche Beziehungen, hat einige enge Kontakte auf Augenhöhe

INFO 54 • T P

Der Bewältigungsmodus der Unterwerfung

Im Bewältigungsmodus Unterwerfung ordnen sich Menschen den Botschaften aus den problematischen Eltern- und Kindmodi unter. Sie verhalten sich in Beziehungen, so wie sie denken, dass andere es sich wünschen und stellen ihre eigenen Bedürfnisse und Wünsche zurück. Sie haben große Schwierigkeiten damit, sich abzugrenzen oder Nein zu sagen und übernehmen häufig unangenehme Aufgaben. Sie lassen sogar zu, dass andere schlecht mit ihnen umgehen und tun Dinge aufgrund von Forderungen oder Wünschen anderer, die sie gar nicht tun wollen – und bei denen sie »eigentlich« das Recht hätten, sie abzulehnen. Sie trauen sich kaum, eigene Wünsche oder Bedürfnisse anzusprechen, weil sie glauben, dass es ohnehin hoffnungslos sei. Sie haben große Schwierigkeiten, Disharmonien und Meinungsverschiedenheiten auszuhalten und tun deshalb alles, um Harmonie herzustellen. So vermeiden sie es auch, anderen zu zeigen, wenn sie sich über etwas ärgern.

In aller Regel können die Betroffenen recht gut spüren, dass sie mit diesen Verhaltensweisen und in ihren Beziehungen nicht glücklich oder zufrieden sind. Oft denken sie aber, dass nur so andere Menschen bei ihnen bleiben werden und dass es sinnlos und hoffnungslos ist, für seine Bedürfnisse zu kämpfen. Sie befürchten, dass der Schmerz nur noch viel größer werden wird, wenn sie sich wehren oder eigene Wünsche äußern. Manchmal, insbesondere beim Eingehen von sexuellen Kontakten, die man eigentlich nicht wünscht, werden jedoch auch zusätzlich vermeidende Bewältigungsstrategien eingesetzt, zum Beispiel durch gleichzeitigen Alkoholkonsum. Dann sind die negativen Emotionen, wie z. B. Hilf- und Machtlosigkeit, nicht mehr so stark spürbar.

Wie entsteht der Bewältigungsmodus der Unterwerfung?

Bewältigungsmodi entstehen immer als Reaktion, um mit den emotionalen Schmerzen aus den problematischen Eltern- und Kindmodi umzugehen. Sie sind demnach ebenfalls eine Folge, wenn die Grundbedürfnisse von Kindern verletzt werden.

Unterwerfung entsteht sehr häufig durch Modelllernen. Das bedeutet, dass Menschen, bei denen dieser Bewältigungsmodus besonders stark ausgeprägt ist, häufig in ihrer Kindheit das Bewältigungsmuster der Unterwerfung bei Eltern oder anderen Personen beobachten konnten und für sich übernommen haben. Eine häufige Konstellation hierbei ist ein labiler oder auch z. B. alkoholkranker Vater und eine Mutter, die alles tut, um den Vater nicht zu reizen und versucht, ihm alles recht zu machen.

Oft mussten Menschen mit einem starken Unterwerfungsmodus auch schon früh in der Kindheit die Erfahrung machen, dass es hoffnungslos ist, sich zu wehren, und dass sie durch die Bewältigungsstrategie der Unterwerfung am wenigsten Schwierigkeiten hatten und Schmerzen minimieren konnten. Häufig besteht eine Kombination aus den beiden genannten Bedingungen.

Ziele der Schematherapie in Bezug auf den Bewältigungsmodus der Unterwerfung

(1) Modus bewusst wahrnehmen
(2) Biografischen Ursprung verstehen
(3) Vor- und Nachteile des Modus abwägen
(4) Unterwerfung reduzieren und durch neue gesündere Strategien ersetzen
(5) Ungünstige Beziehungen beenden, eigene Bedürfnisse und Wünsche wahrnehmen und ansprechen, Grenzen setzen

AB 55 • P

Typische Verhaltensweisen aus dem Bewältigungsmodus der Unterwerfung

In der folgenden Auflistung finden Sie typische Verhaltensweisen und Einstellungen, die im Bewältigungsmodus der Unterwerfung auftreten. Kreuzen Sie an, welche davon auf Sie zutreffen:

- ☐ Ich gebe mir größte Mühe, es anderen recht zu machen, um Konflikte, Auseinandersetzungen oder Zurückweisungen zu vermeiden.
- ☐ Ich verändere mich in Abhängigkeit von den Leuten, mit denen ich zusammen bin, damit sie mich mögen oder anerkennen.
- ☐ Ich lasse es zu, dass andere mich kritisieren und herabsetzen.
- ☐ Ich lasse anderen Leuten ihren Willen, anstatt meine eigenen Bedürfnisse auszudrücken.
- ☐ Ich übernehme häufig unangenehme Aufgaben.
- ☐ Ich habe große Schwierigkeiten, »Nein« zu sagen, wenn mich jemand um etwas bittet.
- ☐ Ich verhalte mich in Beziehungen häufig so, wie ich glaube, dass die andere Person es sich wünscht.
- ☐ Ich habe große Schwierigkeiten, eigene Bedürfnisse und Wünsche anzusprechen.
- ☐ Ich widerspreche anderen nur selten.
- ☐ Ich versuche immer, Harmonie herzustellen.
- ☐ Ich tue sehr häufig Dinge, die ich eigentlich nicht machen möchte.
- ☐ Ich habe oft Sex mit meinem Partner, obwohl ich es eigentlich nicht möchte oder lasse mich auf sexuelle Praktiken ein, die ich nicht mag.
- ☐ Ich bleibe in meiner Partnerschaft / Freundschaft / anderer Beziehung, obwohl die andere Person mich häufig schlecht behandelt (beschimpft, schlägt, benutzt ...)
- ☐ Ich habe Schwierigkeiten, eine andere Meinung zu äußern.
- ☐ Wenn ich mit jemandem verabredet bin, machen wir immer das, was die andere Person machen will.

Fallen Ihnen noch weitere Verhaltensweisen ein, bei denen Unterwerfung bei Ihnen eine Rolle spielt?

....

....

....

....

Was hilft, den Bewältigungsmodus der Unterwerfung zu reduzieren?

In der folgenden Liste finden Sie einige Vorschläge und Strategien, die möglicherweise hilfreich sind, um den Bewältigungsmodus der Unterwerfung zu reduzieren. Diese sollen Sie auch anregen, weitere eigene Ideen zu entwickeln.

Schreiben Sie sich danach Ihre ganz individuelle Liste.

Nehmen Sie Kontakt zu Ihrem gesunden Erwachsenen auf!

(1) **Den Modus bewusst wahrnehmen:** Überlegen Sie sich die typischen Erkennungsmerkmale, an denen Sie merken, dass Sie im Bewältigungsmodus der Unterwerfung sind und üben Sie, den Modus bewusst wahrzunehmen. Nur wenn Sie den Modus wahrnehmen, können Sie ihn reduzieren oder in einem anderen Modus wechseln.

(2) **Vor- und Nachteile abwägen:** Werden Sie sich der Vor- und Nachteile von Unterwerfung im Hier und Jetzt bewusst. Werden Ihre Bedürfnisse erfüllt?

(3) **Schädliche Beziehungen beenden:** Um gesund zu werden und alternatives Verhalten zu lernen, müssen Sie schädliche Beziehungen, die den Teufelskreis der problematischen Modi aufrechterhalten, beenden. Dies ist ein schwerer Schritt, aber notwendig, wenn Sie aus den alten Verhaltensmustern ausbrechen wollen. Holen Sie sich dazu Unterstützung von Ihrem Therapeuten.

(4) **Alternativverhalten trainieren – Eigene Bedürfnisse und Wünsche ansprechen, Nein sagen, sich abgrenzen:** Es gibt viele Wege, wie Sie dieses Alternativverhalten trainieren können. Sie können beispielsweise als ersten Schritt in einer Imagination ausprobieren, wie sich das Verhalten anfühlt. Auch Rollenspiele und Verhaltensexperimente, in denen diese Fertigkeiten konkret trainiert werden, sind empfehlenswert.

(5) **Einen konkreten Veränderungsplan aufstellen:** Planen Sie konkrete, realistische und nicht zu große erste Veränderungsschritte. Sie können dazu das Arbeitsblatt 51 »Bewältigungsmodi reduzieren« nutzen. Vergessen Sie nicht, sich für Schritte in die richtige Richtung zu belohnen, denn Unterwerfung zu reduzieren ist Schwerstarbeit.

(6) **Positive Selbstinstruktionen:** Schreiben Sie sich eine Karte mit einer positiven Selbstinstruktion, die Sie an Ihre Ziele erinnert und Ihnen Kraft gibt (z. B. »Ich habe ein Recht auf meine Bedürfnisse!«, »Ich darf Nein sagen!« oder »Es ist in Ordnung, wenn ich eine andere Meinung habe!«).

(7) **Einsatz von kraftgebenden Symbolen, Briefen an sich selbst, Tonbandaufnahmen:** Für viele Menschen ist es hilfreich, einen Gegenstand (z. B. einen Stein, eine kleine Figur oder ein Foto) als Symbol und Kraftgeber bei sich zu tragen. Sie erinnern daran und machen Mut, für die eigenen Bedürfnisse zu kämpfen und neue Verhaltensstrategien zu trainieren. Sie können auch schöne Karten oder kleine Geschenke von lieben Menschen einsetzen, die Sie daran erinnern, Kontakt zu Ihrem gesunden Erwachsenenmodus aufzunehmen. Auch Tonbandaufnahmen können in solchen Situationen sehr hilfreich sein. Diese können von Therapeuten in der Stunde gemacht werden oder Sie können Freunde bitten, Ihnen etwas Hilfreiches für diese Situationen aufzusprechen. Oder Sie tun dies im gesunden Erwachsenenmodus selbst!

Was hilft, den Bewältigungsmodus der Unterwerfung zu reduzieren?

(8) **Kraftgebende Imaginationen:** Sie können Imaginationsübungen durchführen, in denen Sie sich vorstellen, wie Ihr gesunder Erwachsenenmodus, Ihr Therapeut oder andere Ihnen wichtige Menschen Ihnen Kraft geben, den Rücken stärken und Sie ermutigen, Ihre eigenen Bedürfnisse, Wünsche und Grenzen anzusprechen. Überlegen Sie, was Sie brauchen und lassen Sie es in der Imagination geschehen. Sie können auch Ihren »Inneren Helfer« (z. B. eine gute Freundin, s. AB 68) imaginieren und schauen, was er Ihnen sagen wird.

(9) **Dysfunktionale Elternmodi stoppen:** Es kann passieren, dass sich das neue Verhalten erst einmal ungewohnt anfühlt. Vielleicht entwickeln Sie sogar ein schlechtes Gewissen, wenn Sie eigene Bedürfnisse ansprechen oder sich in einer Situation abgrenzen. Das ist höchstwahrscheinlich ein dysfunktionaler Elternmodus. Es ist sehr wichtig, gegen diese negative innere Stimme vorzugehen! Sie verhindert, dass Sie auf Ihre eigenen Bedürfnisse achten und möchte Sie in das Gefängnis der Unterwerfung zurückführen. Machen Sie sich frei davon.

(10) **Um verletzliche, traurige Kindmodi kümmern:** Wahrscheinlich werden Sie, wenn Sie für Ihre Rechte kämpfen und eigene Bedürfnisse anderen gegenüber durchsetzen, eine große Angst vor Ablehnung und Verlassenwerden in den Kindmodi spüren. Vielleicht werden Sie sich sogar einsam fühlen, weil Sie eine schädliche Beziehung beenden müssen, um gesund zu werden. Es ist wichtig, dass Sie sich gut um die Bedürfnisse der Kindmodi kümmern, sie trösten und beschützen.

Der Bewältigungsmodus der Vermeidung

Von Vermeidung wird gesprochen, wenn die Hauptfunktion einer Verhaltensweise darin besteht, bestimmte Dinge zu vermeiden. Dies können sehr verschiedene Dinge sein, z. B. neue Situationen, Leistungssituationen, Kontakte zu bestimmten Personen oder zu Menschen im Allgemeinen, Situationen, vor denen man Angst hat oder die einem peinlich sind (z. B. Fahren in öffentlichen Verkehrsmitteln, im Dunkeln rausgehen, über Brücken gehen, auf Türmen stehen, Schwimmen gehen, vor Menschen sprechen oder essen …), Konflikte, oder auch Gefühle und Gedanken über sich selbst.

In der Schematherapie wird beim Bewältigungsmodus der Vermeidung vom *Selbstschutzmodus* gesprochen, weil der Modus dazu dient, sich vor den unangenehmen Gefühlen aus den problematischen Eltern- und Kindmodi zu schützen. Dies ist an und für sich eine positive Sache und häufig war diese Strategie für Betroffene in der Kindheit auch überlebenswichtig. Leider verhindert der Selbstschutzmodus aber auch den Kontakt zu den Bedürfnissen und verhindert, dass man sich in Beziehungen anderen nahe fühlen kann oder dass man bestimmte Ziele erreicht.

Es gibt viele unterschiedliche Strategien, wie man vermeiden kann. Die typischen Vermeidungsstrategien sind in der Schematherapie verschiedenen Varianten des Selbstschutzmodus zugeordnet. Diese werden im Folgenden dargestellt:

- **Vermeidung im engeren Sinne:** Das bedeutet, dass bestimmte Dinge nicht getan werden (z. B. schwierige Dinge ansprechen, etwas Unangenehmes erledigen) oder bestimmte Situationen nicht aufgesucht werden *(Vermeidender Selbstschutzmodus)*.
- **Distanzierung oder Abdämpfung von Gefühlen:** Menschen distanzieren sich von emotionalem Leiden, indem sie nicht über Gefühle reden oder nachdenken, sich in Beziehungen zurückziehen (d. h. kaum Persönliches von sich berichten), andere auf Distanz halten oder Gefühle durch Substanzgebrauch (z. B. Alkohol, dämpfende Medikamente oder Drogen wie Cannabis) oder Dissoziation abdämpfen *(Distanzierter Selbstschutzmodus)*.
- **Ablenkung, Selbstberuhigung oder -stimulation:** Hiermit ist Ablenkung von unangenehmen Gefühlen und Gedanken durch Fernsehen, Computerspielen, Internet, Zwänge, exzessives Putzen, Planen oder Arbeiten gemeint. Außerdem gehören Verhaltensweisen, die besänftigend oder stimulierend wirken, in diese Kategorie, z. B. Essen, Tagträumen, Glücksspiel, Pornokonsum oder Risikosportarten oder sonstige an- und aufregende Tätigkeiten *(Modus der Selbstberuhigung oder -stimulation)*.
- **Abstand durch zynische oder wütende Verhaltensweisen:** Andere werden durch zynische oder wütende Verhaltensweisen auf Distanz gehalten (z. B. jemanden anschimpfen oder aggressiv zurückweisen, Leute böse anschauen) *(Wütender Selbstschutzmodus)*.
- **Abstand durch jammernde und klagende Verhaltensweisen:** Hiermit ist gemeint, dass Menschen sich von emotionalen Schmerzen durch gleichförmiges Schimpfen, Jammern, Klagen z. B. über Schmerzen oder schlechte Stimmung distanzieren *(Klagsamer Selbstschutzmodus)*.
- **Nichts von sich erwarten:** Es kann auch eine Form von Vermeidung sein, wenn man sich selbst keine Ziele steckt aus Angst, diese nicht zu erreichen, oder wenn man immer direkt sagt, dass man etwas nicht kann, um es nicht ausprobieren zu müssen.

Der Bewältigungsmodus der Vermeidung

Wie entsteht der Bewältigungsmodus der Vermeidung?
Der Hauptgrund für Vermeidung besteht in der Regel darin, unangenehme Emotionen zu vermeiden, v. a. die Angst, ausgeschlossen, abgelehnt oder verletzt zu werden.

Bei der Entstehung von Vermeidung spielt wiederum Modelllernen eine wichtige Rolle. Wenn Eltern oder andere wichtige Personen Vermeidung vorleben, z. B. indem sie es vermeiden, über Gefühle zu sprechen, sich angstbesetzten Situationen meist nicht stellen oder Gefühle mit Alkohol oder Medikamente abdämpfen, so übernehmen Kinder diese Strategien häufig für sich selbst.

Zudem war Vermeidung bei Menschen mit starkem Selbstschutzmodus in der Kindheit die beste, oft sogar die einzige Strategie, um unangenehmen Gefühlen zu entgehen oder sie zu ertragen. Vermeidung ist ein Verhaltensmuster, das kurzfristig entlastend wirkt und sich im ersten Moment immer richtig anfühlt. Langfristig kann man aber bestimmte Ziele nicht erreichen und kein Vertrauen in die eigenen Fertigkeiten entwickeln.

Ziele der Schematherapie in Bezug auf den Bewältigungsmodus Vermeidung
(1) Modus bewusst wahrnehmen
(2) Biografischen Ursprung verstehen
(3) Vor- und Nachteile des Modus abwägen
(4) Vermeidung reduzieren und durch neue, gesündere Strategien ersetzen

AB 56 • P

Typische Verhaltensweisen aus dem Bewältigungsmodus der Vermeidung

In der folgenden Auflistung finden Sie typische Verhaltensweisen und Einstellungen, die im Bewältigungsmodus der Vermeidung auftreten. Kreuzen Sie an, welche davon auf Sie zutreffen:

- ☐ Ich vermeide es, zu bestimmten Veranstaltungen zu gehen. (Welche, Warum?)
- ☐ Ich vermeide es, bestimmte Aufgaben zu übernehmen. (Welche, Warum?)
- ☐ Ich spreche mit anderen nur ungern über meine Gefühle und Gedanken oder über das, was ich mir wünsche.
- ☐ Ich möchte mich nicht auf andere Menschen einlassen.
- ☐ Ich habe Angst vor Nähe in zwischenmenschlichen Beziehungen und versuche oft, andere auf Distanz zu halten.
- ☐ Ich fühle mich abgekoppelt (nicht im Kontakt mit mir selbst, meinen Gefühlen oder anderen Menschen).
- ☐ Ich dissoziiere häufig (meine Wahrnehmung von mir selbst und meiner Umwelt fühlt sich fremd an).
- ☐ Ich trinke Alkohol, nehme Medikamente oder Drogen, um meine Gefühle abzudämpfen.
- ☐ Ich arbeite viel oder treibe intensiv Sport, um nicht über unangenehme Dinge nachdenken zu müssen.
- ☐ Ich esse, um mich zu beruhigen.
- ☐ Manchmal hungere ich, um meine Gefühle nicht ganz so stark wahrzunehmen.
- ☐ Ich mache oft etwas Aufregendes oder Stimulierendes, um meine Gefühle zu vermeiden (z. B. Sex, Ausgehen, Pornokonsum, Glücksspiel, riskante Sportarten).
- ☐ Ich lenke mich durch Fernsehen, Computerspielen, Internet, exzessives Putzen, Aufräumen, Sortieren oder Planen von Gefühlen und Gedanken ab.
- ☐ Zwänge helfen mir, unangenehme Gefühle und Gedanken nicht so stark wahrzunehmen.
- ☐ Ich bin manchmal sehr bissig und zynisch zu anderen oder schaue sie böse an, damit sie mir nicht zu nahe kommen.
- ☐ Ich rede mir ein, dass ich etwas nicht kann und stecke mir kaum Ziele, damit ich nicht enttäuscht werden kann.

Fallen Ihnen noch weitere Verhaltensweisen ein, bei denen Vermeidung bei Ihnen eine Rolle spielt?

....

....

....

....

AB 57 • P

Typische Situationen, in denen der Bewältigungsmodus der Vermeidung auftritt

In der folgenden Auflistung finden Sie typische Situationen, in denen viele Menschen Angst oder Unwohlsein verspüren und einen starken Drang haben, zu vermeiden. Kreuzen Sie an, welche davon auf Sie zutreffen:

- ☐ Situationen, in denen die Aufmerksamkeit auf mich gerichtet ist (z. B. etwas vor anderen sagen, schreiben, essen oder etwas anders tun)
- ☐ öffentliche Verkehrsmittel (Bus, Bahn, Taxi, Flugzeug, U-Bahn, Straßenbahn)
- ☐ enge Räume (z. B. Fahrstuhl)
- ☐ Höhe (Brücken, Türme, Leitern)
- ☐ Menschenmengen (z. B. auf großen Plätzen, bei Konzerten, im Kaufhaus)
- ☐ körperlicher Kontakt mit Menschen
- ☐ bestimmte Tätigkeiten oder Aktivitäten (z. B. Schwimmen gehen, Einkaufen gehen, mit anderen Ballspiele machen)
- ☐ bestimmte Tiere (z. B. Spinnen, Insekten, Hunde, Schlangen)
- ☐ bestimmte Menschen (z. B. Männer, ältere Leute, Kinder, Frauen, Ärzte, Polizisten)
- ☐ Naturereignisse (z. B. Gewitter, Wasser, Feuer)
- ☐ medizinische Untersuchungen oder überhaupt Kontakte zu Ärzten
- ☐ Kontakte zu Ämtern
- ☐ Streit, Disharmonie
- ☐ Dunkelheit oder Tageslicht
- ☐ Leistungssituationen (Prüfungen jeder Art, Vorträge, Referate, Übernahme von Verantwortung)
- ☐ mit anderen über Gefühle oder Bedürfnisse oder andere persönliche Dinge reden
- ☐ anderen Menschen gegenüber Schwächen zeigen
- ☐ sich mit anderen verabreden oder Dinge mit anderen unternehmen
- ☐ Beziehungen zu anderen generell
- ☐ Auseinandersetzung mit dem eigenen Körper (z. B. in den Spiegel schauen, auf die Waage gehen, ein Bad nehmen, tanzen)

Fallen Ihnen noch weitere Situationen ein?

....

....

....

....

Dissoziation

Dissoziation gehört zum distanzierten Selbstschutzmodus. Dissoziation bedeutet, dass bestimmte Aspekte der Wahrnehmung vom Bewusstsein »abgespalten« sind. Das heißt, dass diese Aspekte verzerrt oder gar nicht wahrgenommen werden. Dies kann die Wahrnehmung der eigenen Person, v. a. der eigenen Gefühle und Körperwahrnehmung, die Wahrnehmung der Umwelt, das Empfinden von Raum und Zeit sowie die Steuerung von bestimmten Verhaltensvorgängen betreffen.

Dissoziation ist ein *Alltagsverhalten*, das jeder Mensch braucht, um seine Aufmerksamkeit zu lenken. Besonders in Notfallsituationen brauchen Menschen Dissoziation, um bestimmte Ereignisse von ihrer Wahrnehmung abzuschirmen und geordnet handeln zu können. So kann beispielsweise ein Notarzt, wenn er zu einem Verkehrsunfall gerufen wird, nicht in vollständiger Weise seine Gefühle wahrnehmen, da dies seine Fähigkeit, schnell und effektiv zu helfen, beeinträchtigen würde.

Zum Problem wird Dissoziation, wenn sich das Verhalten *hochgradig automatisiert* hat und man selbst es als nicht steuerbar erlebt. Dies ist häufig bei Menschen der Fall, die schon früh dissoziatives Verhalten zum Schutz in emotional belastenden Situationen gebraucht haben.

Woran kann ich Dissoziation erkennen?

Wie Dissoziation sich zeigt, ist bei jedem Menschen etwas unterschiedlich.
In der folgenden Auflistung finden Sie einige typische Beschreibungen. Kreuzen Sie an, was auf Sie zutrifft.

- ☐ Veränderung der Körperwahrnehmung (beispielsweise Körper oder bestimmte Körperteile fühlen sich dumpf, schwer oder in der Größenproportion verändert an, als würden sie nicht dazugehören, auch Veränderung der Schmerzwahrnehmung)
- ☐ Erinnerungslücken, »Aussetzer«
- ☐ Aufmerksamkeits- oder Konzentrationsstörungen
- ☐ eigene Person oder Umwelt werden als unwirklich wahrgenommen (»wie in Watte gepackt sein«, »neben sich stehen«, »wie unter einer Glasglocke« leben, sich von anderen abgeschnitten wahrnehmen)
- ☐ verändertes Hören / Sehen (z. B. verschwommen sehen, dumpfer oder gedämpfter hören)
- ☐ Gefühl innerer Leere oder »Nichts«-Gefühl, häufig nach sehr intensiven Gefühlen
- ☐ »Tunnelblick«, starrer, leerer Blick
- ☐ gleichmäßige Bewegungen
- ☐ Verlust von Raum- und Zeitgefühl

Was kann ich selbst tun, um Dissoziation entgegenzuwirken?

Wie bei jedem Verhalten aus den Bewältigungsmodi ist es erstmal wichtig zu verstehen, wann und warum Sie dieses Verhalten entwickelt haben. Anschließend sollten Sie überlegen, was dieses Verhalten heute für Vor- und Nachteile hat und ob Sie daran arbeiten wollen, es zu verändern und wieder mehr Kontrolle über Ihre Aufmerksamkeitslenkung zu bekommen.

Wenn Sie sich entscheiden, dass Sie an einer Veränderung arbeiten wollen, dann ist der erste Schritt, dass Sie Dissoziation erkennen. Erarbeiten Sie dazu mit Ihrem Therapeuten die Erkennungsmerkmale auf vier Ebenen (Gedanken, Gefühle, Körperreaktion und Verhaltensimpulse) und die auslösenden Situationen.

Dissoziation

Antidissoziative Strategien

Antidissoziative Strategien sind Strategien, die Dissoziation entgegenwirken. Das zentrale Ziel ist es, Ihre *Aufmerksamkeit im Hier und Jetzt zu fokussieren*.

In der folgenden Liste finden Sie einige Vorschläge und Ideen:

- aufrechte, zugewandte Körperhaltung, zwischendurch immer mal verändern
- Bewegung (z. B. Spazierengehen, einen Ball gegen die Wand werfen, Hampelmänner machen), aber keine gleichmäßigen Bewegungen
- Blickkontakt aufnehmen, sich im Raum orientieren, keinen fixen Punkt anvisieren
- verankern, dass Sie im Hier und Jetzt sind und nicht in einer früheren Situation (Diskriminationstraining: Überprüfen: was ist heute anders als früher?)
- Bodenkontakt (beide Füße fest auf dem Boden, zwischendurch kann auch mehrfach Aufstampfen oder Aufstehen mal ganz hilfreich sein)
- frische Luft
- Gefühle zulassen und wahrnehmen
- Starke, körperliche Reize, die Sie im Hier und Jetzt halten und mit denen Sie gleichzeitig Ihre Anspannung überprüfen und regulieren können (z. B. Coolpack, Heiß-Kalt-Duschen, Ammoniak, scharfe Lakritze etc.)
- bei Gesprächen zuhören und sich beteiligen
- mehrfach tief durchatmen und die Muskeln lockern
- auf ausreichend Schlaf, gesunde Ernährung und genügend Flüssigkeitszufuhr achten
- bei Fehlsichtigkeit Brille oder Kontaktlinsen tragen
- bei Schwerhörigkeit Hörgeräte verwenden

Was hilft, den Bewältigungsmodus der Vermeidung zu reduzieren?

In der folgenden Liste finden Sie einige Vorschläge und Strategien, die möglicherweise hilfreich sind, um den Bewältigungsmodus der Vermeidung zu reduzieren. Diese sollen Sie auch anregen, weitere eigene Ideen zu entwickeln.

Schreiben Sie sich danach Ihre eigene ganz individuelle Liste.

Nehmen Sie Kontakt zu Ihrem gesunden Erwachsenen auf!

(1) **Den Modus bewusst wahrnehmen:** Überlegen Sie sich die typischen Erkennungsmerkmale, an denen Sie merken, dass Sie im Bewältigungsmodus Vermeidung sind und üben Sie, den Modus bewusst wahrzunehmen. Nur wenn Sie den Modus wahrnehmen, können Sie ihn verändern.

(2) **Vor- und Nachteile abwägen:** Werden Sie sich der Vor- und Nachteile von Vermeidung im Hier und Jetzt bewusst. Vermeidung ist ein Verhaltensmuster, das viele kurzfristige positive Konsequenzen hat und immer sofort entlastend wirkt. Es ist deshalb sehr wichtig, sich die langfristigen Konsequenzen auf Ihre Lebensqualität, auf Beziehungen, auf Ihr Selbstbewusstsein und auf das Durchsetzen Ihrer langfristigen Werte und Ziele vor Augen zu führen.

(3) **Vermeidung reduzieren, Alternativverhalten trainieren:** Tun Sie die Dinge, die Sie vorher vermieden haben und erobern Sie sich schrittweise wieder mehr Lebensqualität und Raum gegen die Angst zurück. Am Anfang ist das vor allem stressig und meist macht man nicht sofort positive Erfahrungen. Es ist deshalb wichtig, dass Sie sich für jeden Schritt in die richtige Richtung belohnen, sich immer wieder anfeuern und sich die langfristigen Nachteile von Vermeidung vor Augen führen.

(4) **Trainieren Sie in hilfreichen Beziehungen,** vielleicht zunächst in der therapeutischen Beziehung, sich mehr zu öffnen und Ihre Gefühle und Bedürfnisse zuzulassen.

(5) **Einen konkreten Veränderungsplan aufstellen:** Planen Sie konkrete, realistische und nicht zu große erste Veränderungsschritte. Sie können dazu das Arbeitsblatt 51 »Bewältigungsmodi reduzieren« nutzen.

(6) **Positive Selbstinstruktionen:** Schreiben Sie sich eine Karte mit einer positiven Selbstinstruktion, die Sie an Ihre Ziele erinnert und Ihnen Kraft gibt (z. B. »Ich schaffe das!«, »Ich möchte nicht mehr so alleine sein, deshalb lohnt es sich, den Selbstschutz zu reduzieren!« oder »Ich kann mit meinen Gefühlen umgehen!«).

(7) **Einsatz von kraftgebenden Symbolen, Briefen an sich selbst, Tonbandaufnahmen:** Für viele Menschen ist es hilfreich, einen Gegenstand (z. B. einen Stein, ein kleine Figur oder ein Foto) als Symbol und Kraftgeber bei sich zu tragen. Sie erinnern daran und machen Mut, den Selbstschutz zu reduzieren und neue Verhaltensstrategien zu trainieren. Sie können auch schöne Karten oder kleine Geschenke von lieben Menschen einsetzen, die Sie daran erinnern, Kontakt zu Ihrem gesunden Erwachsenen aufzunehmen. Auch Tonbandaufnahmen können in solchen Situationen sehr hilfreich sein. Diese können von Ihrem Therapeuten in der Stunde gemacht werden oder Sie können Freunde bitten, Ihnen etwas Hilfreiches für diese Situationen aufzusprechen. Oder Sie tun dies im gesunden Erwachsenenmodus selbst!

Was hilft, den Bewältigungsmodus der Vermeidung zu reduzieren?

(8) **Kraftgebende Imaginationen:** Sie können Imaginationsübungen durchführen, in denen Sie sich vorstellen, wie Ihr gesunder Erwachsenenmodus, Ihr Therapeut oder andere Ihnen wichtige Menschen Ihnen Sicherheit und Zutrauen geben, den Rücken stärken und Sie ermutigen, den Selbstschutz zu reduzieren und sich anderen gegenüber zu öffnen und Ihre Gefühle zuzulassen. Überlegen Sie, was Sie brauchen und lassen Sie es in der Imagination geschehen. Sie können auch Ihren »Inneren Helfer« (z. B. eine gute Freundin, s. AB 68) imaginieren und schauen, was er Ihnen sagen wird.

(9) **Dysfunktionale Elternmodi stoppen:** Es kann passieren, dass sich das neue Verhalten erst einmal ungewohnt anfühlt, vielleicht meldet sich ein dysfunktionaler Elternmodus zu Wort und wertet Sie ab und redet Ihnen ein, dass Sie das ohnehin nicht hinkriegen und alles nur peinlich wird. Setzen Sie ihm eine geeignete Selbstinstruktion entgegen und setzen Sie ihn vor die Tür! Er hilft Ihnen nicht, neue Dinge zu lernen, Ihre Bedürfnisse zu erfüllen und Ihre Ziele zu erreichen, sondern treibt Sie nur in den Selbstschutz zurück.

(10) **Um verletzliche, traurige Kindmodi kümmern:** Wahrscheinlich werden Sie, wenn Sie sich mehr anderen Menschen öffnen oder ungewohnte Dinge ausprobieren, eine große Angst vor Ablehnung und vor Fehlern in den Kindmodi spüren. Es ist wichtig, dass Sie sich gut um die Bedürfnisse der Kindmodi kümmern und Ihnen viel Sicherheit geben.

Der Bewältigungsmodus der Überkompensation

Im Bewältigungsmodus der Überkompensation verhalten sich Menschen so, als sei genau das Gegenteil der Botschaften aus den problematischen Eltern- und Kindmodi wahr. Überkompensation heißt, dass man eine vermeintliche Schwäche übertrieben ausgleicht und somit »über das Ziel hinausschießt«. So kann sich etwa eine Person, die sich minderwertig fühlt, ganz betont souverän und vielleicht sogar überheblich geben. Ein anderes Beispiel ist, wenn jemand, der sich stark bedroht und in die Ecke gedrängt fühlt, dies durch ein sehr aggressives Auftreten überkompensiert. Überkompensation führt immer dazu, dass der Betroffene in der Situation das Gefühl der Macht und Kontrolle hat. Andere haben jedoch den Eindruck, in die Ecke gedrängt oder dominiert zu werden, empfinden dies als unangenehm und wenden sich häufig von der Person ab. Im Rahmen eines Teufelskreises bewirkt dies, dass bei den Betroffenen der Modus des einsamen Kindes ausgelöst wird und diese zur Bewältigung der emotionalen Schmerzen wiederum einen stärken Drang zur Überkompensation verspüren.

Überkompensation kann in verschiedenen Formen auftreten. Diese werden in der Schematherapie verschiedenen Varianten der Überkompensationsmodi zugeordnet, die im Folgenden dargestellt werden:

- **Überheblichkeit:** Damit ist gemeint, dass man betont selbstbewusst auftritt, eigene Stärken und Leistungen in den Vordergrund stellt, andere abwertet und sich so benimmt, als hätte man besondere Rechte und als wäre man viel klüger, erfolgreicher oder in anderer Weise besser als alle anderen Menschen. Solches Verhalten wird oft als angeberisch oder arrogant empfunden *(Modus der Selbstüberhöhung)*.
- **Zwanghafte Kontrolle:** Das bedeutet, dass man durch häufiges Überprüfen, Perfektionismus, genaues Planen und Strukturieren, Grübeln und sich sorgen versucht, Fehler und Misserfolg zu vermeiden. Manchmal bestehen Menschen dann auch darauf, anderen alles ganz genau vorzuschreiben, und genau zu kontrollieren, ob sie alles richtig machen. Von außen wird das als stur und eigensinnig erlebt *(Modus der perfektionistischen Kontrolle)*.
- **Misstrauische Kontrolle:** Bei der misstrauischen Kontrolle sind Menschen vermehrt wachsam und glauben, dass sie sich stets gegen Angriffe oder Übervorteilung wehren müssen. Sie überprüfen ihre Umwelt deshalb fortlaufend auf Anzeichen für Böswilligkeit und sind misstrauisch auch Menschen gegenüber, die sie schon lange kennen und die ihnen sehr positiv gegenüberstehen. Betroffene machen anderen häufig Vorwürfe, klagen sie an und zweifeln an deren Loyalität, sodass diese sich zurückziehen *(Modus der misstrauischen Kontrolle)*.
- **Aufmerksamkeitssuchendes Verhalten:** Damit ist gemeint, dass Menschen alles Mögliche versuchen, um im Mittelpunkt zu stehen und dadurch Aufmerksamkeit und Bestätigung zu erhalten. Zum Beispiel setzen sie sich in Szene, reden viel und lautstark, treten theatralisch auf, kleiden oder schminken sich auffällig, sind extrovertiert oder drücken ihre Gefühle in besonders intensiver Weise aus *(Bewältigungsmodus Suche nach Aufmerksamkeit und Bestätigung)*.
- **Aggressivität:** Überkompensation kann sich auch in aggressivem Verhalten zeigen, insbesondere bei Menschen, die sich von anderen bedroht fühlen und viel Gefahr und Gewalt am eigenen Leibe erlebt haben. Typisch ist dann ein kalkulierender, gezielter Einsatz von Gewalt oder verbaler Einschüchterung und Bedrohung, um andere unter Kontrolle zu bekommen und sich selbst zu schützen *(Bewältigungsmodus Schikane und Angriff)*.

Der Bewältigungsmodus der Überkompensation

- **Falschheit oder Verschlagenheit:** Menschen, die in einem sehr unsicheren Umfeld aufgewachsen sind, haben häufig gelernt, gezielt zu lügen oder andere zu manipulieren, um ihre Interessen durchzusetzen *(Bewältigungsmodus Falschheit und Verschlagenheit)*.
- **Ausnutzen:** Damit ist gemeint, dass Menschen andere in kaltblütiger Weise ausnutzen und beschädigen, weil sie den eigenen Bedürfnissen im Weg stehen *(Ausnutzer-Modus)*.

Wie entsteht der Bewältigungsmodus der Überkompensation?
Der Hauptgrund für Überkompensation besteht in der Regel darin, sich vor Verletzungen und Misserfolg zu schützen und die Situation zu kontrollieren.

Bei der Entstehung von Überkompensation spielt wiederum Modelllernen eine wichtige Rolle. Häufig lebte z. B. ein Elternteil den Bewältigungsstil der Überkompensation erfolgreich vor und Betroffene übernahmen ihn für sich. Ein häufiges Beispiel ist, dass ein Vater durch sein aggressives Verhalten andere dominiert und sich Gehör und Respekt verschafft. Dem Betroffenen wurde meist vermittelt, dass die Welt aus Gewinnern und Verlieren besteht und welche Strategien man anwenden muss, um nicht zu den Verlierern zu zählen.

Zudem war Überkompensation in der Kindheit oft eine sehr erfolgreiche Strategie, um Verletzungen zu vermeiden. Ein Beispiel ist, wenn ein Kind in der Schule häufig beschämt wurde und lernt, dass es durch Bloßstellung anderer und Verbergen der eigenen Verletzungen weiteren Beschämungen entgeht.

Wie wird der Modus der Überkompensation aufrechterhalten?
Überkompensation fühlt sich im ersten Moment für den Betroffenen sehr positiv an. Oft fühlt man sich überlegen, stark und unabhängig und die Gefühle aus den verletzten Kindmodi treten in den Hintergrund. Das ist zunächst angenehm und stabilisiert das Selbstwertgefühl, sodass es schwer sein kann, überkompensatorische Muster zu reduzieren. Gleichzeitig sind Betroffene in der Überkompensation oft nicht gut im Kontakt mit ihren tatsächlichen Bedürfnissen und Wünschen und fühlen sich extrem unter Druck. Außerdem werden oft andere Menschen verletzt oder haben Angst und ziehen sich zurück, sodass keine enge persönliche Beziehung aufgebaut werden kann.

Ziele der Schematherapie in Bezug auf den Bewältigungsmodus der Überkompensation
(1) Modus bewusst wahrnehmen
(2) Biografischen Ursprung verstehen
(3) Vor- und Nachteile des Modus abwägen
(4) Überkompensation reduzieren und durch neue gesündere Strategien ersetzen
(5) Auf verletzliche, traurige Kindmodi achten

AB 58 • P

Typische Verhaltensweisen aus dem Bewältigungsmodus der Überkompensation

In der folgenden Auflistung finden Sie typische Verhaltensweisen und Einstellungen, die im Bewältigungsmodus der Überkompensation auftreten. Kreuzen Sie an, welche davon auf Sie zutreffen.

- ☐ Ich trete betont selbstbewusst und souverän auf und stelle eigene Stärken besonders in den Vordergrund.
- ☐ Ich kritisiere andere, beleidige sie oder werte sie ab, damit ich in einem besseren Licht stehe.
- ☐ Ich erwarte, dass andere mich besonders zuvorkommend behandeln.
- ☐ Meine Bedürfnisse sind wichtiger als die von anderen Personen.
- ☐ Bevor andere mich angreifen, greife ich sie an.
- ☐ Man kontrolliert oder wird kontrolliert.
- ☐ Ich schüchtere andere ein, damit sie das tun, was ich will.
- ☐ Ich tue vieles, um im Mittelpunkt der Aufmerksamkeit zu stehen.
- ☐ Ich reagiere gereizt, wenn andere nicht das tun, was ich von ihnen erwarte.
- ☐ Es ist wichtig für mich, die »Nummer Eins« zu sein (z. B. der/die Beliebteste, Erfolgreichste, Reichste, Mächtigste).
- ☐ Indem ich anderen zeige, dass mit mir nicht zu spaßen ist, verschaffe ich mir Respekt.
- ☐ Ich setze mich gerne in Szene.
- ☐ Ich kontrolliere immer alles mehrmals, damit kein Fehler auftritt.
- ☐ Ich kann Unvollkommenheiten nicht aushalten.
- ☐ Ich plane alles sehr genau vor, damit ich gut vorbereitet bin.
- ☐ Ich achte auf jedes Detail.
- ☐ Ich grüble sehr viel über Entscheidungen.
- ☐ Ich habe feste Regeln und Strukturen, an die ich mich halte und erwarte das auch von anderen.
- ☐ Ich benutze andere, lüge oder betrüge, um das zu bekommen, was ich will.
- ☐ Ich grüble sehr viel über die Loyalität von anderen Personen.
- ☐ Ich überprüfe meine Umwelt oft auf Zeichen von Böswilligkeit.
- ☐ Ich bin sehr misstrauisch.
- ☐ Wenn ich in die Ecke gedrängt werde, schlage ich zurück.

Fallen Ihnen noch weitere Verhaltensweisen ein, bei denen Überkompensation bei Ihnen eine Rolle spielt?

....

....

INFO 60 • P

Was hilft, den Bewältigungsmodus der Überkompensation zu reduzieren?

In der folgenden Liste finden Sie einige Vorschläge und Strategien, die möglicherweise hilfreich sind, um den Bewältigungsmodus der Überkompensation zu reduzieren. Diese sollen Sie auch anregen, weitere eigene Ideen zu entwickeln.

Schreiben Sie sich danach Ihre eigene ganz individuelle Liste.

Nehmen Sie Kontakt zu Ihrem gesunden Erwachsenen auf!

(1) **Den Modus bewusst wahrnehmen:** Überlegen Sie sich die typischen Erkennungsmerkmale für diesen Modus und üben Sie, den Modus bewusst wahrzunehmen. Nur wenn Sie den Modus wahrnehmen, können Sie ihn reduzieren.

(2) **Vor- und Nachteile abwägen:** Werden Sie sich der Vor- und Nachteile von Überkompensation im Hier und Jetzt bewusst. Überkompensation ist ein Verhaltensmuster, das viele kurzfristige positive Konsequenzen hat. Es ist deshalb sehr wichtig, sich die langfristigen Konsequenzen auf Beziehungen, auf Ihre Bedürfnisse und auf das Durchsetzen Ihrer langfristigen Werte und Ziele vor Augen zu führen.

(3) **Überkompensation reduzieren, Alternativverhalten trainieren:** Trainieren Sie zunächst in Beziehungen, die Ihnen wichtig sind, eigene Gefühle und Bedürfnisse angemessen anzusprechen. Achten Sie auch auf die Gefühle und Bedürfnisse der anderen Person. Üben Sie sich darin, Ihre Schwächen und Ihre Verletzlichkeit zu akzeptieren und sich anderen Menschen, denen Sie vertrauen, so zu zeigen wie Sie sind. Trainieren Sie, Fehler und Unvollkommenheiten zuzulassen. Am Anfang ist das vor allem stressig und belastend. Meist macht man nicht sofort positive Erfahrungen. Es ist deshalb wichtig, dass Sie sich für jeden Schritt in die richtige Richtung belohnen, sich immer wieder anfeuern und sich die langfristigen Nachteile von Überkompensation vor Augen führen.

(4) **Einen konkreten Veränderungsplan aufstellen:** Planen Sie konkrete, realistische und nicht zu große erste Veränderungsschritte. Sie können dazu das Arbeitsblatt 51 »Bewältigungsmodi reduzieren« nutzen.

(5) **Positive Selbstinstruktionen:** Schreiben Sie sich eine Karte mit einer positiven Selbstinstruktion, die Sie an Ihre Ziele erinnert und Ihnen auf Durststrecken Kraft gibt (z. B. »Schwächen zeigen bedeutet stark sein!«, »Ich möchte Menschen, die mir wichtig sind, nicht mehr verletzen, deshalb lohnt es sich dranzubleiben!«, »Ich bin okay so, wie ich bin. Ich muss mich nicht verstellen!« oder »Fehler gehören zum Leben dazu. Ich will lernen, damit umzugehen!«).

(6) **Einsatz von erinnernden Symbolen:** Für viele Menschen ist es hilfreich, einen Gegenstand (z. B. einen Stein, ein kleines Stoppschild oder ein Foto von einer Person, die man nicht mehr verletzen möchte) als Symbol und Motivation bei sich zu tragen.

(7) **Um verletzliche, traurige Kindmodi kümmern:** Meist ist die Überkompensation entstanden, um Sie vor den Ängsten vor Versagen, Verletzungen und Ausschluss aus den Kindmodi zu schützen. Die Schmerzen werden auch kurzfristig betäubt, aber leider bleiben dabei auch Ihre Bedürfnisse und Wünsche auf der Strecke und Sie können keine engen Beziehungen aufbauen, sodass Ihre Kindmodi keine heilsamen Erfahrungen machen können. Es ist deshalb sehr wichtig, dass Sie sich gut um die Bedürfnisse, Gefühle und Wünsche der Kindmodi kümmern und ihnen viel Sicherheit geben.

8 Der Modus des fröhlichen Kindes

Das Hintergrundwissen für Therapeuten zu diesem Kapitel erschließt sich aus den Arbeits- und Informationsblättern für die Patienten.

Arbeits- und Informationsmaterial

INFO 61 Der Modus des fröhlichen Kindes
In diesem Informationsblatt wird ein Überblick über den fröhlichen Kindmodus gegeben und die Entstehungsbedingungen erklärt. Die Ziele der Schematherapie werden in Bezug auf diesen Modus dargestellt.

AB 59 Der Modus des fröhlichen Kindes – Teil 1: Den Modus erkennen
Mit diesem Arbeitsblatt können die typischen Erkennungsmerkmale für den fröhlichen Kindmodus herausgearbeitet werden. Dadurch wird die bewusste Wahrnehmung des Modus geschult.

AB 60 Der Modus des fröhlichen Kindes – Teil 2: Umgang mit dem Modus
Dieses Arbeitsblatt bietet eine Vorlage, den Umgang mit dem fröhlichen Kindmodus zu diskutieren. Es werden die zum Modus gehörigen Bedürfnisse erfragt und auf die Erkenntnis beim Patienten hingearbeitet, dass die Bedürfnisse durch das Verhalten im Modus erreicht werden. Vor- und Nachteile des Modus werden abgewogen und ein Plan erarbeitet, was der Patient machen kann, um diesen Modus zu fördern.

AB 61 Kontaktaufnahme zum fröhlichen Kindmodus
Diese Imaginationsübung ist selbsterklärend.

INFO 62 Wie kann ich den Modus des fröhlichen Kindes fördern?
In diesem Arbeitsblatt sind Strategien und Vorschläge zusammengefasst, die den fröhlichen Kindmodus fördern können. Jeder Patient sollte sich eine individuelle Liste schreiben (**AB 62**), in die er die für ihn hilfreichen Strategien hinschreibt.

AB 62 Meine individuelle Liste – Wie kann ich den Modus des fröhlichen Kindes fördern?
In dieses Arbeitsblatt können die individuell hilfreichen Strategien eingetragen werden.

Der Modus des fröhlichen Kindes

Der Modus des fröhlichen Kindes geht einher mit Spaß, Freude, Ungezwungenheit, Spontaneität, Beschwingtheit und Leichtigkeit. Im fröhlichen Kindmodus beschäftigen sich Menschen mit lustigen und angenehmen Sachen, beispielsweise spielerischen oder sportlichen Aktivitäten, sie haben Spaß im Freizeitpark, im Zirkus oder im Kino, beim Verkleiden für die Fastnacht oder einfach beim Kartenspiel mit Freunden. Sie lachen viel und verströmen auch in ihrer Umgebung Heiterkeit und Gelöstheit. Andere Menschen spüren das, werden mitgerissen und erleben die Nähe von Personen in diesem Modus als angenehm. Im fröhlichen Kindmodus fühlen Menschen sich mit anderen Menschen vertraut und verbunden. Sie fühlen sich geborgen und spüren, dass sie nicht alleine sind. Die emotionalen Grundbedürfnisse sind in diesem Modus erfüllt.

Jeder Mensch hat einen fröhlichen Kindmodus und kann ihn fördern! Bei Menschen mit psychischen Erkrankungen ist dieser Modus jedoch schwächer ausgebildet und wird durch die problematischen Elternmodi verboten.

Wie entsteht der fröhliche Kindmodus?
Der fröhliche Kindmodus entwickelt sich, wenn die Grundbedürfnisse in der Kindheit erfüllt wurden. Wenn Kinder lernen, dass sie akzeptiert und geliebt werden, spontan sein, spielen und Spaß haben dürfen, können sie gesunde Meinungen zu sich und den Mitmenschen entwickeln, Ausgelassenheit und Entspannung auch später zulassen. Kinder müssen die Freiheit haben, spontan zu sein und spielen zu dürfen. Sie müssen austesten dürfen, was ihnen Freude macht und was nicht.

Wenn Menschen sich in ihrer Kindheit jedoch nicht in dieser Form entfalten konnten, Autonomie verboten und Spaß und Spiel vielleicht sogar bestraft wurden, sie häufig ausgelacht wurden, wenn sie gespielt haben oder sie permanent zum Arbeiten angehalten wurden und keine Zeit für Ausgelassenheit blieb, dann können sie keinen starken fröhlichen Kindmodus ausbilden. Häufig spielt hier auch Modelllernen ein Rolle: Eltern oder andere an der Erziehung beteiligte Personen hatten selbst nur einen sehr schwachen fröhlichen Kindmodus, ihr Leben bestand vor allem aus Leistung und Arbeit. Spiel, Spaß und Entspannung wurden nicht vorgelebt.

Ziele der Schematherapie in Bezug auf den Modus des fröhlichen Kindes

(1) **Den fröhlichen Kindmodus stärken.** Meist ist der fröhliche Kindmodus bei Menschen mit psychischen Erkrankungen nur schwach ausgebildet. Das ist vor allem ungerecht, weil gerade dieser Modus hilft, Stress und Belastungen zu regulieren. Leider ist es meist so, dass bei Menschen, die intensive problematische Eltern- und Kindmodi haben, die gesunden Modi und vor allem der Modus des fröhlichen Kindes nicht gefördert wurden. Sie haben daher nicht genug Schutz vor psychischen Problemen.
Ein zentrales Ziel der Schematherapie ist es deshalb, den Modus des fröhlichen Kindes zu stärken und aufzubauen. Natürlich ist dabei auch wichtig, die richtige Dosis und Balance zu finden. Es ist nicht das Ziel, ununterbrochen im fröhlichen Kindmodus zu sein. Tatsächlich sind Menschen ohne größere psychische Probleme die meiste Zeit in ihrem gesunden Erwachsenenmodus. Wichtig ist aber, dass Sie, wenn Sie sich erschöpft, überlastet oder sonst irgendwie »spaß- oder erholungsbedürftig« fühlen, auf Aktivitäten zurückgreifen können, die Sie in den fröhlichen Kindmodus bringen. Dadurch lässt sich Stress ausgleichen oder ein Gegengewicht zu frustrierenden Situationen schaffen, wie sie beispielsweise im Beruf oder in Beziehungen auftreten können.

Der Modus des fröhlichen Kindes

(2) **Problematische Elternmodi stoppen.** Problematische Elternmodi verbieten häufig den fröhlichen Kindmodus. Typische Botschaften sind: »Das ist doch lächerlich und peinlich! Die anderen werden dich auslachen«, »Das ist Zeitverschwendung!«, »Du hast gar kein Recht zu spielen und zu lachen. Das hast du gar nicht verdient!« oder »Wie kannst du hier lachen und dich amüsieren, wenn es anderen schlecht geht!«. Es ist sehr wichtig, diese Botschaften zu verstehen, zu hinterfragen und zu bekämpfen. Die beste Möglichkeit ist es, genau das Gegenteil von dem zu tun, was der Elternmodus sagt und ihn nicht mehr zu beachten. Mit der Zeit wird seine Stimme leiser werden.

(3) **Gefühle des verletzlichen, traurigen Kindmodus beachten.** Wenn Menschen nie gelernt haben, Spaß zu haben und zu spielen, ist es ganz normal, dass man erst einmal Angst hat oder sich unwohl fühlt, wenn man Dinge ausprobiert, die den fröhlichen Kindmodus fördern sollen. Auch den Umgang mit angenehmen Aktivitäten und Gefühlen muss man erst lernen – das kann am Anfang sehr ungewohnt sein. Außerdem muss man zunächst Erfahrungen sammeln, was man eigentlich mag. Die Therapie ist ein guter Rahmen, um diese Dinge schrittweise auszutesten.

Der Modus des fröhlichen Kindes – Teil 1: Den Modus erkennen

Mein Name für diesen Modus: ....

Woran erkenne ich, dass ich mich im Modus des fröhlichen Kindes befinde?

Was sind die typischen **Auslöser**?

....

....

....

....

Welche **Gefühle** habe ich typischerweise in diesem Modus?

....

....

....

....

Welche automatischen **Gedanken** habe ich typischerweise in diesem Modus?

....

....

....

....

Welche **Erinnerungen und Bilder** sind beteiligt / werden ausgelöst?

....

....

....

....

Der Modus des fröhlichen Kindes – Teil 1: Den Modus erkennen

Wie fühlt sich mein **Körper** typischerweise in diesem Modus an?

....

....

....

....

Welches **Verhalten** zeige ich typischerweise in diesem Modus?

....

....

....

....

Wechsle ich häufig in einen **anderen Modus**, wenn ich im Modus des fröhlichen Kindes bin? In welchen?

....

....

....

....

Der Modus des fröhlichen Kindes – Teil 2: Umgang mit dem Modus

Was brauche ich, wenn ich mich im Modus des fröhlichen Kindes befinde? Welches Bedürfnis habe ich?

....

....

....

Wird mein zugrunde liegendes Bedürfnis durch mein tatsächliches Verhalten erfüllt?

....

....

Gibt es Vor- oder Nachteile, wenn ich mich in diesem Modus befinde? Welche?

Vorteile	Nachteile
....	....
....	....
....	....
....	....
....	....
....	....

Was kann ich machen, wenn ich in diesem Modus bin? Was würde mein gesunder Erwachsenenmodus tun?

....

....

....

....

AB 61 • P

Kontaktaufnahme zum fröhlichen Kindmodus

Übungsanleitung

Legen Sie sich gemütlich auf Ihr Bett, einen Sessel oder auf ein Sofa. Schließen Sie die Augen, entspannen Sie sich, beispielsweise indem Sie auf Ihren Atem achten, und versetzen Sie sich in Situationen, in denen Sie in Ihrem Leben fröhlich waren.

Solche Situationen können Kindheitserinnerungen sein – vielleicht war Weihnachten immer eine ganz besonders schöne Zeit oder die Ferien bei einer bestimmten Tante sind eine besonders gute Erinnerung. Möglicherweise sind die Situationen aber auch aus der letzten Zeit – ein Ausflug mit Freunden oder der Familie, eine schöne Feier, Schwimmen im Baggersee …

Besonders wichtig ist dabei, dass Sie versuchen, die Situation in der Vorstellung mit all Ihren Sinnen wieder zu erleben. Wenn Sie an Weihnachten gedacht haben, erinnern Sie sich vielleicht an den Geruch von Kerzen oder den Geschmack von heißem Kakao und Plätzchen. Bei einer Erinnerung an den Baggersee versuchen Sie die Erinnerung an das Gefühl von Sonne auf Ihrer Haut und das Geräusch von Wind in den Bäumen wiederaufleben zu lassen. Solche sinnlichen Erinnerungen machen es leichter, mit den Gefühlen der jeweiligen Situation in Kontakt zu kommen.

Beantworten Sie nach der Übung folgende Fragen:

Beschreiben Sie bitte kurz Ihre fröhliche Erinnerung. Machen Sie sich auch Notizen zu den Gefühlen und Gedanken, die diese Übung bei Ihnen ausgelöst hat.

....

....

....

....

Welche Situationen lösen bei mir heute ein ähnliches Gefühl aus?

....

....

....

....

Überlegen Sie, wie Sie diese Situationen in Zukunft häufiger werden lassen können!

Wie kann ich den Modus des fröhlichen Kindes fördern?

Ein starker fröhlicher Kindmodus hilft Stress auszugleichen und kann einen guten Schutz vor psychischen Problemen darstellen. Meist haben Menschen mit psychischen Erkrankungen leider einen sehr schwach ausgeprägten fröhlichen Kindmodus. Ein wichtiges Ziel in der Schematherapie ist es daher, den Modus des fröhlichen Kindes zu stärken und auszubauen.

Selbst wenn Sie glauben, dass in Ihrem Leben dieser Modus niemals auftritt, gibt es ganz sicher einige Dinge, die Sie tun können, um die Auftretenswahrscheinlichkeit zu erhöhen. Schauen Sie, welche Möglichkeiten Sie in Ihrem Leben haben und bauen Sie diese dann schrittweise aus. Es geht nicht darum, die ganze Zeit im Modus des fröhlichen Kindes zu sein. Ihr gesunder Erwachsenenmodus wird Ihnen dabei helfen, eine gesunde Balance zu finden. Schreiben Sie sich danach Ihre individuelle Liste.

(1) Welche Personen helfen mir, in den Modus des fröhlichen Kindes zu kommen?
Überlegen Sie, in wessen Anwesenheit Sie sich fröhlich, leicht oder heiter fühlen. Mit wem lachen Sie am meisten? Bei wem fühlen Sie sich zufrieden, akzeptiert und angenommen? Wenn Sie diese Gefühle gar nicht kennen, dann überlegen Sie, bei welchen Personen es am ehesten in diese Richtung geht. Häufig ist das in der Gegenwart von guten Freunden, Vereinskameraden, Kollegen, Mitpatienten oder Kindern der Fall. Vielleicht auch in der Gegenwart von Tieren.
Tragen Sie in Ihre individuelle Liste den Namen und die Telefonnummer der Personen ein. Planen Sie regelmäßig Treffen.

(2) Verzichten Sie auf Alkohol und Drogen oder anderes Problemverhalten!
Manchmal versuchen Menschen verzweifelt, den Modus des fröhlichen Kindes durch Alkohol, Drogen, Spielsucht, Schadenfreude oder gutes Essen zu erzeugen. Kurzfristig fühlt man sich häufig auch dann leicht, getröstet oder beschwingt, langfristig bleiben die psychischen Probleme erhalten und häufig kommen sogar noch einige dazu.

(3) Seien Sie achtsam für den Modus des fröhlichen Kindes!
Wann waren Sie das letzte Mal im Modus des fröhlichen Kindes? Tragen Sie es in Ihr Ereignistagebuch oder in Ihr Wochenprotokoll ein. Merken Sie sich, was den Modus ausgelöst hat und tun Sie es wieder!

(4) Dem strafenden Modus die Luft abdrehen
Viele Menschen haben die Schwierigkeit, dass ihr strafender oder fordernder Modus unter allen Umständen verhindern möchte, dass sie sich im Modus des fröhlichen Kindes wohlfühlen. Es ist daher wichtig, dem strafenden Anteil die Luft abzudrehen. Wenn Sie nicht auf das achten, was er Ihnen sagt, wird er mit der Zeit leiser werden und weniger Macht über Sie haben. Mit jedem Mal, bei dem Sie genau das Gegenteil von dem tun, was er Ihnen sagt, wird er schwächer werden und der Modus des fröhlichen Kindes stärker.
Wenn Sie in Zusammenhang mit Spiel und Spaß Schwierigkeiten mit dem strafenden Modus haben, kann es hilfreich sein, sich eine Selbstinstruktionskarte zu basteln oder an diese Stelle in Ihre individuelle Liste eine geeignete Selbstinstruktion einzutragen (z. B. »Ich habe ein Recht darauf, zu spielen und zu lachen. Ich lasse mir das nicht von dir verbieten!«)

(5) Welche Aktivitäten fördern den Modus des fröhlichen Kindes?
Tragen Sie in Ihre individuelle Liste die Aktivitäten ein, die Ihnen helfen, in den Modus des fröhlichen Kindes zu kommen und planen Sie regelmäßig etwas ein (z. B. jeden Tag eine kleine Sache oder einmal in der Woche eine große Sache).

Wie kann ich den Modus des fröhlichen Kindes fördern?

Hier sind einige Ideen:

- in den Zirkus gehen
- sich verkleiden und schminken
- ein Überraschungsei kaufen und zusammenbauen
- Karussell oder Autoscooter fahren, in die Geisterbahn gehen
- etwas basteln
- Plätzchen backen
- einen Schneemann bauen, Schneeballschlacht
- Kissenschlacht
- fangen oder verstecken spielen
- Disney- oder Asterix-Filme schauen
- Gesellschaftsspiele spielen
- lustige Gesichter auf Luftballons malen
- jemandem ein Pupskissen hinlegen
- Zaubertricks lernen und anderen vorspielen
- in den Spielzeugladen gehen
- sich eine Süßigkeit kaufen, die man früher gerne hatte
- ein Kaugummi-Tattoo machen
- in den Tierpark oder auf den Bauernhof gehen
- Enten füttern
- ein Kinderbuch lesen
- Kinderlieder hören oder laut singen
- sich eine Geschichte vorlesen lassen (Hörspiel hören)
- Mini-Playback-Show nachspielen, tanzen
- Papierflieger bauen
- ein ferngesteuertes Auto fahren
- Ball spielen
- an der Modelleisenbahn basteln
- Grimassen schneiden
- Schlitten oder Sommerrodelbahn fahren
- Kastanienmännchen bauen
- ein Gummibärchen in Wasser legen und schauen, was passiert
- mit Stofftieren spielen
- jemanden ärgern, den man mag (nur ein bisschen und liebevoll)
- Schokoladencreme mit dem Löffel essen
- sich in einen Haufen Laub fallen lassen
- mit anderen um die Wette laufen
- Sackhüpfen oder Eierlaufen spielen
- Purzelbäume schlagen
- im Regen spazieren gehen und in Pfützen springen
- mit Tieren spielen
- Sticker kaufen
- eine Höhle bauen
- ins Theater, Kino (lustiger Film) oder Kabarett gehen

Meine individuelle Liste – Wie kann ich den Modus des fröhlichen Kindes fördern?

Welche Personen helfen mir, in den Modus des fröhlichen Kindes zu kommen?

Name: .... Telefonnummer .... E-Mail: ....

Name: .... Telefonnummer .... E-Mail: ....

Name: .... Telefonnummer .... E-Mail: ....

Welche Aktivitäten fördern meinen fröhlichen Kindmodus?

....

....

....

....

....

....

....

....

....

....

Meine Selbstinstruktion, um dem strafenden Modus die Luft abzudrehen:

....

....

....

....

9 Der Modus des gesunden Erwachsenen

Der Modus des gesunden Erwachsenen ist der Anteil, der für sich und andere Verantwortung übernimmt, sich seiner Bedürfnisse und Gefühle bewusst ist und entsprechend seiner Ziele und Werte handelt. Ein zentrales Ziel der Schematherapie ist es, den Modus des gesunden Erwachsenen zu stärken. Dies geschieht einerseits indirekt, indem die dysfunktionalen Modi reduziert werden. In jeder schematherapeutischen Intervention sollte zudem nach Möglichkeit ein Bezug zum Modus des gesunden Erwachsenen hergestellt werden, z. B. dadurch, dass der Patient selbst die Perspektive des gesunden Erwachsenen einnimmt oder indem sie vom Therapeuten modelliert wird.

Über diese allgemeine und indirekte Förderung hinaus kann der Modus des gesunden Erwachsenen auch ganz direkt und explizit gefördert werden. Die Arbeitsmaterialien in diesem Kapitel können hierzu verwendet werden.

Arbeits- und Informationsmaterial

INFO 63 Der Modus des gesunden Erwachsenen
In diesem Informationsblatt wird ein Überblick über den Modus gegeben und seine Entstehungsbedingungen erklärt. Die Ziele der Schematherapie in Bezug auf den Modus werden dargestellt.

INFO 64 Das Zusammenspiel des gesunden Erwachsenenmodus mit den anderen Modi
In diesem Informationsblatt werden die Aufgaben des gesunden Erwachsenenmodus in Bezug zu den anderen Modi gestellt.

AB 63 Der Modus des gesunden Erwachsenen – Teil 1: Den Modus erkennen
Mit diesem Arbeitsblatt können die typischen Erkennungsmerkmale für den Modus des gesunden Erwachsenen herausgearbeitet werden. Dadurch wird die bewusste Wahrnehmung des Modus geschult.

AB 64 Der Modus des gesunden Erwachsenen – Teil 2: Umgang mit dem Modus
Dieses Arbeitsblatt bietet eine Vorlage, den Umgang mit dem Modus zu diskutieren: Es werden die zum Modus gehörigen Bedürfnisse erfragt und überprüft, ob das Bedürfnis durch das Verhalten im Modus erreicht wird. Vor- und Nachteile des Modus werden abgewogen und erarbeitet, was dem Patienten hilft, in den gesunden Erwachsenenmodus zu kommen bzw. darin zu bleiben.

AB 65 Imaginationen zur Stärkung des gesunden Erwachsenenmodus: Neues Verhalten in der Imagination trainieren
Diese Imaginationsübung kann für den Aufbau von neuem Verhalten genutzt werden.

AB 66 Verhaltensexperimente
Dieses Arbeitsblatt bietet eine Anleitung zur Durchführung von Verhaltensexperimenten.

AB 67 Imagination zum Inneren Helfer
Die Imagination zum Inneren Helfer ist eine allzeit verfügbare Strategie, um in Schwierigkeiten Sicherheit, Trost und Zuspruch zu bekommen. Sie kann an verschiedenen Stellen in der Therapie eingesetzt werden und sollte regelmäßig in unterschiedlichen Situationen trainiert werden. Es ist sehr wichtig darauf zu achten, dass der Patient sich einen hilfreichen Inneren Begleiter aussucht.

AB 68 Prioritäten setzen – Veränderungen planen
Das Arbeitsblatt bietet Patienten eine Hilfestellung, um Prioritäten zu setzen.

AB 69 Problemlösen
Dieses Arbeitsblatt hilft Patienten, ihre Problemlösefertigkeiten zu verbessern.

AB 70 Werte und Ziele
Dieses Arbeitsblatt erklärt zunächst Werte und Ziele. Anschließend bietet es eine Vorlage, mit dem Patienten über seine Werte zu diskutieren und zu überprüfen, ob seine Lebensführung aktuell mit seinen Werten übereinstimmt und wie er sein Verhalten mehr seinen Werten entsprechend gestalten kann. Es ist hierbei wichtig herauszuarbeiten, welche Modi den Patienten darin hindern, sein Leben entsprechend seiner Werte auszurichten und mit ihm konkrete Veränderungsschritte zu erarbeiten.

AB 71 Mehr Zeit im Modus des gesunden Erwachsenen verbringen
Dieses Arbeitsblatt hilft dabei herauszufinden, wie der Patient mehr Zeit im gesunden Erwachsenenmodus verbringen kann.

AB 72 Meine Vorhaben, um mehr Zeit im gesunden Erwachsenenmodus zu verbringen
Dieses Arbeitsblatt bietet eine Vorlage für einen konkreten Veränderungsplan für die jeweils anstehende Woche. Besprechen Sie möglichst konkret die jeweiligen Schritte und achten Sie auf realistische Ziele und angemessene Belohnungen. Dieses Arbeitsblatt kann jede Woche ausgefüllt werden.

INFO 65 Aufbau von Aktivitäten zur Stärkung des gesunden Erwachsenenmodus
Dieses Arbeitsblatt gibt einige Anregungen für Aktivitäten, die den Modus des gesunden Erwachsenen stärken können. Es ist empfehlenswert, mit dem Patienten gemeinsam eine individuelle Liste zu erarbeiten und ihre Umsetzung zu fördern.

INFO 66 Belohnungen
Dieses Arbeitsblatt erklärt zunächst, warum Belohnungen wichtig und sinnvoll sind. Anschließend werden einige Ideen für Belohnungen vorgestellt.

INFO 67 Selbstinstruktionskarten
In diesem Informationsblatt werden das Prinzip von Selbstinstruktionskarten vorgestellt und einige Variationen beschrieben. Vor allem zu Beginn der Therapie sind Patienten oft noch mit dem eigenständigen Schreiben von Selbstinstruktionskarten überfordert, sodass es sinnvoll ist, sie zunächst exemplarisch gemeinsam zu erarbeiten.

INFO 68 Für sich sorgen
In diesem Informationsblatt werden die wichtigsten Bereiche der Selbstfürsorge zusammengefasst und erklärt.

Der Modus des gesunden Erwachsenen

Im Modus des gesunden Erwachsenen sind sich Menschen ihrer Ziele und Werte bewusst und verhalten sich entsprechend. Sie haben gesunde Einstellungen zu sich selbst, ihren Mitmenschen und der Umwelt. Sie können ihre Stärken und Schwächen realistisch einschätzen und akzeptieren diese. Sie lassen ihre Emotionen zu und können angemessen mit ihnen umgehen. In diesem Modus nehmen Menschen ihre Bedürfnisse wahr und handeln so, dass sie diese bestmöglich erfüllen können, wenn sie zu ihren Zielen und Werten passen. Sie können aber auch damit umgehen, wenn ihre Bedürfnisse aus bestimmten Gründen nicht sofort oder auch gar nicht erfüllbar sind. Sie beachten auch die Bedürfnisse und Grenzen anderer Menschen und sind in der Lage, eine Balance zwischen den eigenen Interessen und den Bedürfnissen anderer zu halten. Im Modus des gesunden Erwachsenen wissen Menschen, welche Beziehungen ihnen gut tun und fördern diese. Sie sprechen in hilfreichen Beziehungen ihre Bedürfnisse, Wünsche und Gefühle offen an, sind aber auch in der Lage, eine andere Meinung zu äußern, zu sagen, wenn ihnen etwas nicht passt und Ärger angemessen anzusprechen. Sie können mit Konflikten und Problemen umgehen und suchen nach konstruktiven Lösungen. Sie übernehmen Verantwortung, erledigen Pflichten und Aufgaben, achten aber auch auf einen gesunden Ausgleich durch angenehme Aktivitäten, Erholung und Entspannung. Sie wissen, welche Aktivitäten ihnen Freude machen, was ihre Interessen sind und gehen diesen nach. Sie können um Unterstützung und Hilfe bitten, wenn sie alleine nicht mehr weiterkommen, übernehmen dann aber wieder selbst die Verantwortung. Sie gehen auch bei Fehlern und Misserfolgen wohlwollend mit sich selbst um und lernen daraus.

Wie entsteht der Modus des gesunden Erwachsenen?
Die wichtigste Voraussetzung für die Entwicklung eines starken gesunden Erwachsenenmodus ist die Erfüllung der wichtigsten kindlichen und menschlichen Bedürfnisse in Kindheit und Jugend. Wenn Menschen als Kinder vermittelt bekommen haben, dass sie grundsätzlich liebenswert sind und ein Recht auf ihre eigenen Bedürfnisse haben; dass es ihnen gestattet ist, Gefühle frei auszudrücken, ohne dass sie deshalb ausgelacht oder bestraft werden; dass sie autonom sein können, aber auch Grenzen erfahren – dann wurde ein gutes Fundament für den Modus des gesunden Erwachsenen gelegt. Umgekehrt gilt leider das Gleiche – wenn Menschen all diese Erfahrungen nicht machen konnten, so haben sie es sehr viel schwerer, einen starken gesunden Erwachsenenmodus auszubilden. Zusätzlich entwickeln sich dann meist intensive problematische Modi.

Wichtig

Hauptziel der Schematherapie in Bezug auf den Modus des gesunden Erwachsenen: Den Modus des gesunden Erwachsenen in jeder Hinsicht fördern!

Das Zusammenspiel des gesunden Erwachsenenmodus mit den anderen Modi

Problematische kindliche Modi

Der Modus des gesunden Erwachsenen kümmert sich um die Bedürfnisse der *verletzlichen, traurigen Kindmodi*, tröstet sie und gibt ihnen Sicherheit. Er hilft den *ärgerlichen, wütenden Kindmodi* zu verstehen, welche Bedürfnisse hinter der Wut liegen und ihren Ärger angemessen zu äußern. Den *impulsiven, undisziplinierten Kindmodi* zeigt er, dass ihre Bedürfnisse grundsätzlich in Ordnung sind, aber man nicht alles sofort haben kann. Er erinnert sie auch an langfristige Konsequenzen und setzt ihnen angemessene Grenzen.

Problematische Elternmodi

Der Modus des gesunden Erwachsenen schützt sich und die kindlichen Modi vor dem *strafenden Modus* und bekämpft diesen. Er begrenzt den *leistungsfordernden Modus*, achtet auf einen gesunden Ausgleich zwischen Arbeit und Freizeit und kann adäquat mit Fehlern und Misserfolg umgehen. Er lehnt außerdem die Schuld und die Verantwortung, die der *emotional fordernde Modus* ihm aufladen möchte ab, und weiß, dass es absolut in Ordnung ist, auf die eigenen Bedürfnisse und Grenzen zu achten.

Problematische Bewältigungsmodi

Der Modus des gesunden Erwachsenen gibt ausreichend Sicherheit und kann mit emotionalen Schmerzen und Belastungen umgehen, Nähe und Distanz in Beziehungen gut regulieren und gesunde, ausgeglichene Beziehungen auf Augenhöhe führen. Er ist sich der Vor- und der Nachteile der Bewältigungsmodi bewusst und kann flexibel entsprechend seiner Bedürfnisse, Ziele und Werte Bewältigungsstrategien einsetzen, wenn er sich dazu entscheidet.

Modus des fröhlichen Kindes

Der Modus des gesunden Erwachsenen fördert den Modus des fröhlichen Kindes und bietet so einen guten Schutz vor psychischen Problemen und Belastungen.

Der Modus des gesunden Erwachsenen – Teil 1: Den Modus erkennen

Mein Name für diesen Modus: ....

Woran erkenne ich, dass ich mich im Modus des gesunden Erwachsenen befinde?

Was sind die typischen **Auslöser**?

....

....

....

....

Welche **Gefühle** habe ich typischerweise in diesem Modus?

....

....

....

....

Welche automatischen **Gedanken** habe ich typischerweise in diesem Modus?

....

....

....

....

Welche **Erinnerungen und Bilder** sind beteiligt / werden ausgelöst?

....

....

....

....

Der Modus des gesunden Erwachsenen – Teil 1: Den Modus erkennen

Wie fühlt sich mein **Körper** typischerweise in diesem Modus an?

....

....

....

....

Welches **Verhalten** zeige ich typischerweise in diesem Modus?

....

....

....

....

Wechsele ich häufig in einen **anderen Modus**, wenn ich im Modus des gesunden Erwachsenen bin? In welchen?

....

....

....

....

Der Modus des gesunden Erwachsenen – Teil 2: Umgang mit dem Modus

Was brauche ich, wenn ich mich im Modus des gesunden Erwachsenen befinde?
Welches Bedürfnis habe ich?

....

....

....

Wird mein zugrunde liegendes Bedürfnis durch mein tatsächliches Verhalten erfüllt?

....

....

Gibt es Vor- oder Nachteile, wenn ich mich in diesem Modus befinde? Welche?

Vorteile	Nachteile
....	....
....	....
....	....
....	....
....	....
....	....

Was hilft mir, in den Modus des gesunden Erwachsenen zu kommen bzw. in ihm zu bleiben?

....

....

....

....

Imaginationen zur Stärkung des gesunden Erwachsenenmodus: Neues Verhalten in der Imagination trainieren

Imaginationsübungen können sehr vielseitig eingesetzt werden. Sie sind nicht nur eine wirkungsvolle Technik, um die Vergangenheit und die problematischen Modi besser zu verstehen, sondern können auch ganz wunderbar zur Stärkung des gesunden Erwachsenenmodus eingesetzt werden. Dazu stellen Sie sich vor, bestimmte Dinge in diesem Modus zu tun. Sie können so neues Verhalten erst einmal in der Imagination ausprobieren und schauen, wie es sich anfühlt und wie es die Situation verändert. Sie können austesten, wie Sie sich im gesunden Erwachsenenmodus in einer bestimmten Situation gerne verhalten möchten und sind dann gut auf diese Situation vorbereitet. Wenn Sie ein Bild von sich haben, wie Sie die Situation im gesunden Erwachsenenmodus bewältigen, wird es Ihnen in der realen Situation leichter fallen, alte Verhaltensmuster zu durchbrechen. Probieren Sie es aus, auch wenn es sich am Anfang vielleicht etwas albern anhört. Natürlich können Sie diese Imagination auch für vergangene Situationen einsetzen, um zu üben, wie Sie sich im Modus des gesunden Erwachsenen gerne verhalten hätten.

Übungsanleitung

Nehmen Sie eine bequeme Körperhaltung ein und schließen Sie Ihre Augen. Wenn das zu unangenehm für Sie ist, dann fixieren Sie einen festen Punkt im Raum. Entspannen Sie sich und nehmen Sie einen tiefen Atemzug. Nun versetzen Sie sich in eine Situation, die Ihnen normalerweise schwerfällt. Beschreiben Sie die Situation. Was passiert und wer ist noch dabei? Stellen Sie sich nun vor, wie Sie sich in dieser Situation im gesunden Erwachsenenmodus verhalten. Was tun Sie? Was sagen Sie? Was passiert dann in der Imagination? Wie fühlen Sie sich? Wenn es Ihnen schwerfällt, sich selbst im erwachsenen Modus zu imaginieren, dann stellen Sie sich vor, dass Sie von einer Person unterstützt werden, von der Sie glauben, dass sie einen starken gesunden Erwachsenenmodus hat. Wenn Ihr Verhalten noch nicht Ihrer Vorstellung vom gesunden Erwachsenenmodus entsprochen hat, dann spulen Sie noch mal zurück und testen Sie ein anderes Verhalten aus.

Denken Sie daran, neues Verhalten fühlt sich oft, auch in der Imagination, erstmal fremd an. Das ist ganz normal. Je häufiger man es aber durchführt, ob in der Imagination oder in der Realität, umso vertrauter und normaler wird einem das Verhalten vorkommen und umso mehr wird es sich automatisieren. Bleiben Sie also dran!

Wann werde ich das neue Verhalten in der Realität erproben? Was kann mir dabei helfen?

....

....

....

....

....

AB 66 • P

Verhaltensexperimente

Verhaltensexperimente können eingesetzt werden, um neues Verhalten in schwierigen Situationen zu trainieren und altbekannte Verhaltensmuster zu durchbrechen. Für ein solches Verhaltensexperiment begibt man sich bewusst in eine Situation, in der man normalerweise das »unerwünschte« Verhalten (z. B. ausweichen, Alkohol trinken, anderen alles recht machen) zeigt. Allerdings plant man vorher ganz bewusst, sich dieses Mal so zu verhalten, wie der gesunde Erwachsenenmodus sich verhalten würde (z. B. eine eigene Meinung äußern).

Natürlich sehen Verhaltensexperimente sehr unterschiedlich aus, je nachdem, welches Verhalten man verändern möchte. Dieses Arbeitsblatt soll Ihnen helfen, Verhaltensexperimente gezielt zu planen und auszuwerten.

In welcher Situation möchte ich, dass mein gesunder Erwachsenmodus mein Verhalten bestimmt?

....

....

Welche Modi waren dabei bisher problematisch? Wie habe ich mich bisher verhalten?

....

....

Wie genau möchte ich mich jetzt bei dem Experiment verhalten?

....

....

Was hilft mir dabei?

....

....

Wie möchte ich mich für das Verhaltensexperiment belohnen?

....

....

Nach Durchführung des Experiments: Was habe ich aus diesem Experiment gelernt?

....

....

AB 67 • P

Imagination zum Inneren Helfer

Die Imagination zum Inneren Helfer ist eine sehr wirksame und immer verfügbare Strategie, um in schwierigen Situationen Unterstützung, Rat oder Sicherheit zu erhalten. Dabei stellt man sich eine Person als Inneren Helfer vor, die einem in schwierigen Situationen zur Seite steht oder den Rücken stärkt, an die eigenen Ziele erinnert oder tröstet, wenn etwas schiefgegangen ist, je nachdem, was man gerade in der Situation braucht.

Der Innere Helfer kann eine reale Person sein, also jemand, den Sie kennen oder kannten, aus Ihrer Familie, Ihrem Freundes- oder Bekanntenkreis. Es kann auch eine Figur aus einem Film, Märchen oder einem Roman sein. Sie können auch Ihren gesunden Erwachsenenmodus als Inneren Helfer nutzen. Wichtig ist nur, dass es sich um einen sehr wohlwollenden und unterstützenden Inneren Helfer handelt, der Ihnen Mut macht, Ihnen gut zuhört und Sie so akzeptiert, wie Sie sind.

Die folgenden Fragen können Ihnen dabei helfen, Ihren Inneren Helfer zu finden. Nehmen Sie sich etwas Zeit, darüber nachzudenken und besprechen Sie dies dann mit Ihrem Therapeuten.

- Wer hört mir zu, wenn ich Sorgen oder Probleme haben?
- Wer steht mir in belastenden Situationen gerne mit Rat und Tat zur Seite?
- Wem vertraue ich, auf wen kann ich mich verlassen?
- Bei wem fühle ich mich am ehesten so angenommen, wie ich bin?
- Wer schaut mit liebevollem, wohlwollenden Blick auf mich?
- Wer ist ein gutes Vorbild für mich, eigene Bedürfnisse und die Interessen anderer auszubalancieren?

Üben Sie regelmäßig, Kontakt zu Ihrem Inneren Helfer aufzunehmen, am besten jeden Tag. Je mehr Sie üben, umso lebendiger wird Ihr innerer Helfer werden und umso leichter werden Sie auch in schwierigen Situationen mit ihm in Kontakt treten können.

Übungsanleitung

Nehmen Sie eine bequeme Körperhaltung ein und schließen Sie Ihre Augen. Wenn das zu unangenehm für Sie ist, dann fixieren Sie einen festen Punkt im Raum. Entspannen Sie sich und nehmen Sie einen tiefen Atemzug. Nun nehmen Sie Kontakt zu Ihrem Inneren Helfer auf. Wer ist es, wie sieht er / sie aus? Was macht er / sie? Was sagt er / sie zu Ihnen? Was brauchen Sie in dieser Situation? Wo steht / sitzt Ihr Innerer Helfer? Vor Ihnen, neben Ihnen, hinter Ihnen? Legt er / sie Ihnen eine Hand auf die Schulter oder hält und drückt er Ihre Hand oder tut er / sie etwas ganz anderes? Was fühlt sich gut und richtig für Sie an?

Prioritäten setzen – Veränderungen planen

Dem Modus des gesunden Erwachsenen kommt bei allen gesunden Veränderungen in Ihrem Leben eine zentrale Rolle zu. Die Aufgabe für Ihren gesunden Erwachsenenmodus besteht dabei auch darin, sich zu überlegen, welche Prioritäten Sie setzen wollen, welche Veränderungen Ihnen am meisten am Herzen liegen, wie realistisch eine Veränderung ist und wie viel Energie Sie investieren können.

Die folgenden Fragen sollen eine Hilfestellung für das Setzen von Prioritäten und für die realistische Einschätzung der aktuellen Veränderungsmöglichkeiten bieten.

	1.	2.	3.
Was will ich verändern? Formulieren Sie Ihre Ziele möglichst konkret.			
Wie wichtig ist diese Veränderung für mich? 0 = überhaupt nicht wichtig, 100 = extrem wichtig			
Wie realistisch ist eine Veränderung, d. h. wie groß ist mein Einfluss auf die Veränderung? 0 = überhaupt kein Einfluss, 100 = alleine mein Einfluss			
Wie hoch ist meine Motivation zur Veränderung? 0 = überhaupt keine Motivation, 100 = sehr hohe Motivation			
Wie viel Bereitschaft habe ich, mich dafür wirklich anzustrengen? 0 = keine Bereitschaft, 100 = sehr hohe Bereitschaft			
Was brauche ich, um dieses Ziel zu verwirklichen?			
Welche anderen Personen betrifft diese Veränderung? Welche Konsequenzen hat das für sie?			

Problemlösen

Die folgenden Fragen helfen Ihnen, ein strukturiertes Vorgehen bei der Lösung von Problemen zu entwickeln. Dies verbessert Ihre Fertigkeiten zur Problemlösung, eine wichtige Kompetenz des gesunden Erwachsenenmodus.

Was ist mein Problem? *(Beschreiben Sie das Problem möglichst sachlich)*

....

....

....

....

Was will ich erreichen? Was ist mein Ziel?

....

....

....

Welche Modi behindern mich bei der Lösung des Problems und warum?

....

....

....

....

Welche Lösungen fallen mir für das Problem ein? Welche Vor- und Nachteile haben diese Lösungen?

Lösung	**Vorteile**	**Nachteile**

Problemlösen

Lösung	Vorteile	Nachteile

Welche Lösungsmöglichkeit ist voraussichtlich die beste für mich? Was rät mir mein gesunder Erwachsenenmodus? Was sind nun die notwendigen Schritte?

....

....

....

War meine Problemlösung erfolgreich? Habe ich mein Ziel erreicht?

....

....

....

....

Welchen Einfluss hatten die Ergebnisse auf meine Modi?

....

....

....

....

Werte und Ziele

Was sind Werte?
Werte sind Lebensbereiche und Themen, die für einen Menschen wichtig sind, und nach denen er sein Leben ausrichten möchte. Beispiele sind Bildung, Beruf, Partnerschaft, Familie, Musik, Natur, Sport, Gesundheit oder Spiritualität. Jeder Mensch hat unterschiedliche Werte, die seinem Leben einen Sinn geben, und eine unterschiedliche Gewichtung dieser Werte. Werte sind niemals vollständig erreichbar, geben aber eine bestimmte Richtung vor. Eine passende bildliche Vorstellung ist, dass ein oder mehrere Leuchttürme einem Schiff bei der Orientierung helfen, aber selbst niemals erreicht werden.

Im Modus des gesunden Erwachsenen sind Menschen sich ihrer Werte bewusst und handeln dementsprechend. Problematische Modi führen häufig dazu, dass Werte aus dem Blickfeld geraten, Menschen die Orientierung auf das, was ihnen wichtig ist, verlieren oder sich aus Angst vor Emotionen nicht entsprechend ihrer Werte verhalten.

Was sind Ziele?
Ziele sind konkrete Schritte in Richtung eines Wertes. Werte können so durch entsprechendes Verhalten tatsächlich ins Leben transportiert werden. Wenn beispielsweise der Wert Bildung einen besonders hohen Stellenwert in Ihrem Leben einnimmt, so wäre ein passendes Ziel, jeden Morgen pünktlich mit allen Hausaufgaben in der Schule oder Universität zu erscheinen. Wenn der Wert Familie für Sie sehr wichtig ist, so kann ein entsprechendes Ziel sein, jeden Tag eine gewisse Zeit mit Ihrer Familie zu verbringen.

Es ist günstig, Ziele möglichst konkret und vorstellbar zu formulieren. Sie sollten sich nah an der Gegenwart und Realität orientieren und die eigenen Möglichkeiten berücksichtigen.

Das Leben bleibt im Gleichgewicht, wenn mehrere Wertebereiche entsprechend der eigenen Gewichtung berücksichtigt und passende Ziele verfolgt werden.

Sich seiner Werte und Ziele bewusst werden
Dieses Arbeitsblatt soll Ihnen dabei helfen, sich Ihrer Werte bewusst zu werden. Schätzen Sie zunächst von 1 (= unbedeutend) bis 10 (= maximal wichtig) die Wichtigkeit dieses Wertes für Ihr Leben ein. Überprüfen Sie anschließend, inwieweit dieser Wert aktuell mit Ihrer Lebensführung übereinstimmt (von 0 = überhaupt nicht bis 10 = vollkommen). Überlegen Sie dann, was Sie aus dem entsprechend Bereich Ihres Lebens machen wollen, welches konkrete Handeln Sie Ihrem Wert näherbringen wird und wie Sie Ziele dementsprechend formulieren können. Dies ist ein sehr schwieriges Thema, lassen Sie sich deshalb Zeit beim Ausfüllen.

Werte und Ziele

Lebensbereich	Wichtigkeit (1–10)	Übereinstimmung Lebensführung (1–10)	Was möchte ich aus diesem Bereich meines Lebens machen?	Konkrete Verhaltensziele
Partnerschaft, Liebe, romantische Beziehungen und Sexualität				
Freundschaften/zwischenmenschliche Beziehungen				
Arbeit				
Bildung und Ausbildung				
Beziehung zur Ursprungsfamilie				
Beziehung zur eigenen Familie, Elternrolle				
Hobbys				
Natur				
Spiritualität und Religion				
Soziales und politisches Engagement				
Sport				
Gesundheit				

Mehr Zeit im Modus des gesunden Erwachsenen verbringen

Ein Hauptziel der Schematherapie ist es, den Modus des gesunden Erwachsenen zu fördern und möglichst viel Zeit in diesem Modus zu verbringen. Überlegen Sie deshalb, welche Faktoren Ihren gesunden Erwachsenenmodus grundsätzlich unterstützen, wann und wie Sie leicht in diesen Modus kommen – das kann Ihnen dabei helfen, ihn im Verlauf immer mehr zu entwickeln und zu intensivieren! Übrigens: Kein Mensch ist durchgehend im Modus des gesunden Erwachsenen …

Welche Personen oder Tiere helfen mir, in den Modus des gesunden Erwachsenen zu kommen?

....

....

....

....

Welche Umgebungsbedingungen und Situationen erleichtern es mir, in den Modus des gesunden Erwachsenen zu kommen?

....

....

....

....

Bei welchen Aktivitäten bin ich meistens im gesunden Erwachsenenmodus?

....

....

....

....

Mehr Zeit im Modus des gesunden Erwachsenen verbringen

Auf was muss ich achten, damit ich in den Modus des gesunden Erwachsenen komme oder darin bleibe?

....

....

....

....

Was fördert sonst noch meinen gesunden Erwachsenenmodus?

....

....

....

....

Was behindert mich dabei, in den Modus des gesunden Erwachsenen zu kommen?

....

....

....

....

Meine Vorhaben, um mehr Zeit im gesunden Erwachsenenmodus zu verbringen

Konkret werden: Mein Veränderungsplan für die nächste Woche
Dieses Arbeitsblatt soll Sie dabei unterstützen, Ihren gesunden Erwachsenenmodus zu stärken und in der nächsten Woche mehr Zeit in ihm zu verbringen. Planen Sie möglichst konkrete und realistische Schritte!

Woche vom .... **bis** ....

Welche Aktivität oder welches neue Verhalten, bei dem ich meinen gesunden Erwachsenenmodus stärke, nehme ich mir für die nächste Woche vor?

....

Wie schwer (von 0–100) ist es für mich, die Aktivität oder das neue Verhalten durchzuführen?

....

Wann genau werde ich die Aktivität oder das neue Verhalten durchführen?

....

Was werde ich konkret tun? Wie genau möchte ich mich verhalten?

....

....

....

Was kann mir dabei helfen, diese Schritte umzusetzen (z. B. hilfreiche Selbstinstruktion, Innerer Helfer etc.)?

....

....

....

So belohne ich mich für eine gelungene Veränderung:

....

....

....

Aufbau von Aktivitäten zur Stärkung des gesunden Erwachsenenmodus

Es kann manchmal sehr schwierig sein herauszufinden, welche Aktivitäten zur Förderung des gesunden Erwachsenenmodus beitragen, vor allem wenn man von sich selbst den Eindruck hat, dass dieser Modus sehr schwach ausgeprägt ist. Jeder Mensch kann den Modus des gesunden Erwachsenen aber fördern und herausfinden, was ihm dabei hilft.

In der folgenden Liste finden Sie einige Anregungen für Aktivitäten, die Ihnen helfen können, Ihren gesunden Erwachsenenmodus zu stärken. Kreuzen Sie an, was für Sie hilfreich sein könnte und was sie ausprobieren wollen.

Schreiben Sie sich anschließend eine ganz persönliche Liste. Ihre eigene Liste können Sie z. B. möglichst zentral in Ihrer Wohnung oder Ihrem Zimmer platzieren, um immer wieder darüber zu »stolpern«. Es ist wichtig, sich dann regelmäßig gezielt und verbindlich etwas aus der Liste vorzunehmen.

Hier sind einige Ideen:

- etwas Neues lernen
- mit einem guten Freund darüber reden, was einem im Leben wichtig ist
- Sport treiben
- ein Musikinstrument spielen oder singen
- sich beruflich engagieren
- in die Sauna oder schwimmen gehen
- etwas reparieren
- ein Tier versorgen, Tiere beobachten oder mit ihnen spielen
- zu einem Konzert oder einer anderen Veranstaltung gehen
- eine Reise planen oder unternehmen
- am Strand sein
- einen Ausflug machen
- in die Disco gehen
- flirten
- sich mit jemandem verabreden oder etwas mit jemanden unternehmen
- jemanden oder sich selbst ein Geschenk machen
- Zimmer oder Wohnung aufräumen
- ein Gedicht oder einen Liedtext schreiben
- etwas basteln / bauen
- sich politisch betätigen

Aufbau von Aktivitäten zur Stärkung des gesunden Erwachsenenmodus

- seine Meinung sagen
- jemandem nah sein (körperlich oder emotional)
- etwas alleine unternehmen oder Zeit alleine verbringen
- für sich oder andere sorgen
- sich jeden Tag aufschreiben, was schön gewesen ist und was geklappt hat
- die Zeitung oder ein gutes Buch lesen
- seinem Körper etwas Gutes tun (Yoga, Körperpflege, frisches Obst essen …)
- ein neues Rezept ausprobieren
- ein Hobby betreiben (z. B. Fotografieren, Briefmarken sammeln, im Chor singen, auf den Flohmarkt gehen)
- ein Picknick machen
- jemandem etwas erklären oder bei etwas helfen
- jemanden um Hilfe bitten
- etwas auf der »To-do Liste« abhaken und sich dann selbst belohnen
- sich selbst eine Karte schreiben, auf der steht, was man an sich mag

INFO 66 • T P

Belohnungen

Warum sind Belohnungen wichtig?

(1) **Positive Verstärkung:** Menschen lernen v. a. aus kurzfristigen Konsequenzen und richten ihr Verhalten danach aus. Problematische Verhaltensweisen haben oft sehr starke, zuverlässige kurzfristige Konsequenzen (z. B. fallen bei Vermeidung sofort das unangenehme Gefühl der Angst und die körperliche Anspannung weg und man kann wieder freier atmen). Schon deshalb ist es sehr wichtig, diesen kurzfristigen Vorteilen des »alten« Verhaltens durch Belohnungen ein Gegengewicht entgegenzusetzen. Wenn ein »neues« Verhalten positive Konsequenzen, wie z. B. eine Belohnung nach sich zieht, nennt man das in der Psychologie »positive Verstärkung«. Dies führt dazu, dass die Auftretenswahrscheinlichkeit des Verhaltens sich erhöht.

(2) **Einen Anreiz für Veränderungen schaffen:** Es ist sehr schwer, »alte« ungesunde Verhaltensmuster zu durchbrechen und »neues« Verhalten zu etablieren. Belohnungen können hierbei unterstützend wirken und, wenn man sie vorher festlegt, einen Anreiz bieten, ein bestimmtes Ziel auch tatsächlich zu erreichen.

(3) **Den Einfluss problematischer Elternmodi minimieren:** Ihre problematischen Elternmodi werden alles versuchen, Sie davon abzuhalten, sich selbst zu belohnen oder Ihre Bemühungen wertzuschätzen (»Das hast du gar nicht verdient!«, »Das hätte ja schon längst passieren müssen!«, »Eigenlob stinkt!« oder »Das war ja selbstverständlich und ist nicht der Rede wert!«). Das ist falsch! Jeder Mensch braucht Anerkennung, Lob und Bestätigung, gerade wenn er so schwierige Dinge tut wie Sie gerade. Nutzen Sie also die Chance, genau das Gegenteil von dem zu tun, was Ihre Elternmodi Ihnen einreden wollen. Sie minimieren durch Belohnungen und Wertschätzung nicht nur den Einfluss problematischer Elternmodi, sondern stärken auch noch Ihren gesunden Erwachsenenmodus.

(4) **Den Modus des gesunden Erwachsenen stärken:** Es ist eine wichtige Fertigkeit des gesunden Erwachsenenmodus, sich selbst zu verstärken und die Anstrengungen und Bemühungen, die Sie aufbringen, um fest eingefahrene Verhaltensmuster zu verändern, wertzuschätzen und anzuerkennen.

Wie kann ich mich belohnen?

Wenn man nie gelernt hat, sich zu belohnen und wertzuschätzen, ist es ganz normal, dass man anfangs damit Schwierigkeiten hat und einem vielleicht gar nichts einfällt, wie man sich belohnen könnte. Je häufiger Sie Belohnungen einsetzen, umso mehr werden Sie sich daran gewöhnen und umso leichter wird es Ihnen fallen, Erreichtes und Geleistetes in gutem Licht zu sehen und wertzuschätzen. In der folgenden Auflistung finden Sie einige Ideen für Belohnungen:

- sich eine schöne Zeitschrift oder ein Buch kaufen
- zum Frisör, Kosmetikerin gehen, eine Handmassage bekommen
- ein schönes Bad, eine Gesichtsmaske oder etwas anderes Wohltuendes machen
- ins Kino gehen
- sich selbst eine schöne Postkarte aussuchen und schreiben, was man geschafft hat
- einen Kaffee im Lieblingscafé trinken
- eine besondere Sendung oder Serie im Fernsehen schauen
- eine bestimmte Zeit in der Sonne sitzen und gar nichts tun
- ein leckeres Eis kaufen und essen
- sich mit einem lieben Menschen verabreden
- ein schönes Duftöl oder eine besondere Kerze kaufen und anzünden

Selbstinstruktionskarten

Selbstinstruktionskarten kann man in vielen verschiedenen Variationen und für alle erdenklichen Situationen verwenden. Es handelt sich dabei um Karten, auf die positive, motivierende, wohlwollende Botschaften aufgeschrieben werden. Sie können Karten für ganz bestimmte schwierige Situationen oder Modi erstellen oder auch allgemein gültige Karten.

Als Karten können Sie beispielsweise Karteikarten in schönen Farben verwenden oder sich Postkarten mit passenden Motiven aussuchen. Sie können die Karten, wenn Sie möchten, hübsch gestalten und an Stellen legen oder aufhängen, an denen Sie häufig vorbeikommen.

Einige Ideen für Selbstinstruktionskarten:

Selbstinstruktionskarten für bestimmte Modi (z. B. problematische Elternmodi). Schreiben Sie auf die eine Seite der Instruktionskarte die Sichtweise und die Botschaften des Elternmodus und auf die andere Seite die alternativen gesünderen Botschaften des gesunden Erwachsenenmodus und einen Verhaltensplan, was Ihnen in diesem Modus hilft.

Selbstinstruktionskarten für bestimmte Situationen. Bereiten Sie sich auf bestimmte Situationen vor, indem Sie auf der einen Seite die Situation und Ihr typisches Bewältigungsverhalten aufschreiben und auf der anderen Seite, wie Sie sich im gesunden Erwachsenenmodus verhalten wollen und was Ihnen dabei hilft.

Selbstinstruktionskarten für bestimmte Gefühle. Schreiben Sie auf die eine Seite das jeweilige Gefühl (z. B. Traurigkeit) und auf die andere Seite das, was Sie brauchen, wenn Sie dieses Gefühl haben (z. B. Trost, Sicherheit, Verbundenheit), und was Ihnen dabei hilft, diese Bedürfnisse zu erfüllen (z. B. in die Trostbox schauen, meine Freundin Conni anrufen etc.)

Ermutigende Selbstinstruktionen. Schreiben Sie sich ermutigende Selbstinstruktionen, die für verschiedene Situationen hilfreich sein können, auf die Karten (z. B.: Du hast ein Recht auf deine Bedürfnisse, du kannst dir selbst vertrauen, du darfst dir Unterstützung holen).

Erinnerungen, die Ihnen helfen, die gesunde Erwachsenen-Perspektive einzunehmen oder für sich zu sorgen. Beispiele: »Denk an dein Ziel!«, »Nimm die Perspektive des gesunden Erwachsenen ein«, »Was sagt dein Innerer Helfer?« oder »Achte auf deine Bedürfnisse!«

INFO 68 • P

Für sich sorgen

Es ist eine wichtige Fertigkeit des gesunden Erwachsenenmodus, für sich selbst zu sorgen. Wer gut für sich sorgt, der hat in Stresszeiten einen besseren Schutz und wird nicht von unangenehmen Emotionen überflutet. In diesem Informationsblatt sind einige wichtige Aspekte zusammengefasst, auf die Sie dabei achten sollten.

(1) **Bedürfnisse und Gefühle bewusst wahrnehmen:** Achten Sie gut auf Ihre Bedürfnisse und Gefühle. Sie haben wichtige Informationen für Sie. Kümmern Sie sich um Ihre Bedürfnisse und handeln Sie so, dass Ihre Bedürfnisse bestmöglich erfüllt werden, wenn dadurch nicht Ihre Ziele und Werte bedroht werden.

(2) **Ausgleich zwischen Pflichten, angenehmen Aktivitäten und Erholungspausen:** Es kann keine feste Regel vorgegeben werden, wie viel Zeit am Tag jeder Mensch für Erholung, Pflichten und angenehme Aktivitäten einplanen sollte, da dies sehr individuell ist und von den jeweiligen Zielen und Werten des Einzelnen abhängt. Wichtig ist, dass Sie die für sich richtige Mischung herausfinden und keinen der drei Bereiche ganz ausschließen.

(3) **Auf ausgewogene Ernährung achten:** Essen Sie drei regelmäßige, ausgewogene Mahlzeiten und achten Sie darauf, dass Sie weder zu viel noch zu wenig essen.

(4) **Auf ausreichend Flüssigkeitszufuhr achten:** Achten Sie darauf, dass Sie ausreichend Wasser trinken. Sie sollten mindestens 2 Liter Flüssigkeit am Tag zu sich nehmen (Softdrinks, Kaffee oder sehr salzhaltige Flüssigkeiten zählen nicht mit).

(5) **Bewegung:** Achten Sie auf tägliche Bewegung, aber bewegen Sie sich auch nicht zu viel (mindestens 20 Minuten täglich, höchstens 15 Stunden in der Woche).

(6) **Schlaf:** Achten Sie auf angemessene Dauer von Schlaf (6–10 Stunden) und möglichst einen regelmäßigen Schlafrhythmus mit einer Hauptschlafphase in der Nacht. Wenn Sie Schlafprobleme haben, legen Sie sich tagsüber nicht ins Bett, besprechen Sie mit Ihrem Therapeuten weitere schlafhygienische Maßnahmen und erarbeiten Sie ein Schlafritual.

(7) **Vermeiden Sie Drogen und Alkohol:** Vermeiden Sie stimmungsverändernde Substanzen und nehmen Sie nur Medikamente, die Ihnen Ihr Arzt verordnet hat.

(8) **Gesundheitsfürsorge:** Achten Sie auf Ihren eigenen Körper. Wenn Sie krank sind, dann sorgen Sie entsprechend für sich. Gehen Sie zum Arzt, wenn es notwendig ist, lassen Sie die Krankheit behandeln und nehmen Sie die verordneten Medikamente ein. Achten Sie auch darauf, dass Sie notwendige Routineuntersuchungen einhalten (z. B. beim Zahnarzt, Allgemeinarzt oder Frauenarzt).

(9) **Schädliche Beziehungen beenden, hilfreiche Beziehungen fördern:** Schädliche Beziehungen halten den Teufelskreis problematischer Modi aufrecht. Nur wenn Sie in hilfreichen Beziehungen trainieren, Ihre Bedürfnisse und Wünsche anzusprechen und Beziehungen fördern, in denen Sie sich wohl fühlen, können Sie korrigierende Erfahrungen machen und den Modus des gesunden Erwachsenen weiter stärken.

Literatur

Arntz, A. & van Genderen, H. (2010). Schematherapie bei Borderline-Persönlichkeitsstörung. Weinheim: Beltz.

Bamelis, L. L., Renner, F., Heidkamp, D. & Arntz, A. (2011). Extended schema mode conceptualizations for specific personality disorders: an empirical study. Journal of Personality Disorders. 25, 41–58.

Fydrich, T., Renneberg, B., Schmitz, B. & Wittchen, H. (1997). Strukturiertes Klinisches Interview für DSM-IV. Achse II: Persönlichkeitsstörungen. SKID II. Göttingen: Hogrefe.

Jacob, G. & Arntz, A. (2015). Schematherapie in der Praxis (2. Aufl.). Weinheim: Beltz.

Jacob, G., van Genderen, H. & Seebauer, L. (2011). Andere Wege gehen. Lebensmuster verstehen und verändern. Ein schematherapeutisches Selbsthilfebuch. Weinheim: Beltz.

Lobbestael, J., van Vreeswijk, M. & Arntz, A. (2008). An empirical test of schema mode conceptualizations in personality disorders. Behaviour Research and Therapy, 46, 854–860.

Lobbestael, J., van Vreeswijk, M., Spinhoven, P., Schouten, E. & Arntz, A. (2010). Reliability and validity of the short Schema Mode Inventory (SMI). Behavioural and Cognitive Psychotherapy, 38, 437–458.

Nadort, M., Arntz. A., Smit, J. H., Giesen-Bloo, J., Eikelenboom, M., Spinhoven, P., van Asselt, T., Wensing, M. & van Dyck, R. (2009). Implementation of outpatient schema therapy for borderline personality disorder with versus without crisis support by the therapist outside office hours: A randomized trial. Behaviour Research and Therapy, 47, 961–973.

Wittchen, H. U., Wunderlich, U., Gruschwitz, S. & Zaudig, M. (1997). Strukturiertes Klinisches Interview für DSM-IV. Achse I: Psychische Störungen. SKID I. Göttingen: Hogrefe.

Young, J. E. & Klosko, S. (2006). Sein Leben neu erfinden. Wie Sie Lebensfallen meistern. Den Teufelskreis selbstschädigenden Verhaltens durchbrechen … und sich wieder glücklich fühlen. Paderborn: Junfermann.

Young, J. E., Klosko, S. & Weishaar, M. E. (2008). Schematherapie. Ein praxisorientiertes Handbuch. Paderborn: Junfermann.